高职高专规划教材

医护心理学

（第二版）

主　审　曾晓奇
主　编　何俊康　陈聪杰　唐　凯
副主编　马应安　周　丽　向秀清　李继中

西南交通大学出版社
·成　都·

图书在版编目（CIP）数据

医护心理学 / 何俊康，陈聪杰，唐凯主编. —2 版.
—成都：西南交通大学出版社，2014.8
高职高专规划教材
ISBN 978-7-5643-3323-2

Ⅰ. ①医… Ⅱ. ①何… ②陈… ③唐… Ⅲ. ①护理学－医学心理学－高等职业教育－教材 Ⅳ. ①R471

中国版本图书馆 CIP 数据核字（2014）第 193567 号

高职高专规划教材
医护心理学
（第二版）
主编 何俊康 陈聪杰 唐 凯

责任编辑	秦 薇
特邀编辑	韩琴英 唐雅珂
封面设计	严春艳
出版发行	西南交通大学出版社 （四川省成都市金牛区交大路 146 号）
发行部电话	028-87600564 028-87600533
邮政编码	610031
网 址	http：//www. xnjdcbs. com
印 刷	成都蜀通印务有限责任公司
成品尺寸	185 mm × 260 mm
印 张	17.5
字 数	437 千字
版 次	2014 年 8 月第 2 版
印 次	2014 年 8 月第 10 次
书 号	ISBN 978-7-5643-3323-2
定 价	36.00 元

《医护心理学》编委会

主　审　曾晓奇（四川卫生康复职业学院）

主　编　何俊康（乐山职业技术学院）

　　　　陈聪杰（四川卫生康复职业学院）

　　　　唐　凯（成都大学医护学院）

副主编　马应安（四川卫生康复职业学院）

　　　　周　丽（攀枝花学院医学院）

　　　　向秀清（四川护理职业学院）

　　　　李继中（乐山职业技术学院）

编　委　（以姓氏笔画为序）

　　　　卫　宇（达州职业技术学院）

　　　　王昆蓉（成都大学医护学院）

　　　　叶宏光（乐山职业技术学院）

　　　　刘继红（攀枝花学院医学院）

　　　　张泽华（成都医学院护理学院）

　　　　张贵川（四川卫生康复职业学院）

　　　　李世良（达州职业技术学院）

　　　　陈余梅（四川卫生康复职业学院）

　　　　陈　岚（四川卫生康复职业学院）

　　　　杨　蕾（四川卫生康复职业学院）

周　慧（攀枝花学院医学院）

周敏慧（乐山职业技术学院）

罗　洁（四川省宜宾卫生学校）

罗劲梅（四川卫生康复职业学院）

段思羽（攀枝花学院医学院）

赵小玉（成都医学院护理学院）

顾迎寒（成都市新都区中等卫生职业学校）

胡秀兰（四川省自贡市自流井区妇幼保健院）

夏咏梅（成都大学医护学院）

黄馨瑶（攀枝花学院医学院）

黄春花（四川卫生康复职业学院）

《医护心理学》编审委员会

（以姓氏笔画为序）

第二版前言

《医护心理学》一书自2009年出版发行以来，深受各兄弟院校师生们的好评，已连续印刷了9次。随着党的十八届三中全会的召开，国家综合改革提速，社会格局调整和利益碰撞加剧。全国各族人民以及广大师生的心理、精神面临更多的挑战和冲击。

随着医学模式向生物—心理—社会医学模式转变，人类的疾病谱、死亡谱已经发生了巨大的变化。与心理、社会因素有关的疾病、死亡率已上升为前三位，自2003年开始，世界卫生组织和国际自杀预防协会将每年9月10日确定为“世界预防自杀日”。全世界每40秒钟就有1人死于自杀，我国每天约有700人死于自杀，而大、中学生正处于心理、生理发育、发展的关键时期，人生观、世界观、价值观也处于形成的关键时期，患心理问题、心理障碍的学生越来越多。加之五年来，国家相关的政策、法规发生了一定的变化，教材第一版中的观点、知识已经不能完全适应社会的发展和需要。

应西南交通大学出版社邀请和部分大、中专医学院校的要求，我们对第一版教材进行了较大规模修订：增加了职业护士资格考试和自修大学考试的有关内容；对每页中重点的词、句以及难点予以旁注，便于学生掌握；每章之后均有相关的知识链接或者案例分析以及五种达标练习题和部分答案。所以第二版教材在形式上更加新颖，内容上更加丰富，更能适应学生自学、自修、自考的需求，适应和满足广大师生的需要。

此次修订再版工作主要由四川卫生康复职业学院陈聪杰、马应安、罗劲梅、陈岚、张贵川、杨蕾、陈余梅、黄春花等老师承担，曾晓奇担任主审。借此再版机会，我们谨向对本书提出宝贵意见的专家、学者、各兄弟院校的师生以及西南交通大学出版社的领导和工作人员表示衷心感谢！

在修订中，我们参阅了国内外医学心理学、护理心理学、医学伦理学、护理伦理学、教育学、人才学等教材、教参、学术专著、论文、文献的学术成果，在此向作者表示衷心的感谢！

由于我们的知识水平有限，加之时间仓促，书中难免有错误和不当之处，请各位专家、学者、读者批评指正，我们一定虚心接受并改正。

编　者

2014年7月

第一版前言

为了加强对中等卫生学校和高等职业卫生学校的学生进行职业道德、职业责任、职业素质的培养和教育，根据《中共中央关于一步加强和改进学校德育工作的若干意见》的精神，以及国家教委确定的思想政治教育课程的性质和任务，由四川省中等卫校医学心理学学科委员会负责组织，四川卫生康复职业学院（原四川省自贡卫生学校）、乐山职业技术学院、雅安职业技术学院、四川护理职业学院（原四川省卫生学校）、成都医学院护理学院、达州职业技术学院、成都大学医护学院，攀枝花学院医学院、四川省宜宾卫生学校等长期从事医护心理学教学和研究工作的老师集体编写了《医护心理学》。本书具有很强的针对性和实用性。

在本书的编写过程中，我们参阅了国内外许多医学心理学、医学伦理学、教育学、人才学等教材、教参、学术专著、文献等方面的成果，也得到了各学校老师和相关领导以及西南交通大学出版社的大力支持，在此一并表示衷心感谢！

本书由何俊康、陈聪杰和王昆蓉老师担任主编，负责本书的统稿及审定工作。

由于编者水平有限，加之时间仓促，书中难免有错误和不当之处，恳请各位读者批评指导，在此表示衷心感谢！

编　者

2009 年 7 月

Contents

目录

第一章 绪 论

【学习目标】

- 掌握医护心理学、心理学与医学模式的概念；
- 熟悉医学模式的转变和学习医护心理学的意义；
- 了解医护心理学的发展简史。

“红酥手，黄縢酒，满城春色宫墙柳。东风恶，欢情薄。一怀愁绪，几年离索。错，错，错。”南宋诗人陆游在沈园偶遇被母逼走的爱妻唐婉，悲愤之际，挥笔写下了中国文学史上非常有名的爱情悲剧诗。唐婉见词思人，和《钗头凤》词：“世情薄，人情恶，雨送黄昏花易落。晓风干，泪痕残，欲笺心事，独语斜栏。难，难，难。”不久便抑郁愁怨而死。唐婉之死是忧郁过度，七情内伤。当人的心理活动超过一定限度，轻则致人以病，重则致人以死，在古今中外的历史上，气死人、愁死人、笑死人、吓死人的典故也确实不少。世界卫生组织报告数据显示，全球每年大约有 100 万人死于自杀，而我国每年就有 25 万余人死于自杀，平均每天近 700 人。为预防自杀和降低自杀率，自 2003 年开始，世界卫生组织和国际自杀预防协会将每年 9 月 10 日确定为“世界预防自杀日”，以帮助公众了解诱发自杀行为的危险因素，增强人们对不良生活事件的应对能力，预防自杀行为。人类死亡谱、疾病谱已经发生了巨大的变化，与心理、社会因素有关的心血管疾病、脑血管疾病、肿瘤等的死亡率已经由 20 世纪 50 年代的第 5 ~ 7 名上升为现在的前 3 名，而这类疾病的发生、发展都与人们的心理因素有关。

情绪因素可以治病，也可以导致疾病。

世界卫生组织确定每年 9 月 10 日为“世界预防自杀日”。

那究竟什么是人的心理？什么是人的心理障碍？什么是医护心理学？医护心理学研究的对象是什么？学习医护心理学对于中专、高职的医学学生有何意义？这正是本书要回答的问题。

心理学：是研究人的心理现象及其发生发展和变化规律的科学，它是一门介于自然学科与社会学科并与其他学科相互交叉、相互结合的学科。

第一节 医护心理学概述

一、心理学

（一）心理学的概念

心理学是研究人的心理现象及其发生发展和变化规律的科学，它是一门介于自然学科与社会学科并与其他学科相互交叉、相互结合的一门学科。既然心理学是研究人的心理现象的科学，那什么是人的心理现象呢？

心理现象：
又称心理活动，简称心理。它反映不同于物质世界又与物质世界相连的人的内心世界，是人脑对客观现实的反映。

（二）心理现象的概念和内涵

心理现象又称心理活动，简称心理。它反映不同于物质世界又与物质世界相连的人的内心世界，是人脑对客观现实的反映。人之所以能成为万物之灵，是因为其有着极其复杂的心理活动和现象。心理活动是生命活动过程中的高级运动形式，是一个复杂、统一的整体，可分为心理过程和个性心理两个不可分割的方面。

心理过程是指人心理活动的发生发展过程，也就是人类在认识和改造客观世界的过程中人脑对客观现实的反映过程。包括认识过程、情绪情感过程和意志过程，简称知、情、意，它们相互联系、相互渗透、相互制约。

个性心理又称“人格”，是指一个人整个的精神面貌，即一个人具有一定倾向性的、比较稳定的心理特征的总和。人类在认识和改造世界的过程中，每个人都有不同的心理活动的特点，构成了人们心理面貌上的差异。“人心不同，各如其面”就是指的人格，包括个性心理倾向性和个性特征，如表 1.1 所示。

心理过程：
是指人心理活动的发生发展过程，也就是人类在认识和改造客观世界的过程中人脑对客观现实的反映过程。

表 1.1　心理现象的组成

- 心理现象（心理活动）（简称心理）
  - 心理过程
    - 认知过程：感觉、知觉、记忆、思维、想象、注意等
    - 情绪、情感过程：喜、怒、忧、思、悲、恐、惊等
    - 意志过程：自觉确定目标，克服困难，调节自身行为
  - 个性心理（人格）
    - 个性心理倾向：需要、动机、兴趣、理想、信念等
    - 个性心理特征：能力、气质、性格等
    - 自我意识系统：自我认识、自我体验、自我调节等

二、医护心理学

医护心理学：
是心理学与医学护理学相互结合、相互交叉的一门学科，它是用心理学的理论实验技术来研究和解决心理因素在人类健康和疾病转化过程中（疾病预防、发生、诊断、治疗、护理）的作用规律的一门学科。

（一）医护心理学的概念

医护心理学是心理学与医学、护理学相互结合、相互交叉的一门学科，它是用心理学的理论实验技术来研究和解决心理因素在人类健康和疾病转化过程中（疾病预防、发生、诊断、治疗、护理）的作用规律的科学。目前，医护心理学正以极快的速度发展和完善，相应地，从业人员队伍也在不断壮大。

（二）心理学与医学护理学的关系

心理学是研究人的心理现象及发生发展和活动规律的一门学

科，注重于对人的精神方面的研究，也就是心理及社会因素对于人的生理功能的影响，是研究心理因素在疾病的预防、发生、诊断、治疗、康复中的作用规律；而医学护理学注重于人生理方面的研究。医学是研究人的生命活动本质，研究疾病发生、发展以及如何正确地诊断和防治疾病，保持健康和提高健康水平的一门科学。护理学则是研究有关预防保健与疾病防治过程中护理理论与技术的科学，也就是从解剖、生理、病理、生化等方面去研究疾病的预防、发生、发展、诊断、治疗、康复护理中的作用规律。然而，人的心理活动与生理活动毕竟是一个统一体。早在两千多年前，荀子就指出，人具有心身统一、心身相互作用的特点。他认为"形具而神生"，即身体是心理的基础，同时又肯定心理对身体的反作用，这正是心理学与医学、护理学相结合的理论基础。

医学研究偏重于人的生理方面，而心理学研究则偏重于人的精神方面。

医学、护理学与心理学之间的重要相同之处，就是它们都以人作为主要的研究与服务对象。医学研究偏重于人的生理方面，而心理学研究则偏重于人的精神方面。然而，人是一个整体，生理活动与心理活动是相互联系、相互影响的。这一点是医学、护理学与心理学之间相互联系的重要基础。

第二节 医学模式的转变

一、医学模式的概念及发展阶段

（一）医学模式的概念

医学模式是一定时期内人们对疾病和健康的总体认识，它反映这一时期医学研究的对象、内容和方法。它包括健康观、疾病观、诊断观、治疗观等，从而在一定程度上影响着这一时期整个医学工作的思维及行为方式，进而使医学带有一定的倾向性、习惯化了的风格和特征。

医学模式：是一定时期内人们对疾病和健康的总体认识，它反映这一时期医学研究的对象、内容和方法。

随着人类对健康需求的不断变化，使得医学模式不断得到发展和完善，其终极目标是运用医学模式思想，不断充实、发展、深化和完善医学理论与实践，满足人类对健康的追求。

（二）医学模式的发展阶段

1. 神灵主义医学模式

在远古社会，由于生产力极度低下，科学技术思想还未确立，人类对自然和生命缺乏认识，对疾病与健康的理解均是超自然的。

人们认定神灵主宰着自己的生命与健康。因此，当时的病因学认为所有疾病都是由于触犯了神灵、天谴神罚造成的，治疗方法也就局限于祈求神灵和“驱魔赶鬼”的巫医、巫术。随着生产力水平的提高，这种模式虽然已经失去了存在的意义，但在一些偏远山区和部落中仍然能看到些许这种医学模式的痕迹。

2. 自然哲学医学模式

随着人类社会的进步，人们对自然的了解有所增加，对自身生命的理解也有所提高。大约在公元前三千年，在我国的医学著作中开始出现“天人合一”“天人相应”的观点，治疗也主要采用来自自然界的植物、动物和矿物等天然物调节阴阳平衡。在西方，希波克拉底也提出了“治病先治人”的治疗观。虽然这些观点在今天看来有局限，但毕竟是朴素的唯物主义，至今仍有一定的指导意义。

3. 机械论医学模式

14 世纪以来，由于西方工业革命的推动和实验科学的兴起，人们对自身生命活动的认识也有所提高。以笛卡尔发表其《动物是机器》为标志，将人体各系统的结构和功能看成是一部机器，将心脏看成抽水机，将肺看成鼓风机，将胃看成磨研机。其病因学就是机械故障，治疗学就是维修机器。这不仅完全忽视了人体生命力的复杂生物性，更忽视了人的心理和社会性。

医学模式发展的阶段：
① 神灵主义医学模式；
② 自然哲学医学模式；
③ 机械论医学模式；
④ 生物-医学模式；
⑤ 生物-心理-社会医学模式。

4. 生物-医学模式

生物-医学模式是指把人仅仅看成一个生物人，一切从生物学的角度来看待疾病和健康的一种模式。

随着自然科学在各个领域不断取得发展，医学家广泛地采用物理学、化学等学科的先进理论和技术，对人体进行更加深入的研究。医学科学出现了诸如哈维的实验生物学和魏尔啸的细胞病理学。在防治某些生物源性疾病，特别是控制长期危害人类健康的传染病方面，成绩尤为突出。

生物-医学模式：指把人仅仅看成一个生物人，一切从生物学的角度来看待疾病和健康的这种模式。

由于长期受心身二元论和自然科学发展时期的分析还原论的影响，经典的西方医学习惯于将人仅仅看成是生物的人，忽视人作为社会成员的一面。在实际工作中，重视躯体的因素而不重视心理和社会的因素；在科学研究中，较多地着眼于躯体的生物活动过程，很少注意行为和心理过程，忽视后者对健康的作用。这种医学模式则被称为“生物-医学模式”。这对现代医学的形成和发展产生了巨大的推动作用，至今仍是医学研究的基础。

5. 生物-心理-社会医学模式

与20世纪初比较，随着生物因素引起的疾病如传染病逐渐被控制，目前人类死亡谱的结构已发生了显著的变化：心脏病、恶性肿瘤、脑血管病、意外死亡等已取代传染病，成为人类死亡的主要原因。据分析，目前人类死亡的前10种原因中，约有半数死亡直接或间接与包括吸烟、酗酒、滥用药物、过量饮食与肥胖、运动不足和对社会压力的不良反应等生活方式有关。这些行为危险因素与心理社会因素直接有关，应该说是心理社会因素造成了行为问题。这是近代某些疾病包括心理疾病发病率升高的另一重要原因。通过近几十年来许多生物行为科学研究，人们对心理社会紧张刺激造成躯体疾病的中介机制有了较深入地了解和认识。上述种种，使人们逐步认识到以往的生物医学模式已不足以阐明人类健康和疾病的全部本质，疾病的治疗也不能单凭药物或手术。人们对于健康的要求已不再停留在仅仅是身体上无病，而是更追求心身的舒适和协调。于是，新的生物-心理-社会医学模式被提出。美国医生恩格尔1977年在《科学》杂志上发表的《需要一种新的医学模式——对生物医学的挑战》一文，对这一新医学模式作了强有力的分析和说明。与传统的生物医学模式不同，生物-心理-社会医学模式是一种系统论和整体观的医学模式，它要求医学把人看成是一个多层次的、完整的连续体，也就是在健康和疾病问题上，要同时考虑生物的、心理的和行为的以及社会各种因素的综合作用。

新的医学模式——生物-心理-社会医学模式：美国医生恩格尔1977年在《科学》杂志上发表的《需要一种新的医学模式——对生物医学的挑战》一文，对这一新医学模式作了强有力的分析和说明。

【知识链接】

前10位疾病死亡构成顺序表

1957年	1983年
1. 呼吸系统病	1. 心脏病
2. 急性传染病	2. 脑血管病
3. 肺结核	3. 恶性肿瘤
4. 消化系统病	4. 意外死亡
5. 心脏病	5. 呼吸系统病
6. 脑血管病	6. 消化系统病
7. 恶性肿瘤	7. 传染病
8. 神经系统病	8. 泌尿系统病
9. 外伤及中毒	9. 神经精神病
10. 其他结核	10. 内分泌系统病

二、生物-心理-社会医学模式对健康和疾病的认识

从图 1.1 中，我们可以归纳出新的医学模式对健康和疾病有以下几个方面的重要认识。

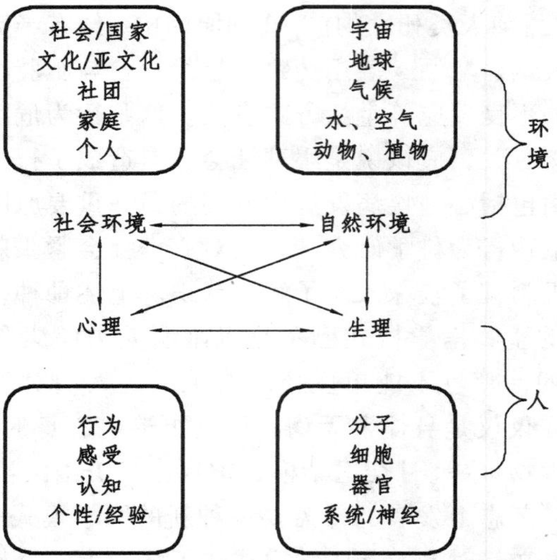

图 1.1　生物-心理-社会医学模式对健康和疾病的认识

新的医学模式对健康和疾病的认识：
① 人或病人是一个完整的系统，通过神经保持全身各系统、器官、组织、细胞活动的统一。
② 人同时有生理活动和心理活动，心、身是互相联系的。
③ 人与环境是密切联系的，人不仅是自然的人，而且也是社会的人。
④ 心理因素在人类调节和适应的功能活动中有能动的作用。

（1）人或病人是一个完整的系统，通过神经保持全身各系统、器官、组织、细胞活动的统一。因而任何在健康和疾病上只重视被分解了的各个器官或系统，忽视作为整体的人或病人，或者只将各个器官、系统割裂开来看待，忽视它们之间的整体联系，都被看成是医学指导思想上的失误。

（2）人同时有生理活动和心理活动，心、身是互相联系的。心理行为活动通过心身中介机制影响生理功能的完整，同样，生理活动也影响个体的心理功能。因此，在研究健康和疾病问题时，应同时注意心、身两方面因素的影响。

（3）人与环境是密切联系的，人不仅是自然的人，而且也是社会的人。社会环境因素，如文化背景、职业、家庭、人际关系等，以及自然环境因素，如气候、污染、瘟疫等都对人的心、身健康产生影响。

（4）心理因素在人类调节和适应的功能活动中有能动的作用。人作为一个整体要对包括社会环境、自然环境和个体的内环境随时做出适应性调整，以保持健康水平。在这种调整适应过程中，人不能总是被动的，而是可以通过认识和行为操作作出一些主动的适应性努力。例如，人对社会环境因素包括人际冲突等的认识和评价，可以改变这些因素对个体影响的性质和程度；又如，人通过调整自己的行为方式包括回避、改造自然环境而改变自然因素对自身的影

响；再如，人也可以通过包括松弛训练、行为矫正等而改变体内的心理、生理过程。

医护心理学正是适应了这一新的医学模式的转变，在医学和心理学之间架起了一座桥梁，提高了心理科学的研究工作，也消除了“精神万能”与“心理至上”的观点，必将更加有力地推动医学科学的进步和发展。

第三节 医护心理学发展简史

一、古代中、西方心理学的发展

（一）中国古代心理学的思想

我国具有悠久的历史和灿烂的文化。虽然心理学在我国作为一门科学，是由西方传入的，但是，我国古代思想家早就有过许多关于心理问题的论述。据我国心理学家燕国材（2004）的研究，在我国古代先秦时期的著作中，就蕴含有知、情、意起源的心理学思想。例如《尚书·洪范》篇提出的“五事”说，就论及认识过程的两个阶段，目明耳聪属感知，思睿即思虑。又如《左传·昭公二十五》中明确地把情感划分为六种，即好、恶、喜、怒、哀、乐，并认为是由六气（阴、阳、风、雨、晦、明）的影响所产生的。而《易经》中则有许多对意志品质如有恒、节制等的描述。

仁者爱人，即“己欲立而立人，己欲达而达人”，或者“己所不欲，勿施于人”。

春秋末期的思想家、教育家、儒家学说的创始人孔子（公元前551—公元前479）对人的论述特别可贵。子曰：“仁也者，人也。”孔子对仁的重视，也就是对人的重视。仁的内涵十分丰富，但其核心思想是“爱人”，即“己欲立而立人，己欲达而达人”，或“己所不欲，勿施于人”。据燕国材（2004）的研究认为，孔子对人的论述涉及以下四个方面。① 人是有价值的，不仅人类有价值，个人也有价值。② 人优于万物（包括动物）的潜能。后来孟子（公元前372—公元前289）发展为“性善”“良知”“良能”等观念。③ 主张因材施教，发展人的个性。④ 重视意志品质，发挥人的力量。子曰：“三军可夺帅也，匹夫不可夺志也。”认为立志与力行分不开，是相互促进的。战国末期荀况（约公元前298—公元前238）明确提出了“人贵论”：“水火有气而无生，草木有生而无知，禽兽有知而无义，人有气有知亦且有义，故最为天下贵也。”我国古代有着丰富宝贵的心理学思想，我们要珍视、继承并加以发扬光大。

孔子对仁的论述：
① 人是有价值的；
② 人优于万物的潜能；
③ 主张因材施教；
④ 重视意志品质。

（二）西方古代心理学的思想

亚里士多德著的《灵魂论》被认为是历史上第一部论述心理学的专著。

西方心理学思想源远流长，可以追溯至古希腊时代。对西方心理学发展影响很大的古希腊哲学家是博学多才的亚里士多德（Aristotle，公元前 384—公元前 322）。他对哲学、政治、伦理、逻辑、修辞、美学、心理学及各项自然科学都有论述。亚里士多德著的《灵魂论》被认为是历史上第一部论述心理的专著，但这里所谓的灵魂是指生活的动力，而不单指主观心理的过程。他把心理功能分为认知功能和动求功能：认知功能包括感觉、意象、记忆、概念等过程；动求功能包括感情、欲望、意志、动作等过程。他认为感觉给予人知识，记忆包括保持和被动的再生，回想是主动的再生，回想可以利用相似、相反和相近的关系联想。他还把理性分为被动理性和主动理性：被动理性是身体的功能，身体死亡，则被动理性消灭；主动理性是人体外来的，人死时它不会死，仍归到世界的理性中去。亚里士多德的学说流行很久，直至近代科学兴起才被动摇。

二、近现代心理学的产生

（一）西方心理学的发展

1879 年冯特在德国的莱比锡大学建立了世界上第一个心理实验室。心理学从此由哲学的母体中脱胎换骨，开始成为一门独立的现代科学。

心理学作为一门独立的学科，实际上只有一百多年的历史，公元前 6 世纪至 19 世纪中叶，心理学一直孕育在哲学的母体中，这个时期的心理学可称之为哲学心理学。19 世纪中期，随着近代自然科学特别是生理学、生物学、心理物理学的发展，1879 年冯特在德国的莱比锡大学建立了世界上第一个心理实验室。心理学从此由哲学的母体中脱胎换骨，开始成为一门独立的现代科学。有人比喻，科学心理学的产生，哲学是父亲，生理学是母亲，生物学为媒人。经生物进化论的媒介，经验主义和理性主义哲学与生理学结合，生育的新生儿就是从哲学中分化出来的心理学。

在过去一百多年的发展历史中，随着大批哲学家、生理家、医学家和教育家以各自的理论与方法积极投身心理学研究，在心理学学术领域形成了百家争鸣、学派林立的局面。当代心理学主要有以下几个流派。

1. 构造主义心理学派

冯特：构造主义心理学派创始人。

构造主义心理学派于 19 世纪末产生于德国，并发展为德国最早的一个心理学派。该学派的创始人冯特认为：心理现象可分解为感觉和情感两个主要元素，同时坚信心理过程与大脑的生理过程是两个完全独立的系统。因此构造主义心理学派的心身平行论属于典型的唯心主义二元论。

2. 心理动力学派

心理动力学派又称精神分析学派，是在 19 世纪末和 20 世纪初由奥地利精神内科医生弗洛伊德创立的一个影响非常广泛的学派。在心理学理论方面，弗洛伊德提出了自我、本我、超我的三重人格理论；他把人的心理活动分为三个层次：意识、前意识和潜意识；在精神疾病的病因学方面，他认为成人的心理障碍与儿童期的性心理挫折有关；在心理治疗方面，弗洛伊德创立了自由联想和梦的解析等精神分析疗法。

弗洛伊德：心理动力学派创始人。

3. 机能主义心理学派

19 世纪末由美国心理学家詹姆斯创立的一个心理学流派。主张心理学的研究对象是具有适应性的活动，反对构造主义的观点，主张意识是一个连续的整体。

詹姆斯：机能主义心理学派创始人。

4. 行为主义心理学派

行为主义心理学派是由美国心理学家华生于 1913 年创立,并由斯金纳等人加以发展的一个心理学派。行为主义心理学派主张心理学研究的对象应该是看得见、摸得着的行为，而不是看不见、摸不着的意识。通过对外显行为的实验研究，不仅导致了刺激-反应的公式解释行为的理论，同时也促成了以后许多关于外部奖励和惩罚对人类行为影响的重要发现，成为行为治疗的重要理论起点。

华生：行为主义心理学派创始人。

5. 人本主义心理学派

1950 年以后，美国心理学家罗杰斯和马斯洛创立了人本主义心理学，成为心理学研究的“第三次浪潮”。该学派反对行为主义只注重行为而忽视意识的观点，同时也反对精神分析只注重病人心理而忽视正常心理的主张，认为心理学研究对象应该是注重人的价值、尊严、创造力与自我实现等。在心理治疗方面，他们创立了来访者中心疗法（以人为中心疗法），对医学心理学发展影响很大。

罗杰斯和马斯洛：人本主义心理学派创始人。

6. 认知主义心理学派

20 世纪 50 年代，随着计算机的发明，计算理论研究的深入，美国心理学家奈塞尔主张以信息加工理论、综合整体的观点研究人的复杂的认知过程。1967 年，他的《认知心理学》公开出版发行，意味着认知心理学正式登上心理学的舞台。

奈塞尔：认知主义心理学派创始人。

（二）中国心理学的发展

在中国，现代心理学开始于清代末年改革教育制度、创办新式学校的时期。在当时的师范学校里首先开设了心理学课程，用的教材多是从日本和西方翻译过来的。1907 年，王国维重新翻译了丹麦霍夫丁所著的《心理学概论》。1918 年，陈大齐所著《心理学大纲》出版，这是中国最早以心理学命名的书籍。1917 年，北京大学建立心理学实验室。1920 年，南京高等师范学校建立中国第一个心理学系。

1918 年，陈大齐所著《心理学大纲》出版，这是中国最早以心理学命名的书籍。

与此同时，构造心理学、行为主义心理学、格式塔心理学、精神分析等都被介绍到中国来。

新中国成立后，1951 年成立了中国科学院心理研究所，在几所大学和各师范院校都开设了心理学专业和成立了心理学教研室。但在“文革”中，心理学遭到了严重的摧残。直到 1976 年末，医护心理学的工作才得以恢复，随后如雨后春笋般地在全国各地陆续开展起来。

三、医护心理学的发展

医护心理学是 19 世纪 50 年代逐步形成的一门新兴学科，它建立的两个显著标志是：1852 年德国顿挺大学哲学教授洛采出版了第一部《医学心理学》著作；1896 年冯特的学生魏特曼在美国宾夕法尼亚大学建立世界上第一个临床心理诊所。此后医护心理学发展经历了以下三个主要阶段。

洛采：
1852 第一部《医学心理学》作者。

（一）第一阶段是初创阶段（19 世纪 80 年代至 20 世纪 20 年代）

魏特曼：
在美国宾夕法尼亚大学建立世界上第一个临床心理诊所。

这个时期的重要事件有：1883 年魏特曼在美国建立第一个儿童心理学实验室；1889 年创办美国《临床心理学杂志》；1890 年卡特尔首先提出了“心理测验”这一术语；1908 年美国建立了第一个心理卫生协会。

（二）第二阶段是应用阶段（20 世纪 20 年代至 20 世纪 50 年代）

这一阶段正值第二次世界大战时期，美国的临床心理学迅猛发展，从事临床心理的专业人员即便到了战后也受到欢迎。中国 1936 年在南京成立了中国心理卫生学会。

（三）第三阶段是发展阶段（20 世纪 50 年代至今）

这一阶段发展更迅速，如 1977 年行为医学研究会的成立，心身医学也得到迅速发展。新中国成立之初，我国仅有少数医护心理学工作者从事心理诊断和心理治疗工作。1979 年，随着我国改革开放政策的实施，医护心理学的研究与实践才在全国各地迅速开展起来。近年来，我国精神卫生工作已经初见成效，拥有一定数量的精神卫生专业机构和一支初具规模的专业队伍，一些经济发达地区已初步建成三级精神病防治管理网路。目前，我国有各类精神卫生专业机构 1 100 余所，精神科床位 14 万余张，医生 2 万余名，但还不能满足相应的要求。2013 年 5 月 1 日，《精神卫生法》正式施行。《精神卫生法》规定了预防为主的方针，坚持预防、治疗和康复相结合的原则，并设专章规定了政府及有关部门、用人单位、学校、医院、监狱等场所，社区、家庭、新闻媒体、心理咨询人员等在心理健康促进和精神障碍预防方面的责任。同时，《精神卫生法》还坚持服务与管理相结合的原则，提出既要建立健全精神卫生服务体系和医疗保险、社会救助体系，为患者提供有效的救治救助服务，又要建立有序管理的制度，防止严重精神障碍者肇事肇祸，努力实现保护个人权利与维护公共利益之间的平衡。

第四节 医护心理学的研究任务、方法和学习意义

一、医护心理学的研究任务

医护心理学就是运用心理学的理论与技术，从医学的角度，以整体的人为研究对象。它既要研究人体健康与疾病相互转化过程中心理因素的作用规律，也要研究医护人员应如何去帮助病人正确对待和处理维护健康、保存生命、减轻痛苦等的心理学原则和方法。它的研究任务概括起来主要有以下几个方面。

（一）研究各类疾病的发生发展和变化过程中心理、社会因素的作用规律

目前，人类疾病谱可分为生物类疾病、心身疾病和心理疾病。生物类疾病虽然是由各种生物因素引起，但病人患病后均会出现一

医护心理学的研究任务：

① 研究各类疾病的发生发展和变化过程中心理、社会因素的作用规律；

② 研究心理因素特别是情绪因素对疾病和健康的影响；

③ 研究个性心理特征特别是人格因素对疾病和健康的影响；

④ 研究心理因素对生理机能的影响。

定程度的心理问题。心身疾病主要由心理和社会因素引起，患病后存在比较严重的心理问题。心理疾病则完全由心理因素引起，病人存在各种严重的心理障碍。

（二）研究心理因素特别是情绪因素对疾病和健康的影响

"忧伤身，喜伤心。"中医几千年来特别重视情绪因素对疾病和健康的影响。现代医学也证明，当人的情绪持续超过一定的度，就会引起相应的疾病。

（三）研究个性心理特征特别是人格因素对疾病和健康的影响

世界上没有两个相同的指纹、瞳孔、面部，更没有两个相同人格的人。现代医学证明，不同人格特征的人易患的病种都可能不同。比如张飞、李逵等人格的人易患高血压、冠心病；而林黛玉等人格的人易患抑郁症、肠胃病。两种人同时患同样的病也可能临床表现不一样。张飞、李逵患精神性疾病往往表现为狂躁性，而林黛玉等则往往表现为抑郁性。

（四）研究心理因素对生理机能的影响

人是心与身的统一体，人的心理活动对生理技能有明显的调节作用。如人在大悲大怒时，交感神经系统就会出现兴奋，出现心跳加速、血压上升、呼吸加快等现象。这就是为什么同样的病、同样的环境条件下，有的活得长，恢复得更快。为什么A型血液性格的人易患高血压、冠心病。反之，生理机能上的变化也可能影响人心理上的变化。

二、医护心理学的研究方法

（一）观察法

观察法是心理学上应用最为广泛的一种方法。就是通过对被试者的外部行为进行直接观察、记录，通过综合分析来了解受试者的心理变化的规律。其优点是有较强的可靠性、真实性，缺点是易造成观察者主观上的偏差。

（二）测验法

测验法就是用测验材料和标准化的方法，对人的心理现象进行数量化的测量，从而了解人心理活动的性质和程度。

（三）调查法

调查法是借助会见和问卷或各种调查表了解一组人的态度、意见和行为的一种研究方法。其优点是，面对面的方式除了可搜集群体的自我报告资料外，还可以直接观察。该方法的局限是需要投入较多的人力和时间。

医护心理学研究方法：
① 观测法；
② 测验法；
③ 调查法；
④ 实验法。

（四）实验法

实验法是有目的地设置一定的环境条件，并严格控制，引发其心理现象进而对其进行研究的方法。实验法被称为最严谨的方法，包括自然实验法和实验室实验法。

自然实验法，在日常生活的自然条件下进行，结果比较真实，但条件不易控制。

实验室实验法就是使用实验室条件，严格控制各种元素量，借助各种设备记录制作量与反应变量之间的关系，进而分析受试者心理上的变化，为心理诊断、治疗提供可靠依据。

（五）个案法

个案法是对某一个特例进行详细深入地调查研究的一种方法，主要用于了解和帮助有心理问题或障碍的病人。临床上可以利用这种方法通过一个个案的研究，从中推导出有关现象的一般原则。

三、学习医护心理学的意义

学习医护心理学的意义：
① 有利于全面掌握护理学知识体系，促进学科建设；
② 有利于树立新的护理观，推动护理体制变革；
③ 有利于执行护理程序，提高护理质量；
④ 有利于护士心理品质培养，塑造自我形象。

（一）有利于全面掌握护理学知识体系，促进学科建设

护理学的知识体系包括基础知识和护理专业知识两大体系。其中基础知识包括：自然科学知识、医学基础知识、人文及社会科学知识，其他方面的知识，如计算机应用、数理统计学等。护理专业知识包括：护理学的基础理论、临床专科护理知识、预防保健及公共卫生方面的知识，护理管理、教育及科研方面的知识。医护心理学是医学和心理学之间的一座桥梁，对它的学习和应用，必将有力地推动护理科学的进步和发展。

（二）有利于树立新的护理观，推动护理体制变革

现代护理观是与大科学观、大卫生观相适应的大护理观，它认为护理是以人的健康为中心，护理对象不仅包括病人，还包括健康

人；护理服务范围不仅在医院，而且还涉及家庭和社区。护理工作者应更新传统观念，树立新型的现代护理观。

（三）有利于执行护理程序，提高护理质量

系统化整体护理是于 1994 年由发达国家引进，它以整体医学观为指导，以病人为中心，以护理程序为框架，将护理临床业务与护理管理的各个环节系统化，突出护理工作的科学性、系统性和整体性。心理护理正是其中的一个重要组成部分，它兼顾病人身心方面，充分掌握心理护理的原则和技巧，大大提高了护理质量，使病人得以尽早康复。

（四）有利于护士心理品质培养，塑造自我形象

对于一个医务工作者来说，除了有专门的医学、护理知识和精湛的技术外，还必须有良好的心理素养。通过医学心理学的学习，可以使学生正确地认识自己、悦纳自己，保持稳定的情绪，拥有良好的性格，培养敏锐的观察力以及提高自己面对现实、主动适应环境的能力，从而有助于自己快乐、健康的工作和生活。

【知识链接】

冯特简介

冯特（Wilhelm Wundt，1832—1920），哲学家、生理学家、心理学家，并且是构造主义的创始人。1879 年，他在莱比锡大学建立了世界上第一个心理实验室。这一年也成为心理学发展史上的一个转折点。1879 年以前心理学处在哲学的一个下属领域。1879 年以后，心理学才取得了被公认为该大学范围的一门主要研究学科的资格。

总的来说，冯特身受洛克和英国经验主义的影响，他确信，心理学的主旨是要研究各种感觉和各种简单观念是怎样结合在一起形成复合观念的问题。研究结合关系时采用的工具称作内省，即要求经过训练的被试者窥探其自身的意识，并说出他们发现了什么的过程。

冯特研究心理学最早采用了实验研究的方法，因此其地位显赫，闻名遐迩，前后达 30 年左右。然而，最终他受到了来自四面八方的攻击，到了垂暮之年，他的研究方法在人们眼中已成了一个毫无生机的方法。

冯特关心的问题很多，范围很广。例如，他曾在 1900—1920 的 20 年间出版过一套名为《民族心理学》（folk psychology）共 10

本的著作，深入细致地探讨了人类的心理发展过程。他的其他著作还有《生理心理学》(Physiological Psychology) 和《心理学大纲》(Outlines of Psychology) (1896)。

达标练习题

一、填空题

1. 心理现象又称____________，简称____________。
2. 医学偏重于____________，心理学偏重于____________。

二、单项选择题

1. 导致医学模式转变的主要原因是（　　）。
   A. 人们生活水平的提高　　B. 科技的发展
   C. 疾病防治手段的改进　　D. 疾病谱的变化
2. 首先提出医学模式转变的学者是（　　）。
   A. 冯特　　B. 弗洛伊德
   C. 华生　　D. 恩格尔
3. 世界上首创心理学实验室的学者是（　　）。
   A. 华生　　B. 弗洛伊德
   C. 冯特　　D. 卡特尔

三、多项选择题

1. 医学模式发展的阶段有（　　）。
   A. 神灵主义　　B. 自然哲学
   C. 机械论　　D. 生物医学模式
2. 医护心理学的研究方法（　　）。
   A. 观察法　　B. 调查法
   C. 实验法　　D. 会谈法
3. 认知过程包括（　　）。
   A. 意志　　B. 感觉
   C. 思维　　D. 想象

四、名词解释

医护心理学　　心理现象　　心理学　　医学模式

五、简答题

1. 简述现代心理学比较有影响的学派、代表人物及其主要观点。
2. 学习护理心理学有何意义？
3. 医护心理学研究的任务是什么？

第二章 心理的实质

【学习目标】

- 掌握心理是脑的功能，脑是心理的器官，心理是脑对客观现实的主观能动的反映；
- 熟悉客观现实的概念；
- 了解客观现实、脑、心理三者之间的关系。

什么是魂？
魂就是人的心理。

是什么创造了万里长城、金字塔、宇宙飞船、人造卫星……伟大的屈原先生在《招魂》中有“魂兮归来！去君之恒干，何为四方兮？”什么是魂？魂归何处？魂就是人的心理。那究竟什么是人的心理，心理的实质是什么？这个几千年来人类一直长议不息的热门话题，就是本章所要回答的问题——心理的实质。

第一节 心理是脑的功能，脑是心理的器官

一、从进化论的角度

地球进化经历了五个阶段：
① 从无机界到有机界；
② 从单细胞到多细胞；
③ 从无脊椎动物到脊椎动物；
④ 从脊椎动物到两栖脊椎动物；
⑤ 从哺乳动物到灵长类动物。

（一）心理源于神经系统的产生

从进化论的角度来看，地球的进化大约经历了 40 多亿年漫长的岁月。简单地讲，经历了以下几个阶段：① 从无机界到有机界。这时地球上无任何生命，也无神经系统（特别是脑），更不可能产生心理。事物之间的反应仅仅是靠物理的或者化学的作用。如岩石风化变成土，树木燃烧变成灰烬，水滴石穿等。② 从单细胞到多细胞。这时地球上有生命迹象，但无神经系统的产生，也就没有心理的产生。最早发现的单细胞，大约在 38 亿年前，叫草履虫。多细胞约在 5.8 亿年前，叫小春虫。这时生物之间反应靠刺激感应性，即生命有机体对环境的刺激作出应答反应。如含羞草遇到刺激会收缩，阿米巴原虫遇到食物时会主动伸长伪足，包绕之，吞噬之。③ 从无脊椎动物到脊椎动物。它们有生命，有神经系统，但没有中枢神经，也就没有心理产生。无脊椎动物如腔肠动物海星、海葵，

仅有网状神经系统。环节动物如蚯蚓、水蛭有梯形的神经节，节肢动物如蚂蚁、蜜蜂神经系统呈索状，构成了简单的中枢神经系统（但没出现真正的大脑），并产生了专门的感觉器官和功能相当发达的感觉，如苍蝇对甜食味觉的感受性比人类强 20 倍以上。④ 从脊椎动物到两栖脊椎动物。在两栖脊椎动物之前，脊椎动物有生命，有神经系统，有脑的出现，但大脑还处在萌芽状态，如鱼，只对光、声、气味、温度等形成条件反射。而到了两栖动物，神经系统进一步发育，视听觉尤为发达，出现了真正的大脑。青蛙能捕捉小动物，爬行类动物能生活在陆地上，神经系统发育更为完善，出现了大脑皮层，具有初步分析综合能力，智力达到知觉阶段。⑤ 从哺乳动物到灵长类动物。哺乳动物的神经系统相当完善，大脑皮层出现了沟回，它们的智力达到了思维的萌芽阶段。如训练有素的战马，当它主人负伤后会选择多种办法来救回主人。哺乳动物不仅能完成一连串复杂的动作，并且有喜、怒、哀、乐等丰富的表情。灵长类动物大脑发育已经到了高级阶段，不仅能进行简单的思维，而且还能进行简单的劳动。如训练有素的黑猩猩，不仅能与人类进行手势语言的交流，而且能进行简单的劳动。它们会使用木棒拨取笼外拿不到的水果，或者把箱子垒起来登高取物。1966 年起，经过训练的黑猩猩沃休能做 160 多个手势，并能把它们组成短语。大猩猩柯柯能正确使用 645 个不同的手势，还会争吵和撒谎。

灵长类动物：不仅能进行简单的思维，而且能进行简单劳动。

（二）脑是人心理发展的物质基础

发育正常的成人，平均脑重为 1 400 g，刚出生的婴儿平均脑重为 390 g，9 个月平均脑重为 660 g，此时幼儿与父母之间开始建立言语、情绪、行为等较为复杂的心理联系。3 岁左右达到 900 ~ 1 000 g，此时幼儿不仅有正常的情绪反应，而且有复杂的情感体验，行动有了随意性。7 岁时脑重达 1 280 g，此时他们的心理发展较为成熟，自我意识得到发展，形象思维向逻辑思维发展。12 岁时脑重为 1 400 g，已达成人水平。此时其心理发展已经成熟，逻辑思维占主导地位。所以脑是人心理发展的物质基础，脑的重量多少意味着神经元的多少。神经元越多，信息加工能力就越强。但是心理的发展并不完全取决于脑的绝对重量，否则世界上最聪明的动物就应该是鲸鱼（脑重 7 000 g）和大象（脑重 5 000 g）。心理的发展最终取决于脑重指数，即脑重与体重的比例，同时还与大脑皮层第六层（新皮层）结构的发育相关（这两者人类都是第一位）。

脑重指数，即脑重与体重的比例，同时还与大脑皮层第六层结构的发育相关。

二、从临床观察的角度

（一）历史的错误——心脏学说

历史的错误：古时由于受制于科学技术的发展，人们把心脏看成了思维的器官，相当于现在人的大脑。

古代时由于受制于科学技术的发展水平，人们把心脏看成了思维的器官，相当于现在人的大脑。因为他们发现，人在发怒时心跳会加速，睡觉时心跳会减缓。孟子有“心之官则思”，荀子有“心者，形之君也而神明之主也”“心君中虚以治五官。”1740 年乾隆皇帝钦定的《医宗金鉴》，把“心者，君主之官，神明出焉”的观点作为亘古不变的信条加以肯定，使“心脏学”达到顶峰。现在凡与心理有关的字词都从心旁或带心字。古希腊著名哲学家亚里士多德在《灵魂论》中，把灵魂看作生活的动力、生命的原理和身体存在的形式。他从失血过多便失去知觉推断出心脏是心理的器官。

李时珍指出：“脑为元神之府。”

（二）脑髓学说

随着社会的发展，人们逐渐认识到脑是心理的器官，这就是脑髓学说的出现。《黄帝内经》首次提出了脑和脊髓与心理活动的关系，指出：“诸髓皆归属于脑”“脑为髓之海，其输上在于其盖。”明代著名医学家李时珍指出：“脑为元神之府”，“泥丸之官，神灵所集。”在西方，公元前 4 世纪，“西医之父”希波克拉底明确指出：“脑是心理的器官，我们因为有脑，所以就思考，就看，就听，就知道美丑，判断善恶，感到愉快或不愉快……”之后，脑髓学说逐步为人们所接受。

西医之父希波克拉底明确指出：“脑是心理的器官。”

三、从解剖学的角度

（一）中　国

在中国，因为受到中华民族几千年“身体发肤，受之父母，不敢毁伤，孝之始也”传统文化的影响，医学和心理学的发展一度严重受阻。清代名医王清任冲破了封建礼教的束缚，对百余个因瘟疫而死的尸体和刑事被杀的尸体进行解剖，结合大量动物解剖的结果，加之遍访他人，最终积 42 年的心血于 1830 年完成了他的医学名著《医林改错》。他明确提出了“灵机记性不在心，而在脑”的科学论断，认为人的所见、所闻、所嗅皆归于脑。他正确推测出人脑对躯干四肢的支配是交叉进行的，认为“人左半身经路，上头面

清代名医王清任积 42 年的心血于 1830 年完成他的医学名著《医林改错》，他明确提出了“灵机记性不在心，而在脑”的科学论断。

从右行，右半身经路，上头面左行，有左右交叉之意。”王清任是我国古代对心理的器官进行研究的最伟大、最透彻的学者。

（二）西 方

公元前 2 世纪，古罗马名医盖仑通过大量的动物解剖和实验，把心灵定位于脑。1819 年奥地利医生弗朗茨·约瑟夫·加尔出版了第一部颅相学著作《神经系统及脑部的解剖学和生理学，及人和动物的头颅形状，测定其智力和道德的品性之学》。

【知识链接】

1831 年，在巴黎郊外的俾舍特耳疯人院内，来了一位 21 岁的男性患者。他没有其他病症，只是不能说话。他在病院内总共住了 30 年，到了 1861 年 4 月 12 日，因患病而就诊于外科医生布洛卡（Broca）。布洛卡细心地在患者身上作了 5 天检查，结果发现，他的喉咙肌肉和发音器官都不足以阻碍其正常的语言运动，其他方面都显得正常，不至于不能说话。患者死于 4 月 17 日，布洛卡当天就进行了尸体解剖。他发现，在死者大脑左半球的第三个前额沟回（左额下回）有一内伤。为此他写出了轰动科学界的论文《人是用左脑说话》。后来人们为纪念这位伟大的医生，就将大脑左额下回后部，即运动性语言中枢命名为“布洛卡氏回”。

布洛卡氏回：
① 人物：布洛卡；
② 时间：1861 年 4 月 17 日；
③ 位置：左额下回；
④ 功能：语言中枢；
⑤ 意义：是人类第一次用解剖的方式、科学的方法证明：脑是心理的器官，开创了大脑机能定位学说的新纪元。

“布洛卡氏回”的发现，是人类第一次用解剖的方式、科学的方法证明：脑是心理的器官，开创了大脑机能定位学说的新纪元。此后人们又陆续发现，大脑额中回后部损伤导致“失写症”；脑颞上回后部损伤导致“感觉失语症”，即引起言语失聪；大脑角回损伤导致"失读症"，即看不懂文字；大脑的额叶损坏就会引起智力降低和性格改变，使一个本来温良宁静、有理智的人变成粗野急躁、不能自制的人。这些都说明，心理机能是直接依赖于脑的。

第二节 心理是人脑对客观现实的反映

一、客观现实的概念

客观现实是指人们赖以生存的自然环境和进行人际交往并从事社会实践活动的社会环境。自然环境如花鸟树木、山川大河、高原湖泊；社会环境包括学校、医院、工厂、社区，等等。我们说心理活动是脑的功能，并不意味着大脑本身能产生心理活动，而是说大脑提供了产生心理活动的物质基础。心理活动来源于外界环境的刺激，是对客观现实的反映。

客观现实：
是指人们赖以生存的自然环境和进行人际交往并从事社会实践活动的社会环境。

二、客观现实是产生心理的基础

人脑产生心理不是自生自发的，也不是从母胎里就自然地带来了心理活动的。客观现实是心理产生的基础和源泉。如果一个人离开了人类社会这个客观现实，即便有爱因斯坦的大脑、世界拳王的身体，也不能称为一个正常人。所以，马克思说“人是一切社会关系的总和”。

马克思说：“人是一切社会关系的总和。”

一个正常人，有正常的心理和生理机能，但若长期脱离人的社会生活环境，心理活动水平也会下降。

到 20 世纪 50 年代末，科学上已发现 30 多个由野兽在野地里抚育大的小孩，除“狼孩”外，还有“豹孩”“熊孩”等。由于种种原因，这些小孩幼年时离开了人类的社会与野兽一起生活，后来被救回人类社会，与印度狼孩卡玛拉的情况没有多大差别。他们虽然在母胎里形成了人体的大脑，但由于幼年时期脱离了人的社会生活环境，仍然不可能产生正常人的心理、意识。

人的心理活动总是具有一定的内容的。这种内容是客观事物在人脑中的反映。

人的心理活动总是具有一定的内容的。这种内容是客观事物在人脑中的反映。无论是简单的还是复杂的心理活动，其内容可以在客观现实的事物中找到它的源泉。例如，简单的知觉。你看到一朵玫瑰花，是因为在你的面前有玫瑰花的存在，这样在你的头脑中才会产生玫瑰花的形象。我们没有去过草原，但我们熟悉蓝天、草地、微风、牛羊，当我们读到《敕勒歌》中的诗句“天苍苍，野茫茫，风吹草低见牛羊”时，头脑中就会浮现出一幅草原牧区的美丽景象：蓝蓝的天空，一望无际的大草原，微风吹动着茂密的牧草，不时露出牧草深处的牛羊。没有观赏过庐山瀑布的人，读了诗人李白“日照香炉生紫烟，遥看瀑布挂前川。飞流直下三千尺，疑是银河落九天”的诗句，运用头脑中已有的烟云、流水、高山等形象，可以形成庐山瀑布那种气势磅礴、景色壮观的形象。甚至头脑中虚构的神话和鬼神等现实生活中不存在的荒诞的形象，不管它本身如何超脱现实，但构成它的原始材料还是来自客观现实。比如，三头六臂的妖怪只不过是多长了几个头和臂，猪八戒只不过是由人的身躯和猪的头而组成。又如，有的儿童画画时，在马身上添翅膀，在坦克头上加眼睛，尽管在现实生活中没有长着翅膀的马和有眼睛的坦克，但是，马、翅膀、坦克、眼睛等原始材料在客观现实中都是存在的。同样，正因为自然界和社会生活中客观存在着美好、丑陋、光明、黑暗、运动、发展等现象，才会有人们对自然和社会现象规律性的认识，才有人类经验的积累和传授，人才会发明创造，才有人类的文化、科学和艺术，才有人类的文明。因此，我们说人的心理是客

人的心理是客观现实的反映，客观现实是心理产生的基础。

观现实的反映，客观现实是心理产生的基础。用列宁的话来说，我们知觉、表象的映像是客观事物在脑中的“复写、摄影、摹写、镜像”。

三、客观现实、脑、心理三者之间的关系

客观现实是“原材料”，大脑是“加工厂”，心理就是“产品”。客观现实是心理产生的基础和源泉，正如“巧妇难为无米之炊”，没有原材料，即使有好的加工厂，也不可能生产出好的产品一样，没有客观现实，人的心理就会成为无源之水、无本之木。但有了原材料，也不一定能生产正常的产品，因为它还与脑的功能有关。我们经常会发现这样的情况：同一个老师讲同一节课，不同的学生对他的评价可能天壤之别。所以，心理的产生，必须要有客观现实这个原材料和正常的大脑这个加工厂，缺一不可。所以说，心理是人脑的机能，脑是心理的器官，客观现实是产生心理的基础，如图 2.1 所示。

心理是人脑的机能，脑是心理的器官，客观现实是产生心理的基础。

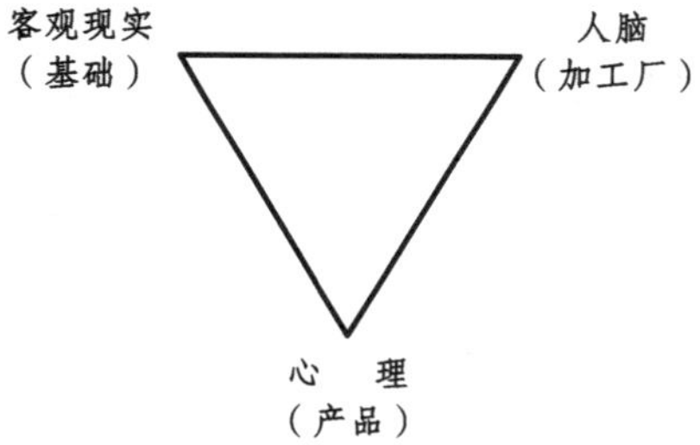

图 2.1 客观现实与人脑、心理三者的关系

客观现实是“原材料”，大脑是“加工厂”，心理就是“产品”。

第三节 心理是脑对客观现实的主观能动反映

一、心理从其产生的形式来看是主观的

心理现象从其产生的方式来说，是客观事物作用于感官，从而引起人的高级神经活动。任何一个人的心理，都是我们看不见、摸不着、听不出的，都是他或她的大脑对客观现实的物质的反映。而物质的特点在于它的客观实在性，即具有形体性，占有三维空间；心理则是“物的复写、摄影”及物的映像，物的映像不等于物的本身，正如同我们在镜子中见到的自己的形象不是我们自身一样。物质是实在的东西，心理是物体的映像，是观念性的东西。一段音乐，

心理从其产生的形式是主观的。

给听众带来不同的心理感受，快乐、悲伤、愤怒、厌恶等，除非通过外在的行为显现出来，否则不得而知。心理总是在具体的人身上发生的，每一个人不仅存在着生理遗传、发展成熟、需要动机和个性特征的差异，而且还存在当时心理状态上的差异。因此，无论哪种客观事物的作用总是通过其内部特点折射出来的。不同的人，甚至同一个人在不同时期和不同条件下，由于其内部特点的不同，对同一事物的反映也各不相同。在教育教学中，经常遇到这样的情况：一个班上的所有学生都听同一个教师讲授同样的课程，但学生们对教材的掌握却各不相同；对所有学生都提出同样的要求，但学生们对这些要求的领会和执行情况也各不相同；作业完成有好有坏，考试分数有高有低。即使对同一个客观事物，也不会是同样的反映。有学者做了这样一个实验：让小学生和初中生阅读一些寓言和比喻词，然后问他们："这个故事告诉我们什么道理？"（或"这个词的意思是什么？"）。如读了《刻舟求剑》的故事后，一个小学生说："他不应该在船上画记号，应该在水中插一根竹竿做记号"。一个初中生说："这个人是笨蛋，不用脑子，他只看到剑是从船边落下去的，没想到船是会走的。"而另一个初中生则认为《刻舟求剑》故事告诉我们事情要马上做，不要迟。对于"一针见血"一词，一个小学生把它理解为"戳一针就看见血"。初中生则把它理解为"说的话很厉害，一句话有了效果"，开始理解到它的隐喻之义。所以，人对客观世界的反映不单纯是像复印、摄影一样，是对事物的翻版，而是通过个体主观的认知评价后实现的，因此，人脑对客观现实反映的形式是主观的。

二、心理从其产生的内容来看是客观的

心理从其产生的内容看是客观的。

人的心理是由客观物质决定的，是对外界事物的反映，同时也是脑的神经活动过程，并且通过人的各种实际的外部活动表现出来。心理活动的内容，是"在人脑中变位了变形了的物质。"或者说，心理是物质世界的复写、摄影、摹写、镜像。正因为客观现实中有树木，我们才能对树木有感知觉。"举头望明月，低头思故乡"的诗情画意，乃是月亮和故乡的客观景物通过诗人李白的头脑，引起回忆和想象而反映出来的思想感情。并且，人的实际生活不同，所接触的客观现实的内容不同，心理活动也有所不同。例如，音乐工作者经常接触乐音，他们对乐音的辨别就比一般人灵敏得多；从事染色工作的工人，对颜色的辨别能力就比一般人高。记忆、思维等也可能因工作任务的不同而有不同的表现，如画家可能善于记忆景色、人物，经常思考如何塑造形象，因而思维富于具体形象；数

学家可能善于记忆数据、公式，经常思考如何概括数量关系，因而思维富于数量概念。所以，心理从其产生的内容看是客观的。

三、心理是主观与客观的统一体

心理按其产生的形式来看，是主观的；按其产生的内容，则是客观的。人脑对客观世界的反映不像录音机和录像机那样机械、被动、直接地复制，而是在实践活动中对客观现实的主观能动的反映。因为对现实的反映总是由一定的人来进行，总是受制于其累计的全部个人经验和全部个性心理特征。例如，对一棵树，任何人都会认为是树，这是知觉过程。人的知觉中的树是客观的、物质的树的映像。但对同一棵树，植物学家和画家可能有不同的反映，植物学家可能会注意这棵树的名称、纲目、习性；画家可能注重于它美观的造型，注重它的艺术性。人脑对客观事物的反映还通过人的活动而实现，但人的活动总是受其需要、动机、价值观所推动。人通过改造客观现实来满足自身的需要，实现自己的价值，也就是说，人对客观现实的反映不是机械的，而是通过人和周围环境的相互作用，通过人的有目的地改造世界的过程而实现的。由于人对客观事物的处理和实践活动的深化，人们的认识不断深化，反映内容也不断丰富和发展，越来越深刻地认识事物的本质。由于生活实践的社会性和多样性，使人们形成了不同的个性特征。同样是面对夕阳，在唐代诗人李商隐笔下是“夕阳无限好，只是近黄昏”，带有悲观的色彩；而在叶剑英元帅的笔下却是“老夫喜作黄昏颂，满目青山夕照明”，反映了叶老乐观的精神境界。这说明心理反应不单纯是客观影响的结果，而是通过主体的内部特点而折射出来的。所以，心理是主观和客观的统一体。

心理按其产生的形式来看，是主观的；按其产生的内容，则是客观的。所以，心理是主观和客观的统一体。

【知识链接】

1920 年，印度人辛格在狼窝里发现了两个小女孩。小的约 2 岁，很快就死了。大的约 8 岁，取名叫卡玛拉。她只能发出狼叫声，不能直立行走，只能用手和脚一起行走。很多生活习惯和狼一样，如舔食流质东西，只吃丢在地上的肉，不吃别人拿在手上的肉；怕水、怕火、怕强光，夜间视觉敏锐。每到深夜就嚎叫，白天蜷伏睡觉，从不穿衣，即使天气寒冷。经过多年的教育训练才能直立行走，学会极少的单词，到 17 岁死时，只相当于正常儿童 4 岁的心理发展水平。

抗战时期，中国同胞刘连仁不堪忍受日本鬼子在矿山的奴役，逃亡北海道深山，过了 13 年茹毛饮血的穴居野人的孤独生活，没和任何人有过语言交往。1958 年回国时，语言表达十分困难，并且失去了正常人的心理状态。尽管大脑正常，可舌头已经僵硬，几乎不会说话了，就连桌子、椅子等普通物品，他都忘记了怎么称呼，说“这个东西”。问他是什么地方人，他费劲地说出一个“山”字。别人猜测地说出“山东”两个字，他泪如泉涌。随后，每天教他说话，他的口齿才慢慢恢复了正常。

达标练习题

一、填空题

1. 希波克拉底指出，脑是________。

2. 客观现实是________，大脑是_________，心理是________。

二、单项选择题

1. 心理的物质基础是（　　）。

A. 脑　　B. 神经系统

C. 神经元　　D. 心脏

2. 心理的内容和源泉是（　　）。

A. 客观现实　　B. 实践活动

C. 神经活动　　D. 学习活动

3. 布洛卡氏回损伤会导致（　　）。

A. 失写症　　B. 失读症

C. 运动性失语症　　D. 感觉失语症

4. 我国古代对心理的器官进行研究的最伟大、最透彻的学者是（　　）。

A. 李时珍　　B. 王清任

C. 华佗　　D. 孙思邈

三、多项选择题

1. 从进化论的角度，地球演变经历了（　　）。

A. 从无机界到有机界

B. 从单细胞到多细胞

C. 从无脊椎动物到脊椎动物

D. 从脊椎动物到两栖脊椎动物

2. 猩猩经过人类的训练能进行（　　）。

A. 手势语言　　B. 争吵

C. 简单劳动　　D. 以上都不是

四、名词解释

客观现实　　Broca 氏回（布洛卡氏回）

五、简答题

为什么说心理是脑对客观现实的反映？

第三章 感觉与知觉

【学习目标】

- 掌握知觉的基本特性；
- 熟悉感觉、知觉的概念；
- 了解感觉的种类。

法国大文豪雨果曾经说过：“世界上最浩瀚的是海洋，比海洋更浩瀚的是天空，比天空还要浩瀚的是人的心灵”。从宇宙天体到人的内心世界都有一个逐步的认识过程。人类就是通过对各种心理现象的活动认识客观世界及自身，并能创造性地依据客观规律对环境进行改造，从而适应自身不断进步和发展的需要。

法国大文豪雨果曾经说过：“世界上最浩瀚的是海洋，比海洋更浩瀚的是天空，比天空还要浩瀚的是人的心灵”。

人类的心理现象包括心理过程和人格两个相互联系的方面。心理过程又包括认知过程、情感过程和意志过程，简称知、情、意。三者之间相互联系、相互制约，反映了个体心理活动的共同性。所以，了解心理活动首先要从感觉、知觉开始。

第一节 感 觉

感觉的概念：是人脑对直接作用于感觉器官的客观事物的个别属性的反映。

一、感觉的概述

（一）感觉的概念

感觉是人脑对直接作用于感觉器官的客观事物的个别属性的反映。事物有光线、声音、温度、气味、动静等简单属性，当它的适宜刺激直接作用于眼睛、耳朵、鼻子、舌头等感觉器官时，有机体就会通过感受器、传入神经传递冲动，并通过大脑皮质中枢对感觉信息加工，将产生的冲动由传出神经传至效应器，从而产生各种感觉，包括机体自身的各种状态，如身体的平衡、冷热、疼痛、饥渴等。

外部感觉的种类：①视觉；②嗅觉；③听觉；④味觉（酸、甜、苦、咸）；⑤肤觉（分为触觉、温度觉、痛觉）。

（二）感觉的种类

感觉反映的是直接作用于感觉器官的客观事物，而不是过去的和间接的事物。根据刺激来源的不同，可以把感觉分为外部感觉和内部感觉。

内部感觉的种类：
① 运动觉；
② 平衡觉；
③ 时间觉；
④ 内脏觉。

1. 外部感觉

外部感觉是指接受外部刺激，反映外部事物的个别属性，包括视觉、嗅觉、听觉、味觉（酸、甜、苦、咸）、肤觉（分为触觉、温度觉、痛觉），合称为五大感觉。

2. 内部感觉

内部感觉是指接受体内刺激，反映身体位置、运动和内脏不同状态的个别属性，包括运动觉、平衡觉、时间觉、内脏觉，或称为机体觉，如饿、渴、便意、性等感觉。

（三）感觉的重要性

感觉的重要性：
① 感觉首先提供机体内外环境的信息；
② 感觉保证了机体与环境的和谐统一；
③ 感觉是一切较高级、较复杂心理现象产生的基础。

感觉是最简单的心理现象，是人类认识客观世界的开始。感觉的活动对我们的现实生活起着极其重要的作用。

1. 感觉首先提供机体内外环境的信息

感觉是认识的入口，知识的最初来源。通过它，我们才能初步认识客观事物的各种属性，获得有关客观事物的颜色、声音、滋味、气味等各种外部感觉信息。感觉还会提供我们机体的内部信息，如饥饿、疼痛等，以便个体进行自我调节。

2. 感觉保证了机体与环境的和谐统一

个体必须首先通过感觉获得外界的各种充分信息，以达到有机体对外界环境的适应，任何信息过载（噪声、重复过多的刺激等）和信息不足（感觉隔绝），都会破坏人与环境的平衡，导致不良影响甚至严重后果。加拿大心理学家赫布和贝克斯顿等进行的“感觉剥夺”实验就表明，感觉是人们进行正常心理活动的必要条件。

3. 感觉是一切较高级、较复杂心理现象产生的基础

人类的知觉、记忆、思维、想象、言语及情绪体验等都必须借助于感觉提供的原始材料，依靠感觉的参与才能实现。

二、感受性与感觉阈限

（一）感受性和感觉阈限的概念

感受性：
感觉器官对适宜刺激感觉的能力称为感受性。

1. 感受性

感觉是由刺激物直接作用于感觉器官引起的。但并不是作用于感觉器官的任何强度的刺激都能引起个体的感觉，过弱的刺激如落在皮肤上的尘埃，我们是觉察不到的。达到了一定强度的刺激才能被我们觉察到。感觉器官适应刺激感觉的能力称为感受性。

每个人对事物的感觉能力是有不同的，如护士给病人打针，有的病人感到很疼，有的病人却感觉微弱。感受性在个体之间普遍存在着差异。

2. 感觉阈限

感受性的大小用感觉阈限来度量。所谓感觉阈限，就是指引起某种感觉并能持续一定时间的刺激量。一般来说，阈限值越小，表明感受性越大；阈限值越大，则表明感受性越低。感受性与感觉阈限之间在数量上成反比关系。

感觉阈限：指引起某种感觉并能持续一定时间的刺激量。

（二）感受性和感觉阈限的分类

每种感觉都有两种感受性和感觉阈限：绝对感受性与绝对阈限，差别感受性与差别阈限。

感觉的产生需要刺激达到一定的强度。绝对感受性就是指刚刚能够觉察出最小刺激量的感觉能力。而刚能引起感觉的最小刺激量称为绝对感觉阈限。在适当的条件下，人的绝对阈限是很低的。例如，空气完全透明条件下，人能看见1公里远的1/1 000的烛光，能嗅到1公升空气中所散播的$1/10^9$ mg的人造麝香。当然，不同个体的绝对感受性有相当大的差异，如老人与儿童、病人与健康的人等。

绝对感受性：指刚刚能够觉察出最小刺激量的感觉能力。

引起我们产生感觉的刺激物，如果其刺激量发生了变化，并不是所有的变化都能被我们觉察出来。例如，在原有200支烛光的基础上再加上一支烛光，我们是觉察不出光的强度有所变化，一定要增加两支或更多的数量的烛光，才能觉察出前后两种光在强度上的差别。也即刺激必须增加或减少到一定的数量，才能引起差别感觉。能觉察出两个刺激的最小差别量称为差别阈限或最小可觉差。对这一最小差别量或最小可觉差的感觉能力，叫差别感受性。

绝对感觉阈限：指刚能引起感觉的最小刺激量。

临床上，人的感受性和感觉阈限会因刺激物的性质和机体生理、心理状态的不同而改变，这需要医护人员的工作更加细致耐心，更有针对性。

感觉适应的概念：感觉器官对刺激物持续的作用而使感受性发生变化的现象。

【课堂互动】

感受性和感觉阈限的不同，会产生对客观世界各不相同的认识。《格林童话》“豌豆公主”的故事中，王子最终找到真正的公主，正说明这一知识重要的现实意义。想一想，王子是怎样找到真正的公主的？

三、感觉的特性

适应可以引起感受性的提高，也可以引起感受性的降低。

（一）感觉的适应

感觉器官对刺激物持续的作用而使感受性发生变化的现象叫适应。这是在同一感受器中，由于在时间上的持续作用，导致对后续刺激感受性发生变化的现象。适应可以引起感受性的提高，也可以引起感受性的降低。

适应现象反映在所有的感觉中，但表现和速度不同。痛觉很难适应，因此成为伤害性刺激的信号而具有生物学的意义；嗅觉的适应性最快，“入芝兰之室，久而不闻其香；入鲍鱼之肆，久而不闻其臭”就是嗅觉的适应；听觉的适应很不明显；视觉的适应最典型，包括暗适应（感受性提高）和明适应（感受性下降）。

适应能力是有机体在长期进化过程中形成的。对于我们感知外界事物，调节自己的行为，具有十分重要的意义。临床上应充分重视各种感觉适应性的不同和差异。

（二）感觉的对比

感觉对比：
是同一感受器接受不同的刺激而使感受性发生变化的现象。

感觉对比是同一感受器接受不同的刺激而使感受性发生变化的现象。这是同一感受器中不同刺激效应相互影响的表现，分为同时对比和先后对比。

几种刺激物同时作用于同一感受器会产生同时对比现象，如相同灰色纸片放在白色背景上显得暗些，放在黑色背景上则显得亮些（见图 3.1）。两种不同的刺激物先后作用于同一感受器，会产生先后对比现象，如吃糖后吃苹果，觉得苹果很酸；吃了苦药之后喝白开水，也觉得有点甜味等。

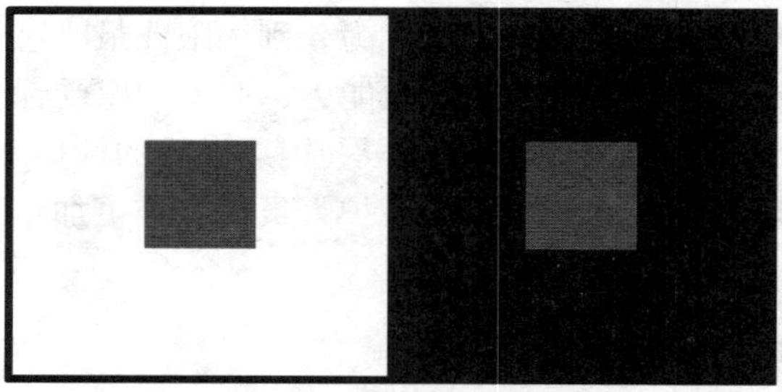

图 3.1　同时对比

（三）联　觉

联觉：
指一种感觉引起另一种感觉活动的现象。

联觉是指一种感觉引起另一种感觉活动的现象。生活中有许多联觉的表现，如噪音加剧疼痛，优雅的音乐使病人减轻疼痛；绿色会让人产生酸的感觉等。最常见的是色温联觉，即看见某种颜色就会产生或冷或暖的温觉，所以色彩分为冷色和暖色。还有人们常说的“甜蜜的歌声”“欢快的曲调”“尖酸的气味”等，都是联觉现象。

联觉效应被广泛运用于生活中的许多领域，如绘画、建筑设计、居室装饰等。尤其是颜色的联觉作用，不仅对工作效率有显著影响，临床上的“颜色疗法”对疾病治疗也有一定的辅助效果。

感觉后像：
当刺激停止作用后，感觉并不立即消失的现象。

（四）感觉的后像

当刺激停止作用后，感觉并不立即消失的现象叫感觉后像。我们常说的“余音绕梁，三日不绝”就是听觉后像。视觉后像表现得最为明显，有正后像和负后像。如果在灯前闭上眼睛二三分钟后，睁开眼睛注视电灯二三秒钟，再闭上眼睛，就会看见眼前有一个灯的光亮形象出现在暗背景上。这种现象叫正后像，即后像和灯一样，都是亮的，品质相同。电影、电视片就是利用了这个特点，从而使一个个间断的画面成为了连续的动态景象。

感觉补偿：
当人的某一种感受器的功能丧失后，其他感受器的功能出现增加的现象。

随着正后像的出现，如果继续注视，就会发现在亮的背景上出现了一个黑色形象，因为后像和灯光在品质上是相反的，所以叫负后像。彩色视觉中的负后像尤为清晰。

（五）感觉补偿

当人的某一种感受器的功能丧失后，其他感受器的功能出现增加的现象叫感觉补偿。

人的各种感觉功能主要是在后天的生活实践中获得提高和发展的，如音乐家有高度精确的听觉，儿科护士可以辨别婴儿生理性或病理性哭泣，染色专家能够区分 40 ~ 60 种灰色范围。这是他们专门从事某种专业活动，长期训练和使用某种感觉器官的结果。

有些人某种感觉受损或缺失后，会通过更好地发展其他健全的感觉来补偿。如盲人的听觉、触觉和嗅觉特别灵敏，聋哑人可“以目代耳”，“看懂”别人的话等。

第二节 知 觉

一、知觉概述

（一）知觉的概念

知觉：
脑对直接作用于感觉器官的客观事物整体属性的反映。

知觉是人脑对直接作用于感觉器官的客观事物整体属性的反映。如一个苹果，我们既可以看到它的颜色和形状，还可以闻到它感觉与知觉的关系：感觉是知觉的基础，知觉是感觉的深入和发展。

的气味，尝到它的滋味，感受到它的重量，这些刺激综合起来，才在我们的头脑中形成一个苹果的整体知觉映象。

知觉和感觉一样，都是刺激物直接作用于感觉器官而产生的对现实的感性反映形式。但知觉是对客观事物整体属性的反映，往往要求多种感觉器官协同活动，将各种感觉信息进行组织、解释和整合。所以感觉是基础，知觉是感觉的深入和发展，是对感觉信息有意义的加工组合过程。通常把感觉和知觉简称为感知。

（二）知觉的分类

知觉分类：
① 物体知觉（空间知觉、时间知觉、运动知觉）；
② 社会知觉（对别人的知觉、对人际关系的知觉和自我知觉）；
③ 错觉（视错觉，形重、方位、运动、时间、声音、触错觉等）。

1. 物体知觉

物体知觉是指对事或物体的知觉，包括空间知觉、时间知觉、运动知识。空间知觉是物体空间特性在人脑中的整体反映，有形状、大小、远近、深度以及方位等知觉；时间知觉，指不使用任何计时工具的情况下，对客观事物的延续性和顺序性的反映，如四季交替、日出日落等，个体长期生活形成的生物钟规律能有效地提供有关时间知觉的线索；运动知觉，是对物体空间位移和位移速度的反映，如人们乘车、乘船及骑自行车、行走时的体验，参与其活动的有视觉、平衡觉、运动觉等，是多种感官协同作用的结果。

2. 社会知觉

社会知觉是对人的知觉，是知觉主体对人的心理状态、行为动机和意向及社会现象的认识过程。包括对别人的知觉、对人际关系的知觉和自我知觉。在社会知觉过程中，认知者和被认知者总是处在相互影响和相互作用的状态。由于认知主体与认知客体及环境因素的作用，社会知觉往往会发生这样或那样的偏差。

【知识链接】

社会知觉的偏差效应

首因效应、近因效应、晕轮效应和社会刻板印象，是社会知觉尤其是人际知觉中常见的、典型的偏差现象。首因效应是指第一印象对人的认知的影响；近因效应指最后或最近的印象对人的认知的影响；晕轮效应是一种以偏概全的知觉现象，如“一好百好”“一白遮百丑”等；社会刻板印象是指对某一社会群体形成的概括而固定的看法，如“女性是弱者”“商人都唯利是图”等，易使人产生成见。了解社会知觉的偏差效应，对提高社会知觉能力尤其是人际知觉能力有帮助。

3. 错　觉

人脑对客观事物不正确的反映就叫错觉。错觉是在特定条件下对客观事物产生的歪曲知觉，这种歪曲常有固定倾向，只要条件具备，它就必然发生。生活中的错觉现象十分普遍。两千多年前，我国《列子》一书中就载有两小儿辩日的故事，所谓“日初出大如车盖而日中则如盘盂”，就是错觉的一例。常见的视错觉有几何图形错觉，还有形重、方位、运动、时间、声音、触错觉等，如图 3.2、图 3.3。

错觉的概念：人脑对客观事物不正确的反映。

错觉产生的原因十分复杂。正常情况下，人通过实践可将错觉矫正，同时也可以利用错觉产生某种积极效应，如军事上的伪装、化妆艺术，室内装饰以及胖人穿深色和竖条服装显得苗条些等。

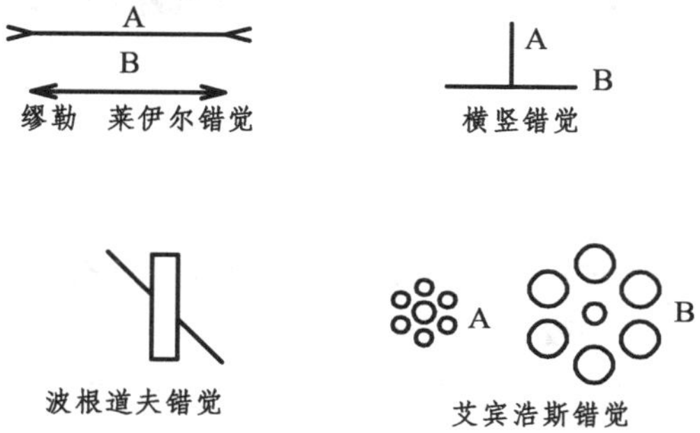

图 3.2　几何图形错觉

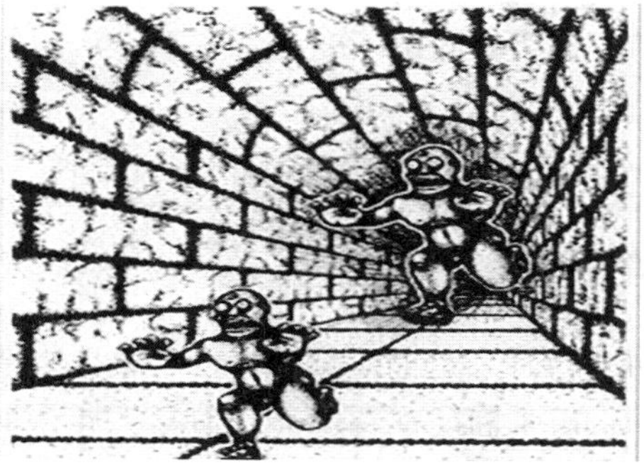

图 3.3　大鬼追小鬼

二、知觉的特征

（一）知觉的选择性

1. 概　念

知觉选择性概念：人们在感知事物时，总是把其中一部分作为知觉的对象，而把其余部分作为知觉的背景。

人们在感知事物时，总是把其中一部分作为知觉的对象，而把其余部分作为知觉的背景。知觉选择性是指把知觉对象从背景中分离出来的特性，这是产生知觉的必要条件。客观事物是多种多样的，人们不可能同时清晰地感知所有事物，只能根据当前需要，有选择地以少数刺激物作为知觉的对象，使它从背景中凸显出来。如黑板上的粉笔字是学生的知觉对象，而附近的墙壁、挂图以及其他物品都成了背景。知觉的对象与背景的关系不是一成不变的，一定条件下两者可以相互转化（见图 3.4）。

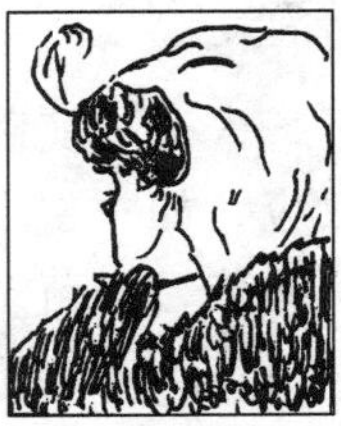

（1）少妇、老妪双关图

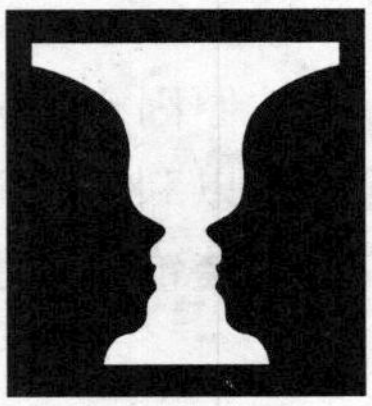

（2）花瓶、头像双关图

图 3.4　双关图

影响的因素：
① 对比律；
② 组合律；
③ 活动律；
④ 人体的知识、经验、需要、情绪、兴趣等。

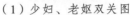

2. 影响的因素

（1）对比律。对象与背景之间发差越大，对象从背景中越容易区分出来。如漆黑的夜晚一盏明灯，雪地中的一只黑色小羊。

（2）组合律。接近组合律，指刺激物在时间和空间上比较接近，容易把它看成一组。相似组合律，指刺激物在形态外表上比较相似，容易把它看成一组。

（3）活动律。在相对固定不变的背景下，活动的刺激物容易成为知觉的对象。

（4）其他。个体的知识、经验、需要、情绪、兴趣等。

（二）知觉的整体性

知觉的整体性：人们在感知事物时总是把对象作为一个整体来感知。

人们在感知事物时总是把对象作为一个整体来感知。知觉的对象有不同的属性，由不同的部分组成，但是人并不把对象感知为许多个别的、孤立的部分，而总是把它知觉为一个有机统一的整体，知觉的这种特性称为知觉的整体性。

生活中的知觉对象常常会有些缺失，大脑在对来自各感官的信息进行加工时，会利用已有的知识经验对缺失的部分进行补足，形成一个整体的形象（见图 3.5）。知觉的整体性需要过去知识经验的参与，这种特性对于我们迅速适应变化的环境，全面、综合地反映客观现实，提高人的认知能力有极大的帮助。

图 3.5 知觉的整体性

（三）知觉的理解性

在感知事物时，人们总是根据以往的知识经验来解释它，使其具有一定的意义，而不是被动地依赖感觉信息，这就是知觉的理解性。如看一张 X 光片，医生的理解就比一般人精准许多。因此，已有的知识经验丰富与否，对于我们提高对知觉对象的认识水平有很大的影响。

知觉的理解性概念：在感知事物时，人们总是根据以往的知识经验来解释它，使其具有一定的意义，而不是被动地依赖感觉信息，这就是知觉的理解性。

（四）知觉的恒常性

当知觉对象的物理特性在一定范围内发生了变化时，我们的知觉映象仍保持相对不变，这就是知觉的恒常性（见图 3.6）。例如，挂在墙上的钟，当我们从正面看、斜侧面看、正侧面看时，它在视网膜上的映像分别是圆形、椭圆形和长方形，但是我们总把时钟认知为圆形，这是生活中的知识和经验参与知觉过程的结果。

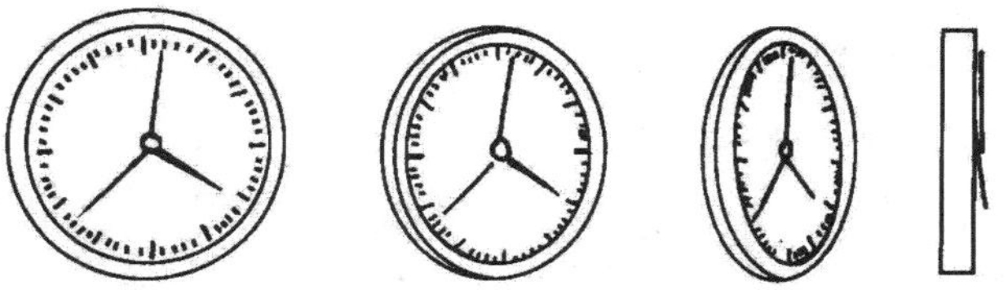

图 3.6 知觉的恒常性

知觉的恒常性概念：当知觉对象的物理特性在一定范围内发生了变化时，我们的知觉映象仍保持相对不变。

视知觉中的恒常性最为突出，主要表现为大小恒常性（图 3.6）、形状恒常性、明度恒常性、颜色恒常性，其他知觉领域中还有声音恒常性、方位恒常性等现象。

知觉的恒常性在生活实践中具有重要的意义，它使人们在不同的情况下，能按照事物的真实面貌做出反应。如果知觉不具有恒常性，人们就难以适应瞬息万变的外界环境。

【知识链接】

1954 年，赫布等在加拿大麦克吉尔大学进行了感觉剥夺实验

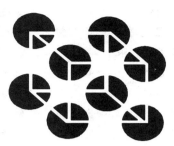

（见图 3.7）。他们给被试者戴上半透明的护目镜，使其难以产生视觉；用空气调节器发出的单调声音限制其听觉；手臂戴上纸筒套袖和手套，腿脚用夹板固定，限制其触觉。被试者单独待在实验室里，几小时后开始恐慌，进而产生幻觉……虽然每天大学生志愿者们有 20 美元的报酬，但很难坚持 2～3 天以上。连续待了三四天后，被试者产生了很多病理心理现象：出现错觉、幻觉；注意力涣散，思维迟钝；紧张、焦虑、恐惧等。实验后数日方能恢复正常。

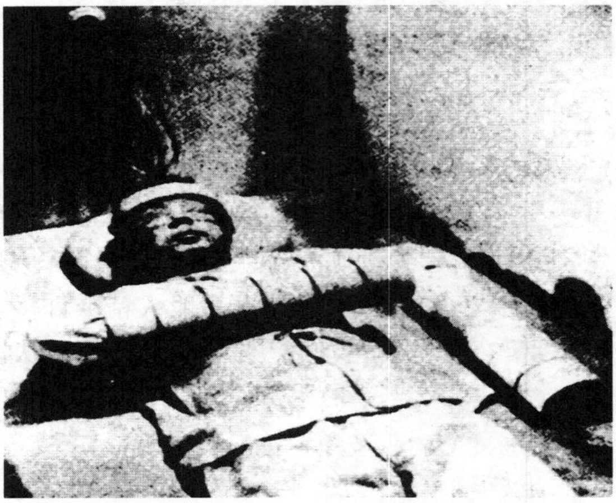

图 3.7　感觉剥夺试验

达标练习题

一、填空题

1. 感觉器官对适应刺激感觉的能力称为＿＿＿＿＿＿＿＿。
2. “入芝兰之室，久而不闻其香”属于＿＿＿＿＿＿＿＿适应。

二、单项选择题

1. 一切心理活动都是从（　　）开始。
   A. 感觉　　B. 知觉
   C. 记忆　　D. 思维
2. 一般感受性与感觉阈限成（　　）关系。
   A. 正比　　B. 反比
   C. 毫无关系　　D. 感受性是感觉阈限的两倍
3. 从暗处到明处比从明处到暗处的适应速度（　　）。
   A. 慢　　B. 快
   C. 相同　　D. 以上都不对
4. 知觉反映直接作用于感觉器官的客观事物的（　　）。
   A. 个别属性　　B. 整体属性
   C. 内部属性　　D. 本质属性

5. 用红笔把课文中的重点内容勾画出来，是利用了知觉的（　　）。

A. 整体性　　　　B. 选择性

C. 恒常性　　　　D. 理解性

三、多项选择题

1. 影响知觉选择性的因素有（　　）。

A. 对比律　　　　B. 组合律

C. 活动律　　　　D. 知识

2. 外部感觉的味觉有（　　）。

A. 酸　　　　B. 甜

C. 苦　　　　D. 辣

四、名词解释

感觉　　知觉　　适应

五、简答题

1. 感觉的特性有哪些？

2. 知觉的特征有哪些？

第四章 记 忆

【学习目标】

- 掌握记忆和遗忘的概念；
- 熟悉记忆的基本过程及规律；
- 了解记忆的分类和遗忘规律。

风过留痕，雁过留声，纸条被折后会留下折痕，一潭静水因掉进石子会泛起阵阵涟漪。同样，人们曾经感知过的事物，体验过的情绪和情感，考虑过的问题，操作过的动作，常常会在大脑中留下痕迹，以后在一定情境的作用下，它们又会被大脑重新提取出来，这一心理活动就是通常所说的"记忆"。记忆是人在大脑中积累和保存个体经验的重要心理过程。人的一切活动，不管是简单的认识动作还是复杂的学习、工作，只有在记忆的基础上才能顺利完成。

第一节 记忆概述

一、记忆的概念

（一）什么是记忆

记忆的概念：
人脑对过去经验的反映，对外界输入的信息进行编码、存储和提取的过程。

记忆是人脑对过去经验的反映，对外界输入的信息进行编码、存储和提取的过程。它是大脑积累和保存个体经验的重要心理过程。人们经历过的事物，从事过的活动都会在大脑里留下不同程度的印象，在一定条件下，它们会在大脑中得以恢复，这一心理活动过程就是记忆。

（二）记忆的作用

记忆的作用：
是一切智慧的源泉，是心理发展的奠基石。

记忆对人类的生存和发展有着极其重要的意义，它是一切智慧的源泉，是心理发展的奠基石。记忆可以将过去和现在的心理活动联系起来，它是知觉、思维等心理活动的基础。没有记忆的参与，知觉过程不可能实现；没有记忆的参与，也不可能有思维活动。记忆将人脑从外界获得的信息保留下来，形成知识、经验，以使人类能更好地适应环境。因此，没有记忆，就没有知识和经验的积累，也就没有心理的发展。

二、记忆的分类

记忆的种类比较复杂，从不同的角度划分可以分为不同的种类。

（一）形象记忆、逻辑记忆、情绪记忆和动作记忆

根据记忆的内容不同可以分为形象记忆、逻辑记忆、情绪记忆和动作记忆。

1. 形象记忆

形象记忆又叫表象记忆，它是以事物的具体形象为内容的记忆，是在各种感知的基础上形成的。人们可以通过视觉、听觉、味觉、嗅觉以及触觉而获得事物的具体形象。例如，对他人面貌的记忆，对环境特点的记忆，对蝉鸣声的记忆，对嗅到的气味的记忆，对尝到的味道的记忆等。这些人们感知后留下的映像都属于形象记忆。

根据记忆的内容不同可以分为：
① 形象记忆；
② 逻辑记忆；
③ 情绪记忆；
④ 动作记忆。

2. 逻辑记忆

逻辑记忆又叫词语记忆，它是以词语为中介、以逻辑思维成果为内容的记忆，包括对概念、公式和规律的记忆。例如，对数学计算公式和法则、对心理学概念的记忆等，这些内容都是逻辑思维的结果。逻辑记忆通过词语为中介成为人类的间接知识而保持下来，较难受到外界因素的干扰和影响，因而比较稳定。

3. 情绪记忆

情绪记忆又叫情感记忆，它是以个体体验过的情绪和情感为内容的记忆，包括人们经历的快乐、痛苦、悲哀、恐惧等。例如，对受到他人赞赏的愉快心情的记忆；对经历可怕事情的记忆，“一朝被蛇咬，十年怕井绳”，这些就是情绪记忆的例证。情绪体验往往是深刻的、自发的、情不自禁的，因此情绪记忆会深刻地保持在大脑之中。此外，积极愉快的情绪记忆对人有激励作用，而负面的情绪记忆对人有消极作用，还可能潜移默化地影响人的性格形成。

4. 动作记忆

动作记忆又叫运动记忆，它是以操作过的动作、运动、活动为内容的记忆。例如，对学过的游泳动作、体操、某种习惯动作等的记忆。动作记忆与其他类型的记忆相比，一旦形成，保持的时间较长，不易遗忘。如人学会游泳后，即使多年不游也不会忘记。此外动作记忆是培养各种动作技能的基础，在体育运动中对一个接一个的连贯动作的记忆就可以掌握各种运动技巧。

（二）感觉记忆、短时记忆和长时记忆

根据信息在大脑中储存时间的长短，记忆可以分为感觉记忆、短时记忆和长时记忆。

1. 感觉记忆

根据信息在大脑中储存时间的长短，记忆分为：
① 感觉记忆；
② 短时记忆；
③ 长时记忆。

感觉记忆又叫瞬时记忆，它是外界刺激对感觉器官刺激以后，形成的保持时间很短的一种记忆，是记忆过程的开始阶段。例如，当我们注视灯光后，立刻关闭电灯，在一个很短的时间内会仍然保持对它的印象。感觉记忆的存储时间大约为 0.25 ~ 2 秒。大量的外界信息刺激感觉器官后，会按照原样被登记下来，从信息加工的角度讲，感觉记忆起到了信息登记的作用，所以对记忆过程来说感觉记忆具有重要作用。

【知识链接】

斯波林与瞬时记忆的发现

虽然瞬时记忆是记忆过程中的第一个环节，但却是最后一个被发现的。20 世纪中叶，心理学研究生斯波林在研究短时记忆的实验中发现了瞬时记忆。他在实验中发现，很多被试者声称他们记得更多的信息，只是等到回答的时候已经忘记了。为了验证这种现象，他设计了如下实验：

首先，他编制了许多不同的字母卡片，每张 12 个字母，分成三行，每行四个字母。事先告知被试者，每张字母卡片呈现 50 毫秒，当卡片消失时，随机给出高、中、低三种音调中的一个，高声调出现时立刻报告第一行字母，中间报告第二行，低音报告第三行。然后反复以上程序，但提醒被试者回忆的信号有延迟，延迟时间为 10～1 000 毫秒，随后根据信号音报告出某行字母。实验结果发现，被试者能准确报告出所要求的任何一行字母中的 3 个，说明了他们的记忆广度达到了 12 个甚至更多，这显然超出了短时记忆的容量。斯波林把这种能保持 1 秒左右的记忆叫瞬时记忆。

【分析讨论】

瞬时记忆有什么样的特点？

2. 短时记忆

短时记忆又叫工作记忆，它是指记忆信息保持时间在 2 秒至 1 分钟以内的记忆。它既可接受短时记忆中的信息又可提取长时记忆中的信息，并有意识地进行加工。短时记忆的典型例子就是人们临时查询一个电话号码，立刻能根据记忆去拨号，但事过之后，就很难再记忆起来。短时记忆的信息是以组块的形式进行加工的。所谓组块是指将若干较小记忆信息单位加工成为较大的信息单位，组块可以是字母、单词、一段话等这些不确定的内容。研究表明，短时记忆的容量是极为有限的，通常数量为 7±2 个组块，组块的大小和多少都与人的知识经验有关。

3. 长时记忆

长时记忆是指记忆信息保持时间在 1 分钟以上乃至终身的记忆。它是短时记忆经过复习或深度加工后，也可以是一次获得深刻印象后，在大脑中长时间保留下来的记忆。长时记忆是一个真正的信息库，它是巨大的，通常认为其容量没有限度。长时记忆将我们的过去、现在和将来联结成了一个整体。

如图 4.1 所示：信息从一个记忆阶段转到另一个记忆阶段，往往是人的意识控制的结果。外界信息的输入引起感觉，它所留下的痕迹为感觉记忆。如果不加注意，痕迹便迅速消失；反之，如果加以注意，就转入第二阶段——短时记忆。对短时记忆的信息，如果不及时复习和加工，就会遗忘。如果加以复习，就转入第三阶段——长时记忆。信息在长时记忆中被储存起来，在一定条件下又可以被提取出来。提取时，信息从长时记忆中被回收到短时记忆中来，从而被人意识到。

感觉记忆、短时记忆和长时记忆之间是相互联系、相互影响的。

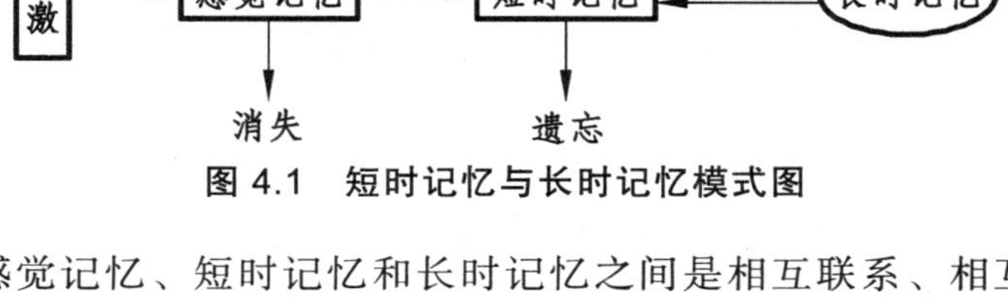

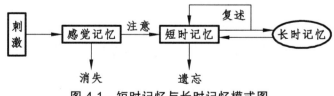

图 4.1 短时记忆与长时记忆模式图

感觉记忆、短时记忆和长时记忆之间是相互联系、相互影响的，任何信息都必须经过感觉记忆和短时记忆才能转入长时记忆，没有感觉记忆的登记和短时记忆的加工，信息就不可能长时间存储在头脑中。

第二节 记忆的过程及规律

记忆是一个过程，这个过程包括识记、保持、再认或回忆三个基本环节。这三个环节是统一的、密切联系的。识记和保持是再认或回忆的前提，再认或回忆是识记、保持的结果和再现。

一、识 记

（一）识记的概念

识记的概念：人们识别并记住事物，将反复感知的事物在脑中留下深刻“痕迹”的过程。

识记是人们识别并记住事物，将反复感知的事物在脑中留下深刻“痕迹”的过程。它是人获得和巩固个体经验的心理过程，是记忆过程的开端，又是保持和回忆的前提。

从信息加工的角度来说，识记是信息的输入和编码的过程。识记并非是对外界信息简单的接受过程，它是多层次、高水平的编码过程，是对外界信息进行反复感知、思考、复述、加工的过程。

（二）识记的分类

1. 机械识记、意义识记

根据识记材料的意义或学习者对材料理解的程度，可将识记分为：
① 机械识记；
② 意义识记。

根据识记材料的意义或学习者对材料理解的程度，可将识记分为机械识记、意义识记。

（1）机械识记。指学习者对材料不加理解，只依照识记的外部表现形式，采取简单的机械重复的方法进行的识记。例如，识记电话号码、地名、人名、历史年代、英语单词等。这种机械识记仅是简单的重复，并不理解材料的意义以及之间的内在联系，只针对材料所表现的形式进行死记硬背。

（2）意义识记。指在理解材料意义的基础上，依据识记材料的内在联系进行的识记。在意义识记时，学习者运用已有的知识经验，积极地进行思维活动，在弄清识记材料的意义及其内在联系的前提下，对识记材料进行重新加工组织，从而把它记住。所以，理解是意义识记的重要前提。

意义识记与机械识记相比较，由于理解了材料，更易于记忆而且保持时间更持久。机械识记有助于识记材料精确化，意义识记有助于识记材料系统化。在实际学习活动中，这两种识记都是不可或缺的。

2. 有意识记和无意识记

根据识记的意图和努力程度不同，可将识记分为有意识记和无意识记。

（1）有意识记。这是指事先有一定识记意图和任务，经过一定意志努力，并运用一定的方法和策略所进行的识记。通常，系统的科学知识和技能的掌握，要依赖于有意识记。

（2）无意识记。这是事先没有自觉的目的，也没有经过特殊的意志努力的识记。它往往是一种没有记忆意图，不由自主的识记。例如，电影中的人物形象、电视里的广告词、生活中的谚语，虽然并没有打算去记住它，可是反复几次以后，可能会成为无意识记的对象。日常生活中的许多知识都是通过无意识记获得的，“潜移默化”的影响，就是人们通过无意识记接受的。

根据识记的意图和努力程度不同，可将识记分为：
① 有意识记；
② 无意识记。

二、保持和遗忘

保持是指识记过的材料在头脑中储存和巩固的过程。从信息加工的角度来说，保持是对输入信息进行加工、储存的过程。在这个过程中，个体对输入的信息进行加工，运用已有的知识加以整合，以一定的形式被保留在大脑中。因此，在保持过程中，识记的内容并不一定原封不动地保留在大脑中，它们在质和量的方面会发生变化，如产生充实、遗漏、夸大、歪曲等现象。这些变化有的具有积极意义，能使材料更加完整；有的则有消极作用，会影响个体知识经验的积累。保持是记忆过程的中间环节，是再认和回忆的前提，也是记忆力强弱的重要标志。

保持：
指识记过的材料在头脑中储存和巩固的过程。从信息加工的角度来说，保持是对输入信息进行加工、储存的过程。

三、再认与回忆

再认和回忆是识记和保持的表现与结果，从信息加工的角度来说，再认和回忆是提取信息的过程，它是衡量记忆效果的重要指标。

（一）再　认

再认是人们对曾经感知、思考、体验过的事物，当其再度呈现时能正确地识别出它们。例如，多年不见的朋友，再次相遇时能相认；旧地重游，有一种熟悉之感；对阅读过的诗篇的再认等。

再认：
是人们对曾经感知、思考、体验过的事物，当它再度呈现时能正确地识别出它们。

回忆：
是过去感知、思考、体验过的事物已不在眼前时，在大脑中正确地重新呈现的过程。

（二）回　忆

回忆是过去感知、思考、体验过的事物已不在眼前时，在大脑中正确地重新呈现的过程。例如，考试时学生根据考题回忆起曾经学习过的知识；看到某件物品就想起某个亲人。

回忆根据有无预定目的和意图可以分为有意回忆与无意回忆，如“睹物思人”属于无意回忆，而考试答题属于有意回忆。根据引起回忆因素不同可以分为直接回忆与间接回忆，由当前事物直接唤起旧经验的再现，叫直接回忆；通过中介性联想而唤起的旧经验的再现，叫间接回忆。如熟记的儿歌，一下浮现在大脑中是无意回忆；通过一系列的联想终于想起某个数学公式，是间接回忆。

再认比回忆容易，能回忆的一般能再认，而能再认的不一定都能回忆。人们记住的东西能否再认或回忆，不仅与信息保持的强度和方式有关，而且受再认或回忆时所提供的线索的影响。

四、遗　忘

遗忘：
指不能或错误地再认或回忆识记材料。

（一）遗忘的概念及规律

遗忘是指不能或错误地再认或回忆识记过的材料。遗忘是由大脑皮层中记忆痕迹的消退或消失或其他信息的干扰而造成的。德国心理学家艾宾浩斯以自己为被试者，根据对无意义材料的识记研究首先发现了遗忘规律。遗忘的进程是不均衡的，受到材料性质、数量及识记方法的影响，但遗忘规律是“先快后慢”，如图4.2 所示，遗忘材料的数量随时间递增，随后便平稳了。根据遗忘时间的长短可分为暂时性遗忘和永久性遗忘。

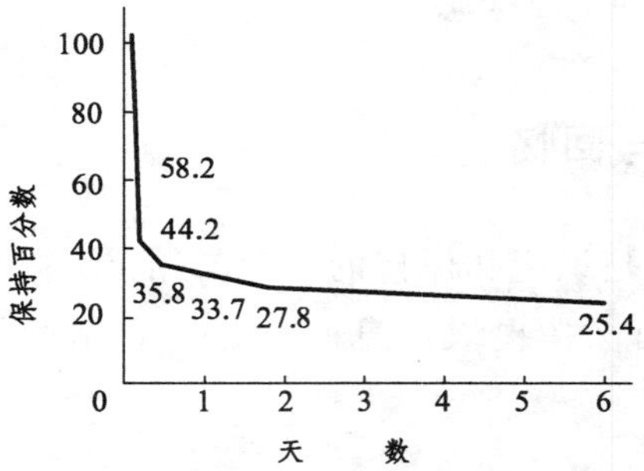

图 4.2　艾宾浩斯遗忘曲线

遗忘规律：
先快后慢。

（二）遗忘的理论

对于遗忘产生的原因，不同学派有不同的解释，主要有以下几种理论。

1. 记忆痕迹衰退理论

这一理论认为，遗忘是由于记忆痕迹随着时间推移逐渐减弱而消退的结果。大脑中的记忆痕迹就像投入石子而产生波纹的湖水，如果不继续投入石子，随着时间的延长波纹会消失。我们的记忆也是相似的，识记的材料如果不加以复述和强化就会模糊和消失，这就是痕迹衰退的作用。

2. 干扰理论

这一理论认为遗忘是由于识记和回忆之间受到其他刺激的干扰的结果，一旦排除干扰，记忆就可以恢复。它最明显的证据是倒摄抑制和前摄抑制。先学习的材料对后学习的材料的识记和回忆起干扰作用称为前摄抑制；后学习的材料对先学习的材料的保持和回忆起干扰作用称为倒摄抑制。例如，学习一篇文章，一般总是材料的首尾容易记住，不易遗忘，而中间部分则常常识记较难，也容易遗忘。这是由于开始部分只受倒摄抑制的影响，终末部分只受前摄抑制的影响，中间部分则同时受这两种抑制的作用。

3. 动机性遗忘理论

这一理论认为遗忘是因为人们不想记，而故意将记忆退出意识之外，原因是它们太可怕、太损自我、太令人感到羞耻。首先由弗洛伊德提出此理论。他认为一般人常常潜意识地压抑痛苦的回忆，以避免因回忆所引起的焦虑。认为遗忘是由于个体不想回忆痛苦或可怕的经历的结果，所以遗忘不是保持的消失而是记忆被压抑，因此又叫压抑理论。

解释遗忘的产生原因理论：
① 记忆痕迹衰退理论；
② 干扰理论；
③ 动机性遗忘理论；
④ 提取失败理论。

4. 提取失败理论

这一理论认为储存在记忆中的信息是永远不会丢失的，人们之所以对于一些事情想不起来，原因在于提取信息时没有找到适当的提取线索。例如，我们常常有这样的经历，看到一个曾经交往过的人，本来知道他的姓名，冥思苦想就是想不起来，等他走了以后又突然回忆起来了。这是典型的信息提取失败，说明了遗忘只是暂时的，像物品一样找错了它放置的地方。

对遗忘原因的解释，有多种理论，虽然每种理论都能阐述一定的机制，但都难以用来解释一切遗忘的现象。所以我们应当把这些理论综合起来解释遗忘现象的原因。

第三节 培养记忆力的方法

记忆是学习最重要的基础，是掌握科学知识、技能技巧的必要心理条件。培养记忆力应从以下几个方面着手。

一、明确目的、集中注意

明确学习目的是培养记忆力的首要条件，记忆的任务要明确、具体，以利记忆，泛泛地学习是没有学习效果的；同时学习时注意力要集中。记忆时只要聚精会神、专心致志，排除杂念和外界干扰，大脑皮层就会留下深刻的记忆痕迹而不易遗忘。

培养记忆力的方法：
① 明确目的、集中注意；
② 理解记忆；
③ 采用多种记忆术；
④ 及时复习；
⑤ 科学用脑、合理安排复习时间。

二、理解记忆

理解是记忆的基础。只有理解的东西才能记得牢、记得久；仅靠死记硬背，则不容易记住。对于重要的学习内容，如能做到理解和背诵相结合，记忆效果会更好。

三、采用多种记忆术

记忆术就是记忆方法，识记过程中根据不同的材料采用不同的记忆术可起到事半功倍的效果。

（一）谐音法

谐音法就是利用识记材料的谐音来帮助记忆。在记忆过程中，我们可以把某些零散的、枯燥的、无意义的识记材料进行谐音处理，以形成新奇有趣、富有意义的语句，这样就容易记住了。例如，圆周率：3.14159 265 35897 9323846 264 3383279，我们可以根据谐音这样记：山顶一寺一壶酒，尔留吾，上午把酒吃，酒干两餐不食肉，尔乐死，餐餐爬山来吃酒。

多种记忆方法：
① 谐音法；
② 直观形象记忆法；
③ 比较记忆法；
④ 特征记忆法；
⑤ 图表记忆法。

（二）直观形象记忆法

直观形象记忆法是把抽象材料加以形象化、直观化的记忆法。例如，日本富士山最高峰的高度“12365”尺，可以形象地记为“12个月365天。

（三）比较记忆法

比较记忆法就是对相似而又不同的识记材料进行对比分析，弄清以至把握住它们的差异点与相同点，用以进行记忆的方法。例如，对于形近字的已、己、巳，可根据其笔画空间位置的不同进行比较辨认记忆，就容易记牢了。

（四）特征记忆法

特征记忆法就是抓住学习材料的独有特征来记忆的一种方法，共性中的个性就是特征。例如，在记忆历史知识时，把时代特征与具体的历史知识有机地联系在一起，帮助学生由点到线再到面地记忆，形成全方位的立体历史知识结构，就可加强记忆。

（五）图表记忆法

图表记忆法就是对于复杂的材料用简化的图表来记忆的方法。门捷列夫的《元素周期表》是将数字信息转变成图表的实例，它可以快捷地提取，既方便识记与保持，又利于回忆或认知。

四、及时复习

复习是巩固记忆的基本途径，可以增加记忆保持，减少遗忘，应掌握正确的复习方法：① 根据遗忘的规律，“先快后慢”的现象，学习后及时复习，以防止在学习后立即发生急速遗忘。同时还得经常复习，不断强化识记，从而牢固掌握知识。② 复习时力求多样化，看、想、写结合，对必须牢记的学习材料，应在确立试图背诵的意识状态下去复习。③ 学习一种材料，达到一次完全正确后仍继续学习，有利于识记材料的保持。实践研究表明，过度学习的效果优于适度学习的效果，一般以 150%的过度学习，记忆效果最佳，超过 150%，则记忆效果不再有明显增加。

五、科学用脑，合理分配复习时间

提高记忆效率，防止遗忘，最根本的措施就是科学用脑，合理分配复习时间，防止过度疲劳，保持积极乐观的情绪，因而大大提高大脑的工作效率。复习时间要分散。研究表明，集中复习不如分散复习的效果好。比如，每次复习内容不宜过于集中；复习两门以上功课，在时间上不应过于集中，期间要有短暂的休息；做到“学而时习之”；以平时分散复习为主，再配合阶段复习效果较好。

达标练习题

一、填空题

1. 根据记忆的内容不同可以分为__________、__________、__________和__________。

2. 记忆的过程包括__________、__________、__________三个环节。

二、单项选择题

1. 在人脑中能保持1分钟以内的记忆是（　　）。

A. 感觉记忆　　B. 短时记忆
C. 长时记忆　　D. 形象记忆

2. 容量最有限的记忆是（　　）。

A. 短时记忆　　B. 瞬时记忆
C. 长时记忆　　D. 感觉记忆

3. 最先提出遗忘曲线的心理学家是（　　）。

A. 华生　　B. 冯特
C. 弗洛伊德　　D. 艾宾浩斯

三、多项选择题

1. 根据信息在大脑中储存时间的长短分为（　　）。

A. 感觉记忆　　B. 短时记忆
C. 长时记忆　　D. 形象记忆

2. 解释遗忘的产生原因理论有（　　）。

A. 记忆痕迹衰退理论　　B. 干扰理论
C. 动机性遗忘理论　　D. 提取失败理论

四、名词解释

记忆　　遗忘

五、简答题

1. 艾宾浩斯提出的遗忘规律是什么？
2. 产生遗忘的原因有哪些？

第五章 思维与想象

【学习目标】

- 掌握思维、想象的概念、种类以及思维的特征；
- 熟悉影响解决问题的因素；
- 了解理解问题、解决过程的基本观点。

思维和想象是人类高级的、复杂的认识心理过程。人类在认识事物和现象的时候，不仅能够认识事物和现象的外部联系，而且能够认识事物和现象的内在联系和规律，这些过程是通过思维和想象进行的。思维和想象与感觉、知觉一样都是人脑对客观现实的反映，但感觉和知觉只是对客观现实的直接反映，而思维和想象则可以创造出符合客观规律、具有社会价值的事物，是人类创造活动的必要因素。人类最伟大的成就，一切的发明与创造，都与这两种心理活动有着密切的关系。

第一节 思 维

一、思维概述

（一）思维的概念

思维是人脑对客观现实概括的、间接的反映，通过思维,人类可以认识事物的本质和规律。它是人的心理活动中最高级、最复杂的反映形式，它反映的是客观事物的本质属性及必然的关系和联系。思维借助语言、表象或动作，在感性认识的基础上，对事物和现象做出判断和推理，并进而寻求途径解决现实中面临的各种问题。

思维：
人脑对客观现实概括的、间接的反映，通过思维人类可以认识事物的本质和规律。

虽然思维能力并不限于人类才有，但是动物最多只能达到形象思维的水平，只有人类才能达到以语词逻辑为基础的抽象思维水平。

思维的特征：
① 概括性；
② 间接性。

（二）思维的特征

1. **概括性**

思维的概括性：它反映的不是个别事物或个别属性，而是一类事物共同的、本质的属性以及其内在的联系和规律。

思维的概括性表现为它反映的不是个别事物或个别属性，而是一类事物共同的、本质的属性以及其内在的联系和规律。例如，三角形有锐角、直角、钝角等不同的形状，而通过思维可以概括的认识为，凡是由三条边、三个角构成的几何图形就是三角形。三个角、三条边就是三角形的本质属性和特征。再如，世界上的树有成千上万种，但没有两株完全一样的树，可是人在思考的时候，舍弃了树的形状、大小、颜色等非本质的特征，通过思维的概括性呈现出事实上并不存在的树的表象，并借助表象来反映作为树这一事物的本质特征。所以思维又往往通过概念的形式来反映事物的本质，表现在两个方面：一是对一类事物共同的本质特征的认识，如日常照明的工具统称为灯；二是对事物之间规律性的内在联系的认识，如医生可以通过红、肿、痛、热等症状诊断为化脓性炎症的典型表现。

思维的概括性使人类的认识活动摆脱了具体事物的局限性和对事物的直接依赖关系，扩大了人们的认识范围，增加了人们的认识深度。我们书本上学的一切科学概念、定义、公式、规律、法则等，都是人脑对客观事物概括的结果。

2. **间接性**

思维的间接性：指人们对客观事物的反映不是直接而是借助于一定的媒介或已有的知识经验进行的认知。

思维的间接性是指人们对客观事物的反映不是直接的，而是借助于一定的媒介或已有的知识经验进行的认知。事物的本质和规律往往是蕴藏于事物内部的，不能被人们直接感知到，思维会通过其他事物和一定的知识经验为中介来获得客观事物的本质和规律。例如，早晨起床推窗外望，见到屋顶地皮潮湿，就可以知道昨夜下了雨；医生不能直接观察到病人的内部器官的状态，就可以通过“望闻问切”和各种医疗器械的检查测得与疾病有关的各种数据，为患者诊断病情，这些就是思维间接性的具体表现。

二、思维的分类

（一）根据思维水平及凭借物的不同分为三种

1. **直观动作思维**

直观动作思维是指伴随着动作或行动进行的思维。它是以实际动作为支柱去解决问题的思维过程，具有明显的外显性特征。通常是以直观的、具体形式的实际动作表现出来。例如，护理人员给病人输液过程中的故障处理，就是边操作边思维的。

从思维发展阶段看，直观动作思维属于低级阶段，三岁前的幼儿思维活动主要依靠直观动作思维方式来进行，成人有时也要运用其解决问题。

根据思维水平及凭借物的不同分为：
① 直观动作思维；
② 具体形象思维；
③ 抽象逻辑思维。

2. 具体形象思维

具体形象思维是指凭借事物的具体形象和表象来进行的思维活动。它是 3～6 岁儿童的主要思维形式。例如，儿童在计算 $1+5=6$ 时，老师会用1根小棒加5根小棒等具体实物来帮助学生理解抽象的数学问题。成人在解决问题时也常用，如文学家、艺术家、设计师等运用形象思维来进行艺术构思、塑造典型人物或艺术形象等。

3. 抽象逻辑思维

抽象逻辑思维是运用概念，以判断、推理等形式进行的思维。它是人类特有的复杂而高级的思维形式。例如，学习知识、传授科学理论、发明创造以及对事物发展内在规律和本质的认识，都要通过抽象逻辑思维。个体的心理发展一般到青年后期才具有发达的抽象思维。

（二）根据思维的方向不同将思维分为两种

1. 聚合思维

聚合思维是利用已有的信息综合得出一个确定的或最佳的答案。它是一种有方向、有范围和有条理的思维方式，又称“求同思维”。聚合思维是从不同来源、不同材料、不同层次探究出一个正确答案的思维方法。如医生给病人看病时，根据病人的各种症状、体征以及实验室检查的结果等，对病人的疾病作出准确诊断，就是一种聚合思维。

根据思维的方向不同，思维分为：
① 聚合思维；
② 发散思维。

2. 发散思维

发散思维是根据已有的信息，从不同角度、不同方面思考，寻求多种答案的一种展开性思维方式，又称“求异思维”。如一题多解，通过对现有信息及记忆中已有的信息，产生多个可能的答案。发散思维无一定的方向和范围，不墨守成规，可产生新颖独特的思想，它是创造性思维的主要成分。

三、解决问题的思维过程

解决问题是思维的目的，是思维最突出的表现方式，思维过程总是在一定的活动中体现的，主要是解决问题的活动中。这里的问题解决，是指目标指导下，通过各种认知活动，采取一系列思维操作，使问题得以解决的过程。

如图 5.1 所示，把 1 柱上的三个圆盘移到 3 柱上，每次只能移动任何柱子上的一个圆盘，且大的圆盘不能放在小的圆盘上。

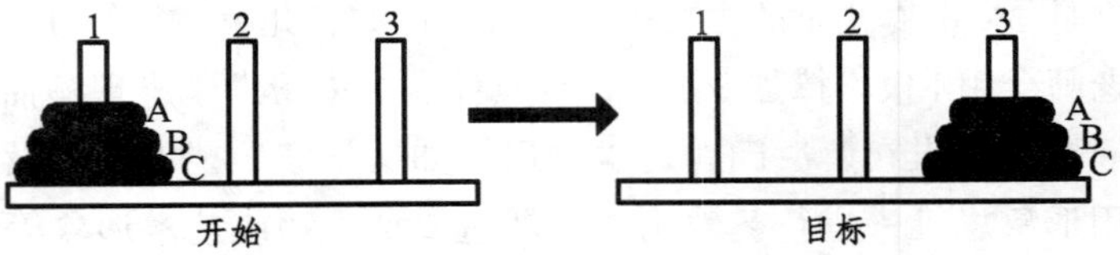

图 5.1　三个圆盘的河内塔问题

（一）解决问题的基本过程

1. 发现问题

解决问题必须首先发现问题，提出问题。问题就是矛盾，矛盾是普遍存在的，发现问题就是认识矛盾的存在。现实生活中有各种各样阻碍我们发展的问题，需要我们主动去观察和分析，找到问题并抓住其核心，才有解决问题的正确方向。能否及时、准确地发现问题，与个体的需要、动机、态度、认识水平以及知识经验等有关。

解决问题的基本过程：
① 发现问题；
② 分析问题；
③ 提出假设；
④ 检验假设。

2. 分析问题

发现问题后，必须对问题进行具体深入分析。分析问题就是对明确提出的问题进行原因、性质的分析，找出问题的核心与关键，抓住主要矛盾的过程。分析问题最基本的条件是全面系统地掌握感性材料，在此基础上把问题分解，使矛盾充分暴露，再通过分析、比较，找出主要矛盾。分析越透彻，越有利于解决问题，同时很大程度上还取决于已有的知识经验。

3. 提出假设

提出假设指提出解决问题的方案，确定解决问题的原则、方法和途径。提出假设是解决问题的关键。这需要先以假设的方式提出，假设的成功与否有赖于个体的知识经验以及对当前问题的全面、准确分析。

4. 检验假设

假设是对解决问题方案的探索和设想，这是解决问题的最后一步，假设是否正确和科学，能否帮助我们彻底解决问题，必须经过科学实验或社会实践来证明。如果问题在验证过程中不能顺利解决，还要重新分析问题，提出新的假设并重新验证，最终彻底解决问题。

（二）影响问题解决的心理因素

影响问题解决的心理因素：
① 问题表征；
② 思维定势；
③ 功能固着；
④ 迁移作用。

影响问题解决的因素很多，既有社会因素和自然因素，也有物质因素和心理因素等。其影响既有积极的作用，也有消极的效应，充分了解其规律，有利于顺利解决问题。下面主要分析心理因素中的认知因素。

1. 问题表征

问题表征：
问题表征是人的大脑对问题信息进行记载、理解和表达的方式。

问题表征是人的大脑对问题信息进行记载、理解和表达的方式。人们解决问题时，不仅有赖于分解问题的策略，也有赖于对该问题如何进行表征。如图 5.2 所示，很多人在解决问题时，问题表征容易受到知觉整体性的影响而把九个点看成一个“正方形”。事实上，这个问题的条件并没有限制你的笔画出“正方形”。

下图中有九个点，要求笔不离纸、不重复地连续画四条直线把九个点全连起来。

图 5.2 九点图

2. 思维定势

思维定势：
是指在过去经验的影响下形成的对解决问题活动的特殊的心理准备状态，它使人们按照某种固定的方式去解决问题。

思维定势是指在过去经验的影响下形成的对解决问题活动的特殊的心理准备状态，它使人们按照某种固定的方式去解决问题。在环境相对不变的条件下，过去经验能帮助人们迅速地解决问题；但在变化的情境中，则会妨碍人们采用新的方法解决问题。因此思维定势对问题的解决有积极的作用，也有消极的影响。如医生在诊断相同的疾病时，以前积累的经验，会给医生的诊断带来积极的帮助，但病人症状相似而疾病不同时，以前经验的思维定势就有可能造成误诊。

功能固着：
是指人们习惯于看到某一事物的常用功能和用途，很难看到该事物其他方面的功能和用途的现象。

3. 功能固着

功能固着是指人们习惯于看到某一事物的常用功能和用途，而很难看到该事物其他方面的功能和用途的现象。如睡觉用的被子，可以用来扑灭火；用于盛物的箱子，必要时还可以做垫脚台等。功能固着是一种特殊类型的定势，是思维活动刻板化的现象。这种现象使我们趋向于以习惯的方式运用物品，从而妨碍以新的、变通的方式去运用它解决问题。

迁移作用：
指已获得的知识经验和技能以及学习方法和态度对学习新知识、新技能和解决新问题所产生的影响。

4. 迁移作用

迁移指已获得的知识经验、技能以及学习方法和态度对学习新知识、新技能和解决新问题所产生的影响。这种影响既有积极的又有消极的，所以迁移分为正迁移和负迁移。一种知识、技能的掌握促进另一种知识、技能的掌握是正迁移；反之，则是负迁移。所谓“举一反三”“触类旁通”就是正迁移现象；而学习英语容易受到汉语学习习惯的干扰，从而导致学习效果较差，则是负迁移的具体表现。

第二节 想 象

一、想象概述

想象：
人脑对已有的表象进行加工改造而形成新形象的过程。

表象：
指过去感知过的事物在头脑中留下的映象或是感知过但不在眼前的事物的形象。

想象是人脑对已有的表象进行加工改造而形成新形象的过程。

表象是指过去感知过的事物在头脑中留下的印象或是感知过但不在眼前的事物的形象。想象是在表象的基础上进行的，但并不是表象的简单再现。它是对头脑中存储的表象进行加工改造，重新组合创造出新形象的过程。例如，《西游记》中孙悟空、猪八戒的形象，科幻片中的许多人物形象等，这些作者没感知过的但又出现在头脑中的新形象就是想象的结果，是人脑对已有表象重新组合而创造出来的。这些新形象具有形象性和新颖性的特点，既可以是没有直接感知过的事物的形象，也可以是现实生活中不存在的事物的形象。

想象是一种高级的、复杂的认识心理过程，和思维有密切的联系，和思维一样都是在感性认识的基础上进行。在想象过程中，我们可以跨越时空，创造出我们从未感知过的、超现实的甚至不存在的事物形象。但任何想象都不是凭空产生的，都是人脑对客观现实的反映，可以在生活中找到其产生的原型，都有现实的依据。

二、想象的作用

（一）想象的预见作用

通过想象活动，人们可以预见或设计未来，在此基础上依据现实把它变成实际的行动，从而使人的活动指向于一定的目标，避免了盲目性。这种预见性，使人类许多遥远的、大胆的、当时条件根本无法实现的愿望，在今天都已经变成现实，如飞机的发明、“嫦娥奔月”等。人类社会也因此不断得到进步和发展。

想象的作用：
① 预见作用；
② 补充作用；
③ 替代作用。

（二）想象的补充作用

人们可以通过想象给予加工的表象以丰富的内涵和外形，使不能直接感知的事物形象更加全面和完整，更具有普遍意义。如许多文学作品中的主要人物，其形象之所以刻画得十分典型、生动，正是作家丰富的想象力的结果。鲁迅作品《阿 Q 正传》中的阿 Q，就是作家运用想象糅合了北京、上海、绍兴等地生活中原型的表现和特点，成功塑造的文学形象。

（三）想象的替代作用

现实生活中，人们如果只是遵循逻辑进程去解决问题，一些需要就无法得到实际满足。而借助想象，这些根本无法实现的愿望，可以以想象的方式一定程度上得到替代。例如，小男孩想当一名汽车司机，就在游戏中把排列起来的小板凳当成小汽车，手握方向盘开起了汽车。

想象的分类：
① 无意想象；
② 有意想象。

三、想象的分类

根据想象活动时有无预定的目的，可以把想象分为无意想象和有意想象。

（一）无意想象

无意想象又叫不随意想象，是指没有预定目的、不自觉的想象。它是在外界刺激作用下，不由自主地产生的，是最简单的、初级形式的想象。如看到天上的白云想到动物或人物的形象，学生上课“走神儿”等。

有意想象的分类：
① 再造想象；
② 创造想象。

梦是无意想象最典型的形式，是睡眠中的一种奇异现象。关于梦产生的机制，目前有许多观点。巴甫洛夫认为，睡眠是大脑皮质的弥漫性抑制现象，如果抑制扩散不平衡，导致有些皮质区点仍处于微弱的兴奋状态，神经暂时性的联系以意料不到的方式结合起来，从而产生了梦境。弗洛伊德则认为，梦是潜意识的反应，是人未实现愿望的达成。很多梦的研究表明，做梦是人脑正常的功能，如果人为地连续几天剥夺有梦睡眠，人就会出现紧张焦虑、注意力涣散、易激怒，甚至出现幻觉和行为反常。

（二）有意想象

有意想象也叫随意想象，是指有一定目的、自觉地进行的想象。根据内容的新颖性、独立性和创造性的不同，可将有意想象分为以下两种：

1. 再造想象

再造想象：根据语词表述或图形描绘，在人脑中形成相应事物新形象的过程。

根据语词表述或图形描绘，在人脑中形成相应事物新形象的过程。例如，医学院校的学生通过解剖挂图想象实体的形态结构，读者头脑中关于小说里的人物形象，建筑工人依据图纸造出一幢幢大楼等。

2. 创造想象

根据一定的目的、任务，在头脑中独立地创造出新形象的过程。创造想象不依据现成的描述，它需要对已有的感性材料进行深入的分析、综合、加工改造，并进行创造性构思。创造想象具有首创性、新颖性、独立性的特点，是人类各种创造活动所必需的。例如，工程师的蓝图设计，科学家的发明创造，作家与艺术家的构思与创作，都包含有创造想象的成分。

创造想象：根据一定的目的、任务，在头脑中独立地创造出新形象的过程。

幻想是创造想象的一种特殊形式，它是与人的生活愿望相联系并指向未来的想象，可分为积极和消极两种。如果以现实为依据并指向行动，经过努力最终可以实现的就成为理想，它是在正确的世界观指导下产生的，符合客观规律并可能实现的积极的幻想；如果某种幻想完全脱离现实，违背事物发展规律，毫无实现的可能，就会陷入空想，这是一种消极的、有害的幻想。

幻想是创造想象的一种特殊形式，它是与人的生活愿望相联系并指向未来的想象。

【知识链接】

动物都会做梦吗

科学家经研究得出了结论：大部分爬行动物不会做梦；鸟类都会做梦，不过大多数鸟类只做短暂的梦；各种哺乳动物，如猫、狗、马等家畜，还有大象、老鼠、刺猬、松鼠、鼠、蝙蝠等都会做梦，有的做梦较频繁，有的则少些；鱼类、两栖动物和无脊动物都不会做梦。

人在做梦时，呼吸浅促，心跳加快，血压上升，脑血量倍增，脸部及四肢有些抽动。这时，用眼运动计可测得其眼球在快速转动，而脑电图上必然同时出现快波。因此，一般说来，“快速动眼”加上“脑电图快波”可作为做梦的标志。

用上述方法对一些动物进行测定，青蛙在睡着的时候，只有少数慢波曲线，没有“脑电图快波”和“快速动眼”期，所以可以确定青蛙是不会做梦的；乌龟在睡觉时有“快速动眼”和“脑电图快波”，不过时间很短，只占睡眠时间的 2%。由此可以确定，乌龟有极少的做梦时间，猫、狗、猴都会做梦，梦境较长，其中猴子最长，狗次之，猫最短。

资料来源：http：//zhidao.baidu.com/question/26845576.html

【分析讨论】

哪些动物会做梦？

达标练习题

一、填空题

1. 思维的特征有________和________。

2. 解决问题的基本过程包括________、________、________、________。

二、单项选择题

1. 人类独有的思维方式是（　　）。

   A. 具体形象思维　　B. 直观动作思维

   C. 抽象逻辑　　D. 聚合思维

2. 思维过程是（　　）过程。

   A. 解决问题　　B. 分析

   C. 推理　　D. 演绎

3. 梦是（　　）的典型形式。

A. 无意想象　　B. 有意想象

C. 幻想　　D. 空想

三、多项选择题

1. 根据思维的方向不同分为（　　）。

A. 聚合思维　　B. 发散思维

C. 直观动作思维　　D. 抽象思维

2. 想象的作用有（　　）。

A. 预见作用　　B. 补充作用

C. 替代作用　　D. 概括作用

四、名词解释

思维　　想象

五、简答题

1. 简述影响问题解决的心理认知因素。

2. 想象有哪些作用？

第六章 注意与意志

【学习目标】

- 掌握提高注意力品质和意志品质的基本方法；
- 熟悉注意的品质、注意产生的条件及意志的品质；
- 了解注意、意志的概念和注意的类型。

注意是人脑进行信息加工的第一步。人们在感知事物、回忆往事、思考问题时，都必须要有注意的参与。没有注意的参与，任何心理过程都难以进行。注意本身不是一种独立的心理过程，而是一种伴随心理过程并在其中起着作用的心理状态，而意志则对心理状态的维持有极大的帮助。它是人有目的的活动必须表现出来的、行动的、积极要求改变现实的心理过程，是人所特有的、意识能动作用的集中体现。意志行动与人的发展前途密切相关，甚至决定着一个人的命运。

第一节 注 意

一、注意概述

（一）注意的概念

注意是心理活动对一定事物的指向和集中。人总是身处于一个丰富多彩、错综复杂的环境之中，但在同一时刻不可能感知环境中的所有对象，也不可能再现记忆中的所有事物，心理活动总是有选择地指向有关的、符合个体需要的对象。这些对象与活动总是处于人的注意中心，而其余的对象和活动则处于注意的边缘或注意的范围之外，不能被清楚地意识到或不被意识到。这样，人的心理活动范围就缩小了，保证了人们获得对事物的清晰、深刻和完整的反映。

注意的概念：是心理活动对一定事物的指向和集中。

（二）注意的特征

指向性和集中性是注意的两个基本特征。指向性是指心理活动有选择地指向某个对象，同时离开了其他对象；集中性是指在选择

注意的特征：
① 指向性；
② 集中性。

对象的同时，将心理活动稳定地维持在所选择的对象上，使被反映的对象更清晰、完善且更持久。如医生在做复杂的外科手术时，他的注意力都指向和集中在患者的手术部位和自己的手术动作上，对周围无关的事物可以“视而不见”“听而不闻”，甚至可以持续十多个小时。

（三）注意与意识

意识：
指个人运用感觉、知觉、思维、记忆等心理活动，对自己内在的身心状态和环境中外在的人、事、物变化的觉察与关注程度。

意识是人类的一种高水平的心理活动，是指个人运用感觉、知觉、思维、记忆等心理活动，对自己内在的身心状态和环境中外在的人、事、物变化的觉察与关注程度。具体说来，意识活动的内容包括：对外部事物的觉知、对内部刺激的觉知、对自身的觉知。意识不仅是对信息的被动觉察和感知，同时它还具有能动性和调节性。注意不同于意识，注意是一种心理活动或心理动作，而意识主要是一种心理内容或体验。如果把人脑比喻为电视机，意识就是它包含的节目内容，而注意就是对电视节目进行选择的活动过程。注意提供了一种机制，决定哪些内容可以成为意识的内容，哪些不可以。与意识相比，注意更为主动和易于控制。在人们将注意集中于特定事物或活动时，或注意将一定对象“推入”到意识中心时，通常包含了无意识过程。

注意和意识密不可分，当人们处于注意状态时，意识内容比较清晰。人从睡眠到觉醒、再到注意，其意识状态分别处在不同的水平；即使人在觉醒状态下，也不能意识到所有的外部刺激。对于注意所指向的内容，一般处于意识活动的中心，人的意识比较清晰和紧张。

二、注意的分类

注意的分类：
① 无意注意；
② 有意注意；
③ 有意后注意。

根据注意时有无目的性及意志努力的程度，可以把注意分为三种类型。

（一）无意注意

无意注意：
指事先没有预定目的，也不需要意志努力的注意，又称为不随意注意。

无意注意指事先没有预定目的，也不需要意志努力的注意，又称为不随意注意。无意注意往往是在周围环境发生变化时由刺激物的直接作用产生的。如安静的教室内，突然有人推门而入，大家会不约而同地抬头望去；医院的病房里，休息的病人突然听到外面嘈杂的声音，会有病人马上起身出去看个究竟等。无意注意产生的原因主要与刺激物的特点和个人本身的状态有关。其一，刺激物的强度，刺激物之间的对比关系，刺激物的运动变化，刺激物的新异性；其二，人对事物的需要、兴趣，人的情绪和精神状态，人的知识经验。

（二）有意注意

有意注意又称随意注意，是指有预定目的、需要一定意志努力的注意。有意注意是一种主动地服从于一定活动和目标要求的注意，受意志的自觉调节和支配，与人的活动任务、目的性及意识水平有关。例如，学生学习遇到干扰时，能通过意志的努力始终将注意力保持在学习的内容上；医生做手术时始终全神贯注等都是有意注意。但长时间的有意注意会使人感到疲劳，导致注意力水平下降。引起和保持有意注意的条件：对目的任务的理解、用坚强的意志排除干扰、把智力活动和实际操作结合起来、培养间接兴趣。

有意注意：又称随意注意，是指有预定目的，需要一定意志努力的注意。

（三）有意后注意

有意后注意是指有预定的目的，但不需要意志努力的注意，又称为随意后注意，是注意的一种特殊形式。有意后注意是在有意注意的基础上发展起来的。如初学医学知识的学生，开始时往往需要一定的意志努力来保持对专业学习的有意注意，但随着对这门专业及职业产生了浓厚兴趣以及熟悉之后，就可以不需要意志努力而继续保持高度的注意。这时，有意注意就转化为有意后注意了。有意后注意是一种高级类型的注意，表现为高度的自觉性和稳定性，对完成长期任务有着十分积极的意义。培养有意后注意关键在于发展对活动本身的直接兴趣。

有意后注意：是指有预定的目的，但不需要意志努力的注意，是一种高级类型的注意。

三、注意的品质

注意的品质：
① 注意的广度；
② 注意的稳定性；
③ 注意的分配；
④ 注意的转移。

（一）注意的广度

注意的广度也称注意的范围，是指在同一时间内所能清楚把握到的对象的数量。注意广度是心理学中最早进行实验研究的问题之一（见图 6.1）。许多心理学家用速示器在 0.1 秒的时间内呈现彼此不相关联的数字、图形、字母或汉字，研究结果表明，成人注意的平均广度是 5 ~ 9 个数字和字母。

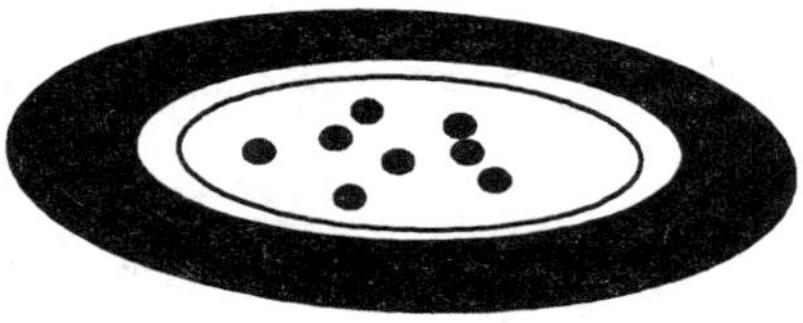

图 6.1 白盘子中的黑豆子

注意的广度：也称注意的范围，是指在同一时间内所能清楚把握到的对象的数量。

【知识链接】

1871 年，心理学家耶文斯进行了注意广度研究：抓一把黑豆撒在一个黑色背景上的白盘子上，待白盘子中的豆粒一稳定下来，便立刻报告所看到的盘子中的豆粒数量。结果发现，豆粒的数量越多，偏差越大。

注意的广度要受知觉特点的影响，一般知觉对象越集中，排列得越有规律，越能成为相互联系的整体，注意的广度就越大；杂乱无章的物体则使广度缩小。越熟悉的事物，知识经验越丰富，注意的广度就越大；事物越不熟悉，任务的难度越大，注意的广度也越小。例如，中国人阅读中文小说可以一目十行，而阅读外文小说的注意广度就小得多；医生给病人诊断病情，专业知识越扎实、工作经验越丰富的医生就容易全面、准确地把握病症，而刚上岗不久的年轻医生则不然。

注意的稳定性：是指注意能否在较长时间内保持在某一对象或某一活动上。

（二）注意的稳定性

注意的稳定性是指注意能否在较长时间内保持在某一对象或某一活动上。人不可能长时间对事物保持固定的状态，而是在间歇地加强或减弱，呈现出一种周期性变化的规律，即经常会出现注意的起伏（见图 6.2）。要保证学习和工作任务顺利有效地完成，需要提高注意的稳定性。这是衡量注意品质的一个重要指标。

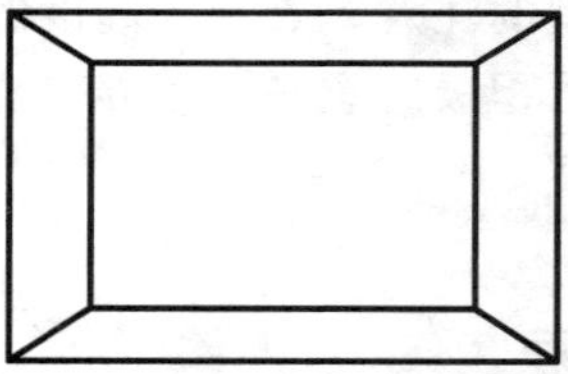

图 6.2　注意的起伏

注意的稳定性与注意对象特点以及个人积极性有关。复杂、变化、活动的对象比单调、静止的对象更能引起人们长久、稳定的注意。如果人们对所从事的活动有浓厚的兴趣，持有积极的态度，那么其对该活动的注意就比对没有兴趣、态度消极的活动的注意要稳定、持久。

注意的分配：指在同时进行两种或多种活动时能把注意指向不同对象的现象。

（三）注意的分配

注意的分配指在同时进行两种或多种活动时能把注意指向不同对象的现象。例如，护士在给病人进行护理时，既要进行操作，又要观察病人的反应；学生一边听老师讲解，一边记笔记、勾勒重点等。

实际生活中，许多工作都要求具备高度的注意分配能力。实验证明，注意分配的条件是熟练，通过知识经验的不断丰富和某些技术的不断完善、娴熟，“一心二用”是可以实现的。

（四）注意的转移

注意的转移指有目的地把注意从一个对象转移到另一个对象上，或从一种活动转移到另一种活动上。例如，医生结束对一个病人的诊治任务后，要将注意力集中到下一个病人身上，这就是注意的转移。

注意的转移：
指有目的地把注意从一个对象转移到另一个对象上，或从一种活动转移到另一种活动上。

一般来讲，注意转移的快慢和难易主要依赖于两个因素：一是原来注意的强度，如果原来注意的强度越大，注意的转移就越困难、越慢；反之就比较容易、快速。二是新注意对象的特点，如果新注意对象愈符合人的需要和兴趣，注意的转移就越容易；反之，就越困难。

注意的转移与分心是不同的现象。注意转移是有意识、主动的转移，而分心则是注意受到无关刺激物的干扰后产生离开需要注意的对象的现象。

第二节 意 志

一、意志概述

（一）意志的概念

意志是自觉地确定目的，并根据目的来支配、调节自己的行动，通过克服困难去实现预定目标的心理过程。意志是人类所特有的心理现象。人为了达到一定的目的，要克服不同种类和不同程度的困难。意志是人积极主动地改造客观现实并不断成功的重要因素。研究表明，个体成就的取得，决定作用并非是因为智力的高低，而在于意志的强弱。

意志：
是自觉地确定目的，并根据目的来支配、调节自己的行动，通过克服困难去实现预定目标的心理过程。

（二）意志行动的特征

意志总是通过实际的行动来体现。人在行动之前，要选定目标、计划、措施，并在克服困难的过程中实现目标，这种在意志调节和支配下有目的的、自觉的行动称为意志行动。人的意志行动具有以下三个特征：

意志行动的特征：
① 自觉的目的性；
② 克服困难；
③ 随意运动。

1. 意志行动的前提是自觉的目的性

能够自觉地确立目的，是人的行为的首要特征，是人区别于动物的根本标志之一。“伟大的目的产生伟大的毅力”（斯大林语）。人在从事活动之前，活动的结果已经作为行动的目的以观念的形式预先存在于他的意识之中，并以此为目的来指导自己的行动。一旦发生行动偏离了目的，人就会能动地调节和控制自己的行动，最终实现预定的目标。人类对于行动的目的越明确，实现目的的价值越大，克服困难的动力也越大，意志也就愈坚强。

2. 意志行动的核心是克服困难

目的的确立与实现过程中总会遇到各种各样的困难。战胜和克服困难的过程，就是意志行动的过程。人的意志强弱也主要是以所克服困难的大小为衡量标准。如果没有任何困难，一帆风顺，也就谈不上意志行动。

困难有两种。一种是内部困难，指人在行动时与实现目的相冲突的内心干扰，如缺乏信心、决心以及疲劳、分心等。一种是外部困难，指来自客观条件方面的限制和阻挠，如条件简陋、环境艰苦、资金不足、人为阻挠等。一般来说，外部困难需通过内部困难起作用。为了实现预定目的，就必须与上述困难作斗争。

3. 意志行动的基础是随意运动

人的行动可分为不随意运动和随意运动两种。不随意运动是不以人的意志为转移的、自发的、出自本能的运动，由无条件反射形成，通过先天获得，如咳嗽、吞咽等。而随意运动是受意志支配和调节的运动，人能随意地发动或制止，加速或减慢，加强或减弱它，如骑自行车、写字、打针等。随意运动受人的主观意识调节，由条件反射形成，是后天学会的具有一定的目的性和方向性的运动。有了随意运动，人就可以根据目的去组织、支配和调节一系列的动作，组成复杂的行动，从而实现预定的目的。

【知识链接】

横渡大西洋

1956年10月20日，一位名叫林德曼的德国精神病学家，驾驶一只仅长5米、弱不禁风的独木舟，独自一人驶进了波涛汹涌的大西洋。在漫长的航行中，林德曼遇到了各种各样难以想象的困难：食物和饮水严重不足，海啸和飓风，体重和体力锐减，孤独、麻木、幻觉甚至绝望之感……靠着坚定的信念、顽强的意志以及有效的自我心理激励方式，最终，林德曼用了 72 天成功横渡大西洋。

林德曼首次驾舟横渡大西洋的成功经历表明：不论在什么样的困境中，唯一能拯救你的是你自己——你自己的信心；唯一能打垮你的也是你自己——你自己的灰心。

二、意志的过程

意志是有意识地支配行为，通过克服困难，以实现预定目的的心理过程。意志过程包括两个阶段，即决定阶段和执行阶段。

意志过程：
① 决定阶段；
② 执行阶段。

（一）决定阶段

意志的决定阶段，也是意志行动的准备阶段。在这个阶段中，首先是思想上权衡行动的动机，然后是确定行动的目的和选择达到目的的方法。任何意志行动都与一定的动机相联系，在采取决定之前，一般都有动机斗争。由于人的思想、愿望的复杂性，常会同时出现两个甚至两个以上的动机，因而必须有所选择，即进行动机斗争，以放弃一些次要的、对当前没有多大意义的动机，而选择一个对他有重大意义的动机作为行动的目的。

（二）执行阶段

意志行动的执行阶段是指执行决定，将行动计划付诸实现的过程。在执行阶段中，意志的品质表现为坚定地执行所制订的行动计划，努力克服主观上和客观上遇到的各种困难。如果在执行原订计划时遇到障碍就半途而废，这是意志薄弱的表现。

三、意志的品质

（一）意志品质的内容

意志品质：
是指一个人在社会实践中形成的比较明确的、稳定的意志特点。

意志品质是指一个人在社会实践中形成的比较明确的、稳定的意志特点。它是个体奋发向前的内在动力，是良好性格的核心成分。优良的意志品质包括自觉性、果断性、坚韧性和自制力。

意志品质包括：
① 自觉性；
② 果断性；
③ 坚韧性；
④ 自制力。

1. 自觉性

自觉性是指人的行动有明确的目的，并能自觉地支配和调节自己的行动，使之服从于社会、集体和个人利益的意志品质。意志的自觉性品质，是以坚定的信念和科学的世界观为基础，贯穿于意志行动的全过程。具有自觉性品质的人，能够在行动中明确意识到自己行动的社会意义，不屈从于外界的压力，不随波逐流，也不拒绝一些有益的建议，既有行动过程中确定目的的自觉性、行动服从目的的自觉性，也有行动中克服困难的自觉性及行动结束时自我评价的自觉性，他们的思想既有原则性，也有灵活性。

自觉性：是指人的行动有明确的目的，并能自觉地支配和调节自己的行动，使之服从于社会、集体和个人利益的意志品质。

盲目性和独断性是缺乏自觉性的表现。盲目性是目的不明确或人云亦云的盲从，缺乏主见；独断性是固执己见，不听他人劝告而一意孤行。两者的行动往往因违背客观规律而容易导致失败。

2. 果断性

果断性：是指善于明辨是非，能适时坚决地做出决定并付之行动的意志品质。

果断性是指一个善于明辨是非，能适时坚决地做出决定并付之行动的意志品质。所谓适时，指需要立即行动时，当机立断，毫不犹豫，但在不需要立即行动或情况发生改变时，又能立即停止执行或改变已做出的决定。果断性以自觉性为前提，以深思熟虑为基础，是个人学识与机智的有机结合。

优柔寡断或武断是缺乏果断性的表现。优柔寡断是指做决定时，瞻前顾后，患得患失，犹豫不决，不能当机立断做出决定。武断是指缺乏足够的依据就轻率作出决定，表面看来好像很果断，却往往不符合客观实际，也是缺乏果断性的表现。

3. 坚韧性

坚韧性：是指人在意志行动中坚持决定，以充沛的精力和坚韧的毅力，百折不挠地去克服一切困难，实现预定目的的品质。

坚韧性是指人在意志行动中坚持决定，以充沛的精力和坚韧的毅力，百折不挠地去克服一切困难，实现预定目的的品质。具有坚韧性品质的人，不因困难而退缩，不因压力而屈服，不因诱惑而动摇，能长时间坚持目标和行动，包括忍辱负重。

我们常说一个人做事情“三天打鱼，两天晒网”，就是缺乏坚韧性的表现。动摇性和执拗性是与坚韧性相对立的品质。动摇性是指遇到困难就动摇自己的决心，轻易放弃对预定目标的追求；执拗性是指刻板地根据一成不变的计划行事，缺乏随机应变的调整和灵活的应对方式。

4. 自制力

自制力：是指人在意志行动中善于控制和约束自己行为的能力。

自制力是指人在意志行动中善于控制和约束自己行为的能力。它体现在意志行动的全过程，主要表现为：一是善于促使自己去进行周密的思考，作出合理决策，执行已经采取的决定，并克服不利的因素。二是善于克服盲目冲动的行为和克制自己的厌倦、懒惰以及急躁等消极情绪。

任性是缺乏自制力的表现。任性的人往往不能很好地控制和约束自己的情绪、兴趣、动机、注意等心理活动，行动容易脱离预定的轨道。

（二）意志品质的培养

良好的意志品质，是完善人格、追求成功的重要因素。良好的意志品质不是天生就有的，是个体成长过程中随着困难的不断克服而形成和发展起来的。意志品质的培养主要有以下几个方面：

意志品质的培养：
① 树立崇高的目标；
② 从点滴做起；
③ 在克服困难中磨练；
④ 有针对性地训练。

1. 树立崇高的目标

伟大的目标产生巨大的动力。通常来说，个体的理想越远大，生活目的越崇高，其信心就越大，克服困难的力量也就越强大，这样就容易形成坚强的意志。崇高的理想和目标必须建立在科学的人生价值观和坚定信念的确立基础上，同时要对奋斗目标作出合理安排，制定符合自身实际的近期目标、中期目标和远期目标。

2. 脚踏实地，从点滴做起

“千里之行，始于足下。”远大理想的实现，需要用实际行动去一点一滴地积累，意志品质也从中潜移默化地得到锻炼和提高。

3. 在克服困难中磨炼

“天将降大任于斯人也，必先苦其心智，劳其筋骨，饿其体肤，空乏其身，行拂乱其所为，所以动心忍性，增益其所不能。”理想的实现是一个不断克服各种困难、逐步接近目标的过程，磨炼意志的过程也就是吃苦耐劳、艰苦奋斗的过程。

4. 有针对性地训练

不同的人意志品质存在差异，每个人都有自己的优势和不足，分析其特点，制订合理的计划和措施，有针对性地进行意志品质的锻炼，才能不断从进步中获得自信，最终促成意志品质的提高。

达标练习题

一、填空题

1. 注意是心理活动对一定事物的________和________。
2. 人的意志行动的特征有________、________和________。

二、单项选择题

1. 注意的高级形式是（　　）。

A. 无意注意　　B. 有意注意
C. 有意后注意　　D. 随意注意

2. “一心二用”是注意的（　　）。

A. 分心　　B. 分配

C. 分散　　D. 转移

3. “三天打鱼，两天晒网”是意志品质缺乏（　　）的表现。

A. 自觉性　　B. 坚韧性

C. 果断性　　D. 指向性

4. 意志行动的核心是（　　）

A. 自觉性　　B. 随意行动

C. 克服困难　　D. 确定目标

三、多项选择题

1. 注意根据有无目的性及意志努力的程度可分为（　　）。

A. 无意注意　　B. 有意注意

C. 有意后注意　　D. 持续性注意

2. 优良的意志品质包括（　　）。

A. 自觉性　　B. 果断性

C. 坚韧性　　D. 自制力

四、名词解释

意识　　意志

五、简答题

1. 注意的品质有哪些？

2. 怎样培养优良的意志品质？

第七章 情绪与情感

【学习目标】

- 掌握情绪与情感的概念与分类，健康情绪的判断标准和情绪的调节方法；
- 了解情绪、情感的功能；
- 熟悉情绪与情感的区别与联系，情绪、情感与健康的关系。

常言道：“人非草木，孰能无情。”人在认识和改造世界时，并不是无动于衷，冷酷无情的，遇到得失、荣辱、美丑等各种情境，会产生喜、怒、哀、惧、爱、憎等态度体验，这些态度体验就是情绪和情感的表现形式。情绪与情感与认识过程一样，也是人的一种心理活动的形式，已成为人类社会生活的动力源泉之一。美国学者丹森曾说：“没有情感，日常生活将是一种毫无生气、缺乏内在价值、缺乏道德意义、空虚乏味而又充满无尽交易的生活。情感过程是个人与社会的交叉点，因为一切个人都必须通过他们在日常生活中感受到和体验到的自我感和情感加入他们自己的社会……一个真正意义上的人，必须是一个有情感的人。”

常言道：“人非草木，孰能无情”。

人生活在世界上，不断与周围环境交互作用，并在这种交互作用中认识自然、认识社会和认识自我，同时又改造自然、改造社会和改造自我。在上述过程中，人的认知活动和意志活动自然必不可少，而情绪、情感活动也会油然而生。

第一节 情绪与情感概述

一、情绪与情感的概念

情绪（emotion）与情感（feeling）是人对客观事物是否满足自己的需要而产生的内心态度体验。人类的情绪、情感现象是一个复杂的系统，包括多个层次和维度。

情绪与情感：是人对客观事物是否满足自己的需要而产生的内心态度体验。

（一）情绪与情感是由刺激所引起的态度体验

情绪、情感不是自发的，正如世界上没有无缘无故的爱和恨。

客观事物是情绪和情感产生的源泉，情绪和情感是人脑对客观事物的反映。

人的情绪与情感不是凭空产生的，而是由一定的客观事物引起的。客观事物是情绪和情感产生的源泉，情绪和情感是人脑对客观事物的反映。在社会生活实践中，人们为了生存和发展，要接触自然和社会环境中的种种事物。这些事物对人具有不同的意义，因而人对其便抱有不同的态度，从而产生了种种不同的体验。如：事业成功了会感到喜悦，受到挑衅会非常愤怒，对亲友的不幸会感到悲哀，遇到险情会产生惊惧，美好的事物会令人爱慕，丑恶的现象会使人憎恶。这些由种种事物引起的喜、怒、哀、惧、爱、憎等体验，就是人的情绪或情感的不同表现形式。

（二）情绪与情感的产生是以需要为中介的主观体验

情绪与情感的产生是以需要为中介的主观体验。

客观事物虽然是情绪和情感产生的源泉，但是客观事物不能直接引起人的情绪和情感活动，必须要有需要的参与。例如，汽车声、电铃声在一般情况下，引不起我们的情绪、情感体验，但当我们需要冷静思考时，这些声音就会使我们觉得讨厌；当你急切地盼望下课时，电铃的响声就会使你特别欣快；当你在车站候车已久时，公共汽车驶来的声音，使人非常高兴。这说明客观事物是否能引起人的情绪或情感体验，是以人的需要为中介的。凡是能满足人的需要或符合人的愿望、观点的客观事物，就会使人产生愉快、喜悦、满意等肯定的情绪与情感的体验；凡是不符合人的需要或违背人的愿望、观点的客观事物，就会使人产生烦闷、厌恶、愤怒、悲伤等否定的情绪与情感的体验。当然，在客观事物的刺激与反应之间还存在着一个当事人的认知因素，有时人们的某种需要未被意识到或不在注意的中心，情绪情感的体验就不会产生或也不会那么明显。

二、情绪与情感的关系

情绪与情感是两个既有联系又有区别的概念。从脑的反射与反映活动而言，两者是同一物质过程的心理形式，这两个概念具有同等意义，都是“人对客观事物的态度的体验”。但严格说来，二者又是有一定区别的。

（一）情绪与情感的区别

第一，从需要的角度看，情绪往往与人的生理需要相联系，为人类和动物所共有。如饿了得到食物就会体验到满意、愉快。情感则与社会需要相联系，比情绪复杂，且是人类所特有的心理现象，包括同情心、荣辱感、成就感、道德感、友谊感等。如深厚的友谊会使人愉快，学习失败会使人懊恼。

第二，从反映的角度看，情绪具有情境性、短暂性、外显性。它往往是由情境引起的，一旦发生即难以控制，且表现于外。如高兴时笑逐颜开，手舞足蹈；愤怒时咬牙切齿，暴跳如雷。当情境影响减弱时，情绪也随之减弱或消失。所以，情绪是一种外显性的，经常变化的体验，情感则具有持久性、稳定性、深刻性。它常以内心体验的形式存在，始终处于意识支配的范围内，如深厚的爱、对真理的真挚追求、对事物的思虑，教师对学生的殷切期望、父母对子女的疼爱等往往深埋心底，不轻易外露，而主要体现在行动中。

第三，从发生的角度看，情绪反应出现在先，情感体验发生在后。婴儿最初的表情反应具有无条件反射的性质。新生儿一个月内就可以出现愉快、痛苦的情绪反应，而在婴儿与母亲之间形成依恋性之后，才产生情感，因此，情感是在社会接触中逐渐产生的。

情绪与情感的区别：
① 从需要的角度。情绪与人的生理需要相联系，为人类和动物所共有。情感则与社会需要相联系，比情绪复杂，且是人类所特有的心理现象。
② 从反映的角度。情绪具有情境性、短暂性、外显性。情感则具有持久性、稳定性、深刻性。
③ 从发生的角度。情绪反应出现在先，情感体验发生在后。

（二）情绪与情感的联系

情绪和情感虽然有各自的特点，但区别是相对的。在具体人身上，它们又互相依存、密切联系，它们都是对客观事物与需要之间关系的体验过程。在一定意义上可以认为，情绪是情感的外在表现，情感是情绪的本质内容。一方面，情绪是情感形成的基础，情感以情绪的形式表现出来的，离开情绪的情感是不存在的。例如，一个音乐学习方面经常受到大家好评的学生，会表现出积极的学习情绪，长此下去就会产生热爱音乐的情感。另一方面，情感又对情绪产生巨大的影响和制约作用，情感是情绪的本质内容。人的情绪状态，不是在任何时间、地点都随意表达，而是受到人们的道德感、理智感的调节和制约。例如，人们为亲人的幸福生活而高兴，为亲人的过世而悲伤，这些情绪的产生是基于对亲人的爱的情感基础之上的。情感的深度决定着情绪表现的强度，情感的性质决定情绪表现的形式。为此，有些心理学家把形形色色的情感统称为感情。也有些心理学家对情绪和情感两个概念不作严格区分，常常交互使用。

情绪和情感的联系：情绪是情感的外在表现，情感是情绪的本质内容。

三、情绪与情感的两极性

情绪与情感不论从哪方面看，都呈现了向背和对立的特征，这就是两极性，具体表现如下：

情绪与情感的两极性表现为：
① 肯定与否定；
② 增力和减力；
③ 紧张与轻松；
④ 弱与强。

（一）肯定与否定

人的体验与主体的需要能否满足有直接的关系，当需要满足了，就会产生肯定的情绪和情感，反之就会产生相对应的否定的情绪和情感，如爱与恨、乐与忧、亲近与躲避。客观事物的联系是复杂的，同一种现象可能以其不同的方面与人的需要处于不同的关系之中，具有多种意义，引起主体相反的体验。如当听说亲人为崇高事业而献身时，既悲痛欲绝又满怀骄傲，甚至互为排斥的情绪，有时会在短时间内急剧转化，如常说的“乐极生悲”。

（二）增力和减力

情绪的好坏直接影响人在行动中的活力而产生增力或减力的作用，积极的情绪体验会增强人的活力，消极的情绪体验会降低人的活动能力。如狂喜可以令人超越平常难以克服的障碍，做出惊人的举动；沮丧则极大地削弱人的活动能力。但在某些情况下，同一情绪可能既有消极因素又有积极因素。例如，人在探险时遇到可怕的情境而产生恐惧，两腿发抖，毛骨悚然，极度紧张兴奋，动员全部力量与危险处境抗衡。

（三）紧张与轻松

情绪的紧张度表现在紧张与轻松的对立两极，在人生的重大活动中，特别是在对人具有决定意义的重要转折关头，最容易表现出该特征。例如，参加高考或从一场灾难中死里逃生，便会明显地体验到这一两极性。一般来说，保持必要的紧张有利于人提高活动效率，懒懒散散、百无聊赖会使人逐渐失去活力。但过分的紧张则会引起身心疲惫而导致行动瓦解。

（四）弱与强

情绪、情感的强度有弱与强对立的两极。例如，愤怒可分为不满、生气、愤怒、大怒、狂怒等，它有一种累积的特征，从不满开始，经过生气、愤怒，最终一触而发，变成大怒、狂怒。人的情绪情感的强度取决于人对客体意义的估价和自身的神经类型。

情绪、情感的功能：
① 适应功能；
② 动机功能；
③ 组织功能；
④ 信号功能。

四、情绪、情感的功能

（一）适应功能

情绪能够使个体针对不同的刺激事件产生灵活自如的适应性

反应，并调节或保持个体与环境之间的关系。情绪之所以具有灵活性特征，是因为情绪的机能不仅来源于个体全部的先天机能，而且还来源于学习及认知活动。许多种情绪都具有调控群体间的互动功能。例如，羞怯感可以加强个体与社会习俗的一致性；当个体对他人造成伤害时，内疚感可激发社会公平重建。其他的情绪，诸如同情、喜欢、友爱等，也能起到构建和保持社会关系的作用。它们可以增强群体内的凝聚力，而且有提高个体的社会适应能力的作用。

（二）动机功能

情绪和情感是动机的源泉之一，具有动机功能。它对行为有促进和激励作用，可以提高人的活动效率。例如，人在饥饿的时候就会产生补充食物的生理需要，这种人所产生的情绪反应——急迫感、恐慌感起着放大和增强内驱力信号的作用，驱使人积极地寻找食物。

（三）组织功能

积极的情绪和情感对活动起着协调和促进作用，消极的情绪对活动起着瓦解和破坏作用。

（四）信号功能

情绪和情感的信号功能表现在它具有传递信息和沟通思想的功能。这种功能主要通过情绪的外部表现，即表情来实现。表情具有信号传递功能，属于一种非言语性交际。人们可以凭借一定的表情来传递情感信息和思想愿望，如微笑表示满意、高兴、赞赏和同意，悲伤表示惋惜，愤怒、不满等。心理学家研究了英语使用者的交往现象后发现，在日常生活中，55%的信息是靠非言语表情传递的，38%的信息是靠言语表情传递的，只有少部分的信息才是靠言语传递的。

五、情绪的认知理论

心理学上有关情绪理论的研究已有一百多年的历史，不同的心理学家从不同的角度对情绪进行了一定程度上的理论与实验研究，如詹姆斯·兰格的外周论、巴甫洛夫的动力定型理论、坎农-巴德的丘脑说，汤姆金斯、伊扎德的动机-分化理论和沙赫特、阿诺德的认知理论等都是影响较大的、著名的情绪理论。

情绪的认知理论：
① 沙赫特的认知-激活理论动机功能；
② 阿诺德的评估-兴奋学说。

（一）沙赫特的认知-激活理论

沙赫特的认知-激活理论动机功能：情绪的产生不单纯决定于外界刺激和有机体内部的生理变化，而是外界刺激、机体变化与认知三者相互作用的结果，而认知尤为重要，因此，又称为“三因素学说”。

美国心理学家沙赫特（S.Schachter，1971）认为，情绪的产生不单纯决定于外界刺激和有机体内部的生理变化，而是外界刺激、机体变化与认知三者相互作用的结果，而认知尤为重要，因此，又称为“三因素学说”。

沙赫特曾设计了一个有趣的实验，实验结果支持了他的理论。被试者均是自愿参加的大学生，实验中，他给被试者注射肾上腺素，肾上腺素会引起心跳加快、血压升高、呼吸急促等生理变化。实验前把被试者分成三组，第一组为知情组，告知药物注射后会出现一些应有的副作用，比如心跳加快等；第二组为假知情组，告知药物注射后会出现一些事实上不存在的副作用，比如身上发痒等；第三组为不知情组，什么也不告知。药物注射后，让被试者分别到两种不同的环境（愉快/生气）的休息室去等候药效。结果发现，知情组被试者处于两种情境中都较冷静；而假知情组和不知情组被试者处于愉快的情境则愉快，处于生气的情境则生气。由此可知，在情绪的产生过程中，生理唤醒状态和环境都有影响，但认知过程起着至关重要的作用，它可以对情绪进行有力的控制与调节。沙赫特认知-激活理论如图 7.1 所示。

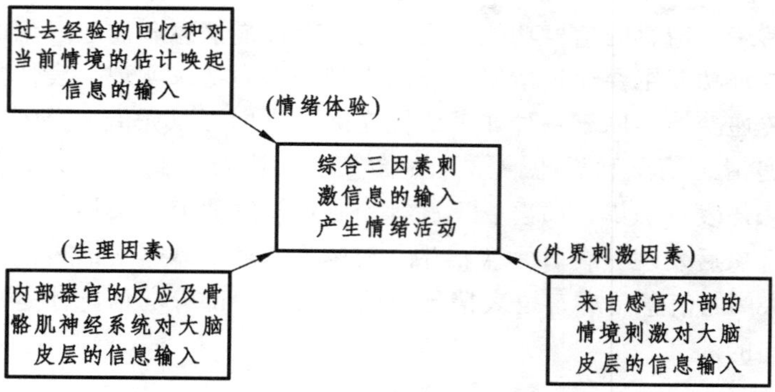

图 7.1 沙赫特三因素学说模式图

（二）阿诺德的评估-兴奋学说

阿诺德的评估-兴奋学说：刺激情景并不直接决定情绪的性质，从刺激出现到情绪产生，要经过对刺激的评估。

美国心理学家阿诺德（M.B.Arnold）认为，刺激情景并不直接决定情绪的性质，从刺激出现到情绪产生，要经过对刺激的评估。情绪产生的基本过程是：刺激情景→评估→情绪。同一刺激情景，由于对它的评估不同，会产生不同的情绪反应。评估的结果可能认为对个体“有利”“有害”或“无关”。如果是“有利”的，就会引起肯定的情绪体验；如果是“有害”的，就会引起否定的情绪体验；对于“无关”的刺激物，则不引起情绪体验。例如，在荒野中看见一只熊会引起恐惧，而在动物园看见一只熊就不会产生恐惧。这是由于人对刺激情景评估不同所造成的。

阿诺德特别强调大脑皮层对刺激评估在情绪产生中的作用。她认为情绪的产生是大脑皮层和皮层下组织协同活动的结果，大脑皮质的兴奋是情绪行为最重要的条件。她提出情绪产生的理论模式：外界刺激作用于感受器，产生神经冲动，通过上行纤维传至丘脑；在丘脑更换神经元后，再传到大脑皮层，在大脑皮层刺激情景被评估，形成一种特殊的态度（如恐惧及逃避、愤怒及攻击等）；这种态度通过下行纤维传至丘脑的交感和副交感神经，将兴奋发送到血管或内脏组织，引起血管和内脏反应；血管和内脏的反应被反馈到大脑皮层，形成对血管和内脏变化的感觉。这种从外部来的反馈信息，在大脑皮层中被评估，使纯粹的认识经验转化为被感受的情绪。

第二节　情绪与情感的分类

情绪与情感的分类，自古至今存有许多提法和学说，从不同侧面、不同角度对情绪与情感作不同的分类。被普遍接受的有以下几种分类。

一、基本情绪

西方现代关于情绪的分类研究把快乐和愤怒、悲哀和恐惧称为基本情绪，又称原始情绪。我国古代把情绪分为“喜、怒、哀、欲、爱、恶、惧”，祖国医学中分为“喜、怒、忧、思、悲、恐、惊”,即所谓的“七情”都属于这种基本情绪。这一类情绪与一个人所处的情境以及追求的目的活动相联系。

基本情绪：
① 快乐；
② 愤怒；
③ 恐惧；
④ 悲哀。

（一）快　乐

快乐是盼望的目的达到后，对紧张解除的情绪体验。快乐的程度可以是满意、愉快、异常欢喜、狂喜，其强度取决于愿望满足的意外程度。

（二）愤　怒

愤怒是由于愿望、目的不能达到，一再受阻而积累起来的紧张情绪体验。尤其遇到的挫折是不合理的或被人恶意制造的，这时极易引起愤怒情绪。愤怒的程度可以是轻微不满、生气、愠怒、大怒、暴怒。

（三）恐 惧

恐惧是在缺乏准备，而又不能够处理和应付危险、可怕事件时产生的情绪体验。熟悉的情景突然改变，可怕而又陌生的事物突然出现，身体失去平衡，都可能产生恐惧，当险情严重危及生命时还会产生绝望的情绪。与快乐、愤怒相反，恐惧是一种退缩、摆脱。恐惧的程度可分为陌生、不安、担心、惊恐、惧怕、恐惧。

（四）悲 哀

悲哀是与所追求、热爱的事物的丧失、所盼望东西的幻灭有关的情绪体验。悲哀的程度依赖于所失去的事物的价值，有遗憾、失望、难过、悲伤、哀痛等。由于悲哀引起的紧张性的释放就是哭泣。

情绪状态：
① 心境；
② 激情；
③ 应激。

二、情绪的状态

情绪状态是指在特定时间内，情绪活动在强度、紧张水平和持续时间上的综合表现。根据情绪发生的强度和持续时间的长短，可以将情绪状态分为心境、激情和应激。

心境：
是具有感染性的、比较微弱而持久的情绪体验。

（一）心 境

心境（mood）是具有感染性的、比较微弱而持久的情绪体验。心境的特性总是表现在一个较长的时间内，由于其发生的强度十分微弱，从而使人的一切活动都感染上具有同样色彩的情绪体验。心境具有弥漫性的特点，它使人以同样的态度体验对待一切事物。如淡淡的忧伤，使人见什么东西都觉得郁闷而深沉，“见花流泪”“对月也伤心”；又如“人逢喜事精神爽”“春风得意马蹄疾，一日看尽长安花”。

心境具有弥漫性的特点。

引起心境变化的原因很多，人际关系的好坏、事业的顺利与受挫、恋爱的成功与否、身体健康状况、生活环境的轻松与沉闷等都可能引起各种各样的心境体验。时令季节、气候好坏也直接或间接地影响人的心境体验。“清明时节雨纷纷，路上行人欲断魂”“日出江花红胜火，春来江水绿如蓝”，均可说是心境的写照。另外，心境的变化与人的生活信念和态度也有关，热爱人生的人，总是表现得积极而乐观；而厌恶人生者，总是显得悲观和消极。

心境对人的生活、工作与学习有很大影响。良好的心境，有助于积极性的发挥，克服困难，从而提高工作与学习的效率，并促进坚强意志品质的培养。不良的心境则会妨碍工作和学习，影响人的身心健康。因此，培养良好心境是人的个性修养的重要组成部分。只有树立正确的人生观与世界观，具有远大而宽广的胸怀，才能增强社会适应力；在物质享受方面做到“知足常乐”；富于幽默感，能从多角度看问题；注重友谊，有事业心与进取心；注意心理卫生与平衡等，从而有利于养成良好的心境。

（二）激　情

激情（affective impulse）体现的是一种快速的、猛烈的、短暂且具有爆发性的情绪状态。当激情发生时，伴随着明显的外部表现，如狂喜时手舞足蹈，发怒时怒火冲天，痛苦时悲痛欲绝，悔恨时捶胸顿足，绝望时歇斯底里，恐惧时抽搐发抖等。这一类情绪就像狂风暴雨，突然侵袭，并笼罩整个人。处在激情状态下，人的意识活动范围往往会缩小，仅仅指向与体验有关的事物。理智分析能力减弱，往往不能约束自己的行动，不能正确地评价自己行为的意义和后果。

激情：
是一种快速的、猛烈的、短暂且具有爆发性的情绪状态；具有外显性的特点。

引起激情的原因很多，生活中重大事件的发生，盼望已久的结果出现，长期积聚的情绪与情感由于某些因素引发或情境的刺激，都可能使人产生激情。例如，奥运会上有位运动员得到了梦寐以求的金牌，绕着场地高声呼喊，极度兴奋中将珍贵的金牌抛向观众席，结果再也找不到了。

对不良激情应予以控制，转移注意力，以缓和激情的爆发。印度哲学家劝告人们在激情左右中力争做到“不动如山，不怒如地”。最可靠的控制激情的办法是加强思想修养和意志力的锻炼，养成涵养谦逊的态度，办事热情，处理问题冷静，培养良好的品德，学会“自慰”与“自控”的方法。只有这样才能有效地控制激情，防止过火行动的发生。激情也有消极与积极之分，积极的激情可以成为动员人们积极投入行动的巨大力量。

（三）应　激

应激（stress）是在出乎意料的紧张情况下所引起的极度紧张的情绪状态。在突如其来的情况下或危险关头，人必须迅速地几乎无法深入思考地采取行动，此表现为应激状态，如地震猛然出现、汽车刹车突然失灵、桥梁坍塌、船体入水沉没等紧急危险状况发生时，需要人立刻做出决定并采取行动。

应激：
是在出乎意料的紧张情况下所引起的极度紧张的情绪状态；具有突然性的特点。

应激情绪状态会调动整个有机体的力量参与行动，人的激活水平、心率、血压、激素分泌都会顷刻发生变化，以保证行动的快速反应。在应激状态下，人可能有两种表现：一种是目瞪口呆，手足无措，陷入一片混乱之中。譬如地震中本来想将孩子救出屋外，却将枕头当做孩子抢了出去；本来想开门外逃，却误将门推死，把自己堵在门内。另一种是头脑清醒，急中生智，动作准确，行动有力，因此可以及时摆脱困境。

研究证明，人的应激能力是有限的，不可能延续很长时间，否则人就会衰竭、思维错乱甚至昏迷或有害于生命。长期处于应激状态，对健康有很大的损害。加拿大生理学家塞里（Selye H）通过研究发现，应激状态的延续能破坏一个人的生物化学保护机制，使人降低抵抗力、丧失免疫功能以致为疾病所侵袭。应激的整个生理变化可分为三个阶段，合称为“一般适应综合症”（general adaptation syndrome，GAS）。

第一阶段为警觉阶段。表现为肾上腺分泌增加，心率加快，体温和肌肉弹性下降，血糖与胃酸增加。在这种情形下可导致休克。

第二阶段为阻抗阶段。前一阶段症状消失，身体动员所有保护系统参与应激，身体代谢水平提高，肝脏释放使血糖增加。此阶段如果过度延长，体内能量大量消耗，身体各系统活动加剧，则会给内脏带来损伤，出现胃溃疡等病症。

第三阶段为衰竭阶段。有机体能量耗尽，身体功能丧失，导致重病或死亡。

应激状态的某些消极表现是可以调节的。人的个性特点，过去的经验、经受的锻炼和训练起着巨大作用。高度的思想觉悟、事业心、义务感、责任感和献身精神等，都是在紧张条件下，防止行为紊乱的重要保证。

三、高级情感

高级情感：
① 道德感；
② 理智感；
③ 美感。

高级情感是人对具有一定文化价值或社会意义的事物所产生的复合情感，也称为社会性情感，它是人类所独有的。按情感的社会内容将其分为道德感、理智感、美感。

（一）道德感

道德感：
是个体用社会道德准则去感知评价社会各种现象时所体验到的情感。

道德感（moral feeling）是个体用社会道德准则去感知评价社会各种现象时所体验到的情感，包括义务感、责任感、友谊感、荣誉感、集体感、正义感、爱国主义情感等。个体在社会化的过程中，逐渐掌握了社会的道德标准及行为规范，并内化为自己的道德需要。与客观事物或现象符合并满足主体的道德需要时就产生满意、愉快、赞赏和心安理得等内心体验；反之，会产生愤怒、厌恶、蔑视、羞愧等内心体验，这些内心体验就是道德感。道德感不是一种单一的体验，而是复杂的、多方面的情感体验。

道德是一定社会依靠舆论的力量来调节人际关系的行为规范总和，是个历史范畴。不同时代，不同社会，有不同的道德标准，人们所形成的道德观念和道德评价自然也受社会历史的制约，在此基础上产生的道德情感体验也就不同。道德感在人的情感中占有特殊的地位，对人的活动具有重要的指导作用。

（二）理智感

理智感（rational feeling）是人在智力活动过程中认识和追求真理的需要是否满足而产生的体验。这类情感和人的认识活动、求知欲望、认识兴趣以及客观规律的探索是密切联系的。理智感的表现形式多种多样，主要有：对科学研究过程中出现的复杂而不理解的现象所产生的惊讶感；对分析的问题或得出的结论所产生的怀疑感；对新的和未被认识的现象暂时不能作出判断的犹豫感；对经过验证、论据充实的结论的坚信感；对获得新发现而欢欣鼓舞的喜悦感、成功感等。理智感不仅产生于智力活动，反过来又对智力活动给予巨大的影响和推动。好奇心和惊奇感会激发人产生更强的求知欲，推动人进一步观察和探索；怀疑感推动人去解除疑团；坚信感会加强人们坚持真理的信心。可见，理智感是人们从事科学研究、发明创造、追求真理不可缺少的动力。

理智感：
是人在智力活动过程中认识和追求真理的需要是否满足而产生的体验。

（三）美　感

美感（aesthetic feeling）是根据一定的审美标准来评价某种事物时产生的态度体验，也可以说是对客观事物是否符合个人美的需要而产生的情感。美感可分为自然美感、社会美感和艺术美感三种。自然美感是欣赏大自然的美景而产生的美的体验。社会美感是对社会制度、生活方式、风俗习惯等的欣赏、评价而产生的美的体验。这又可分为形态美感和内在美感。前者是指对城乡美景、风土人情的欣赏和体验，后者是心灵美、语言美等。艺术美感是对艺术品的欣赏而产生的情感体验，是与文化修养密切联系的一种高级情感。美感具有社会性和民族性，受社会历史条件、文化、个性、阶层等多方面因素的制约。

美感：
是根据一定的审美标准来评价某种事物时产生的态度体验，也可以说是客观事物是否符合个人美的需要而产生的情感。

道德感、理智感、美感不是孤立存在的，是在人认识客观世界与改造客观世界的活动中同时交叉发展起来的，都是与一定的原则、标准、社会要求和社会价值联系在一起的。它们是人的高级情感的基本组成部分，是人从事工作、学习、劳动的巨大动力，是人的主观世界形成和发展不可或缺的因素。平常所说的情操就是这些情感交织而成的综合体。

第三节 情绪、情感与健康

情绪对人类健康有着极大的影响。消极的情绪不仅可以直接作用人的精神活动而出现心理疾病，而且，它还可以通过神经、内分泌、免疫等一系列中介机制，影响人体组织器官的生理功能，甚至引起组织器官的器质性病理改变。

健康情绪的标准：
① 诱因明确；
② 反应适度；
③ 稳定而灵活；
④ 情绪的自制性；
⑤ 情绪的效能。

一、健康的情绪、情感

情绪和情感是否健康的标准有以下几点。

（一）诱因明确

情绪的发生与发展必须有明确的原因，这是健康情绪的重要标志。无缘无故地喜，无缘无故地怒，以及莫名其妙地悲伤与恐惧等都是不健康的情绪。

（二）反应适度

情绪的发生不仅诱因明确，而且反应适度。所谓的反应适度就是刺激强弱与反应强弱成正比，即刺激强就反应强，刺激弱反应就弱，这是健康的情绪。如若不然，弱刺激反应强，强刺激却反应弱，这就是不健康的情绪。

（三）稳定而灵活

情绪一旦发生，开始反应比较强烈，而后随着时间的推移，反应渐渐减弱，这是健康的情绪。如果情绪发生之后，顿时减弱，变化莫测，即为情绪不稳；如果情绪发生之后，减弱过缓，甚至情绪“固着”，则是情绪变化不灵活，这两种情绪都是不健康的。

（四）情绪的自制性

健康的情绪是可以受自我调节和控制的，所以人们可以情绪转移，可以掩饰情绪，也可以把消极情绪转化为积极情绪，还可把激情转化为冷静，等等。不健康的情绪则自我调节能力差，一旦激情爆发，犹如脱缰的野马，不可驾驭。如果是消极情绪，还会酿成不良后果。

（五）情绪的效能

情绪是人们适应环境的重要心理功能，健康的情绪可以使人达到良好的适应水平。为此，情绪的指向性应当是对人对事对自己都有益的事物。比如说，激情爆发可以毁物伤人，这不能说是健康的情绪，而激情发生，见义勇为，则为健康的情绪。而且，情绪要产生积极的效能，达到良好的适应，就不能只停留在内心体验上，而应变成积极的、增力的行为，向有利的方向发展，向有益于身心健康的方向发展。

二、情绪与健康

情绪具有明显的生理反应成分，直接关系到心身健康，同时所有心理活动又都是在一定的情绪基础上进行的，因而人们将其看成是心身联系的桥梁和纽带。正性情绪如乐观、开朗、心情舒畅等有利于人的心理和生理两方面的健康；负性情绪如焦虑、抑郁、悲伤、苦闷等，常常会损害人正常的生理功能和心理反应，严重时可导致心身障碍。

俗话说，“笑一笑，十年少；愁一愁，白了头”，就形象生动地说明了情绪与健康的关系。祖国医学上记载的“喜伤心、怒伤肝、悲伤肺、思伤脾、恐伤肾”等，都说明情绪与人体健康是息息相关的。

【知识链接】

情绪对健康的重要性

古代阿拉伯学者阿维森纳，曾把一胎所生的两只羊羔置于不同的外界环境中生活：一只小羊羔随羊群在水草地快乐地生活；而在另一只羊羔旁拴了一只狼，它总是感受到自己面前那只野兽的威胁，在极度惊恐的状态下，根本吃不下东西，不久就因恐慌而死去。

后来，医学心理学家还用狗做嫉妒情绪实验：把一只饥饿的狗关在一个铁笼子里，让笼子外面另一只狗当着它的面吃肉骨头，笼内的狗在急躁、气愤和嫉妒的负性情绪状态下，产生了神经症性的病态反应。

到了现代，随着医学科技的发达，美国一些心理学家以人为对象，进行了一次类似的实验：他们把生气人的血液中含的物质注射在小老鼠身上，以观察其反应。初期这些小鼠表现呆滞，胃口尽失，整天不思饮食，数天后，小老鼠就默默地死去了。

美国生理学家爱尔马不久前也做过实验，他收集了人们在不同情况下的“气水”，把在悲痛、悔恨、生气和心平气和时呼出的“气水”做对比实验。结果又一次证实，生气对人体危害极大。他把心平气和时呼出的“气水”放入有关化验水中沉淀后，无杂无色，清澈透明，悲痛时呼出的“气水”沉淀后呈白色，悔恨时呼出的“气水”沉淀后则为蛋白色，而生气时呼出的“生气水”沉淀后为紫色。把“生气水”注射在大白鼠身上，几分钟后，大白鼠死了。由此，爱尔马分析：人生气（10分钟）会耗费大量人体精力，其程度不亚于参加一次3 000米赛跑；生气时的生理反应十分剧烈，分泌物比任何情绪的都复杂，都更具毒性。

实验告诉我们：恐惧、焦虑、抑郁、嫉妒、敌意、冲动等负性情绪，是一种破坏性的情感，长期被这些心理问题困扰就会导致身心疾病的发生。

资料来源：http：//baike.baidu.com/view/978287.htm

三、情绪的调节

情绪的调节与控制：
① 调整行为目标；
② 改变认知评价方式；
③ 改变或转换环境；
④ 心理防御或应对；
⑤ 自我控制与求助。

情绪是认识和洞察人们内心世界的窗口，它标志着个性成熟的程度。一个具有良好修养的人，懂得控制和调节情绪的意义，能够自觉而有效地控制和调节自己的情绪。一般来说，可以从以下几方面进行情绪的调节和控制。

（一）调整行为目标

情绪与人的需要是否满足有关。从理论上说，建立起理想和现实尽可能一致的生活或行为目标，将会有利于需要的满足，减少个体负性情绪的发生。

（二）改变认知评价方式

认知决定情绪发生的性质和强度。实际生活中，人们会遇到各种各样能引起情绪反应的刺激，在个人的认知水平上做一定的调整，可以有效地减少负性情绪的发生，甚至改变情绪反应的性质。

（三）改变或转换环境

环境刺激引发情绪。改变一下工作或生活环境，改善人际关系的结构，有时可以防止负性情绪的发生，或有利于情绪的调整。

（四）心理防御或应对

对负性情绪的心理防御或积极地应对，可以消除其对个人心身的不良影响，如采用注意转移、行动转移、心理释放等方法。

（五）自我控制与求助

人可以用自我调整法控制情绪。即按一套特定的程序，以机体的某些随意反应去改变机体另一些非随意反应，用心理过程影响生理过程，以解除紧张和焦虑等负性情绪。情绪的调节也可以求助于别人的帮助。存在情绪问题的人可以通过心理咨询、心理热线电话等方式，在心理医生的指导下进行情绪调整。

【知识链接】

情商——决定一个人成功与否的关键

日常生活中，我们常常会遇到这样一些现象：一些智商很高的人在事业上并无多大的成绩。为什么呢？

1995 年，在《纽约时报》专栏作者、《今日心理学》前任主编 Goleman 撰写的《情绪智力》一书中指出：一个人取得成就的大小，只有 20%可能归因于智商（IQ），80%要受到其他因素的制约，而情绪智力起着重要作用。

那么什么是情绪智力呢？Goleman 提出情绪智力应包含 5 种能力：① 认识自身情绪的能力；② 妥善管理情绪的能力；③ 自我激励的能力；④ 认识他人情绪的能力；⑤ 人际关系的管理能力。这就是我们平时说的“情绪智商”（emotional intelligence quotient），简称“情商”（EQ）。

另有大量研究显示，一个人在学校成绩优异并不能保证他以后事业的成功或达到专业领域的高峰。在现代社会，尤其是处于目前复杂而又多变的时代，如果只有高智商而情商贫乏是极易迷失方向的。美国领导人中心一份研究报告指出：一些高级主管无法正常开展工作，其主要原因是人际关系紧张，而不是“计划有误”等技术问题。该中心对美国及欧洲大企业的总裁进行调查后，列出管理人员的几大致命缺陷，它们大多与个人“情绪智力”有关。例如，“工作关系处理不好”“太武断”“野心勃勃”“常与上级发生冲突”等。所以，在美国企业界，现在流行着这样一句话：“智商使人被录用，情商使人得以晋升。”因此在决定一个人成功与否的条件中，除了正常的智商外还必须具有高情商。

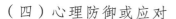

达标练习题

一、填空题

1. 情绪与情感的产生是以____________为中介的主观体验。

2. 由于愿望、目的不能达到，一再受阻而积累起来的紧张情绪体验是____________。

二、单项选择题

1. 情绪的特点不包括（　　）。
   A. 情绪的产生多与生理需要的满足有关
   B. 情绪常伴有生理性变化
   C. 情绪的产生有较大的情境性
   D. 是人所特有

2. 一种平静、微弱、持续时间较长的情绪状态是（　　）。
   A. 激情　　B. 心境
   C. 应激　　D. 热情

3. 为科学研究中发现新线索、学习中有了新进展而陶醉，属于（　　）。
   A. 道德感　　B. 美感
   C. 理智感　　D. 自豪感

三、多项选择题

1. 情绪和情感的功能有（　　）。
   A. 适应功能　　B. 动机功能
   C. 组织功能　　D. 信号功能

2. 高级情感包括（　　）。
   A. 道德感　　B. 美感
   C. 理智感　　D. 自豪感

四、名词解释

情绪与情感　　激情　　道德感

五、简答题

1. 情绪与情感的区别与联系。
2. 如何对情绪进行自我调控？

第八章 需要、动机与挫折

【学习目标】

- 掌握需要、动机与挫折的概念；
- 了解动机冲突的类型；
- 熟悉马斯洛需要层次理论并能做出简要评价。

人类由于需要而产生动机，动机推动行为，行为指向某一个目标。当目标达到后，又会产生新的需要，这样周而复始地推动人类社会不断地前进，使“嫦娥奔月”变为现实。当目标达不到时，往往会产生挫折感，遇到挫折又会产生心理防御。因此，作为一名医护人员，应当充分了解人类需要与动机的基本规律，并根据病人的心理需要和动机来对症治疗和护理，从而更好地完成医疗和护理工作，同时也能更好地完善自我，为病人提供更高质量的服务。

第一节 需 要

一、需要概述

（一）需要的概念

需要是指人对某种目标的渴求或欲望，它反映机体内环境对外环境稳定的要求。需要（need）是有机体内部的一种不平衡状态，它表现在有机体对内部环境或外部生活条件的一种稳定的欲求，并成为有机体活动的源泉。如血液中缺乏水分，会产生喝水的需要；血糖成分下降，会产生饥饿求食的需要；失去亲人，会产生爱的需要；社会秩序不好，会产生安全的需要等。在需要得到满足后，这种不平衡状态暂时得以消除；当出现新的不平衡时，新的需要又会产生。需要是人和动物所共有的，但人的需要和动物的需要有着本质的区别：人的需要主要是由人们的社会生活条件决定的，具有社会属性；人的需要以及满足需要的手段也和动物不同，要考虑到社会的影响，周围人群的态度，道德规范的制约；由于人有意识，人的需要会受到意识的调节与控制，而动物只受本能的驱使。需要是

需要是指人对某种目标的渴求或欲望，它反映机体内环境对外环境稳定的要求。

个体活动的基本动力，是人类行为动力的重要源泉。人的各种活动或行为，从饥则食、渴则饮、病则医，到从事物质资料的生产、文学艺术作品的创作、科学技术的发明与创造，都是在需要的推动下进行的，是为了满足人的生存需要和精神需要而进行的。

（二）人类需要的特征

人类需要的特征：
① 指向性；
② 周期性；
③ 社会历史性。

1. 指向性

需要是人对某种目标的渴求和欲望，所以需要总是指向某一个具体的目标。需要是由个体对某种客观事物的欲求引起的。这种欲求可能来自有机体的内部，也可能来自个体周围的环境。如人渴了需要喝水，这种需要是由机体内部的要求引起的；父母"望子成龙"，便督促孩子刻苦学习，这种需要是由外部要求引起的。当人们感受到这些欲求，并引起个体某种内在的不平衡状态时，欲求就转化为某种需要。需要总是指向能满足某种需要的客体或事件，即追求某种客体，并从客体中得到满足。没有客体、没有对象的需要，不指向任何事物的需要是不存在的。

2. 周期性

需要及需要的满足，都不是一次性完成的，往往具有周而复始的特点。如我们对空气、饮食、睡眠的需要都不可能因一次满足而终止。

3. 社会历史性

人是时代历史的产物。人的需要、理想、目标都要随着社会的发展而不断发展。不同民族、不同时代、不同社会、不同的人，需要都不可能完全一样，都要随着社会的发展而不断变化和发展。原始人只要不饿死、不冻死，只要有箪食、一瓢饮、茅茨土阶，已感到满足。20世纪60年代，中国人有"三转一响"已非常满足。而今人们的追求、理想、目标已越来越高，越来越复杂。

二、需要的种类

人的需要是人对机体缺乏的主观体验，是一种主观的心理倾向。人的这种对机体缺乏的主观体验是极其复杂的，是一个多维度、多层次的结构系统。可以从不同的角度进行分类。

（一）根据需要的起源，可以把需要分为自然需要和社会需要

自然需要也称生物性需要，是维持个体生存和种族延续所形成的需要，它包括对饮食、休息、运动、避痛、排泄、性欲及繁衍后代等的需要。自然需要主要是由机体内部某些生理的不平衡状态所引起的，对有机体维持生命、延续种族具有重要意义。自然需要是人与动物共有的，但是人的自然需要受社会生活条件的制约。人和动物在需要的对象和满足需要的方式上有着本质的区别。如人们在满足自己的需要时，可以通过专业化、标准化生产出来的各种产品来满足；如一个饥肠辘辘的人，在满足食物需要的手段上，也要考虑社会习俗礼仪，在大庭广众、宾朋满座的时候，是不会狼吞虎咽地吃东西的。

根据需要的起源分为：
① 自然需要；
② 社会需要。

社会需要是维持社会生活所必需的与人的社会生活相联系的需要。社会需要是后天习得的，是人所特有的高级需要。对交往、劳动、审美、认知、成就等的需要都是社会需要，它对维系社会生活，推动社会进步具有重要的意义。如果这种需要在长时间内得不到满足，会使人产生痛苦和忧郁的情绪。

（二）根据满足需要所指的对象，可以把需要分为物质需要和精神需要

物质需要是指对维持个体和社会生存与发展所需的物质产品的需要。物质的需要既包括对自然界产物的需要，也包括对社会文化产品的需要。因此，在物质需要中，既有自然性需要的内容，也有社会性需要的内容。例如对空气、阳光的需要是较单纯的自然性需要；对家具、服饰等物质的需要，其中既有自然性需要的内容，也有社会性需要的内容。随着人类社会的不断发展和进步，物质需要的内容和方式也日趋多元化和复杂化。

根据满足需要所指的对象分为：
① 物质需要；
② 精神需要。

精神需要是指个体参与社会精神文化生活的需要，是人类特有的需要。它是人对求知、交往、道德、审美和创造等方面发展的反映，是一种对观念对象的需求。人类在历史发展中最早形成的精神需要，主要是对劳动和交往的需要。随着社会的发展和进步，学习的需要和参加社会活动的需要在人的精神需要中占有重要位置，精神需要的内容和方式也更加广泛和丰富。

需要的分类只具有相对意义。因为人的自然需要也具有社会性，也要依赖一定的社会条件作为满足的手段和对象。同时，物质需要与精神需要有着密切的联系。人们在追求美好的物质产品的同时也表现出精神需要，如要求餐厅装饰得有文化品位，服装时尚漂

亮；而精神需要的满足又不能离开物质载体，如欣赏音乐，不能没有乐器，观赏舞蹈，不能没有场地和服装道具等。

病人的求医需要，既是一种物质的需要，即维护自己生命处于健康状态，能够继续生存下去的需要，也是一种精神的需要，即获取高品质医疗和护理服务的需要。

三、马斯洛的需要层次理论

马斯洛（A.H.Maslow，1908—1970）是美国心理学家，人本主义心理学的创始人之一。他在系统地研究了人的需要之后，提出了需要层次论。他认为，人的一切行为都是由需要引起的，而需要又是分层次的。他把人的需要自下而上分为七个层次，即生理需要、安全需要、归属和爱的需要、尊重的需要、认知的需要、审美的需要和自我实现的需要。生理需要、安全需要属于低级需要，归属和爱的需要、尊重的需要、认知的需要、审美的需要和自我实现的需要属于高级需要，如图 8.1 所示。

马斯洛需要层次理论，把人的需要自下而上分为七个层次，即生理需要、安全需要、归属和爱的需要、尊重的需要、认知的需要、审美的需要和自我实现的需要。

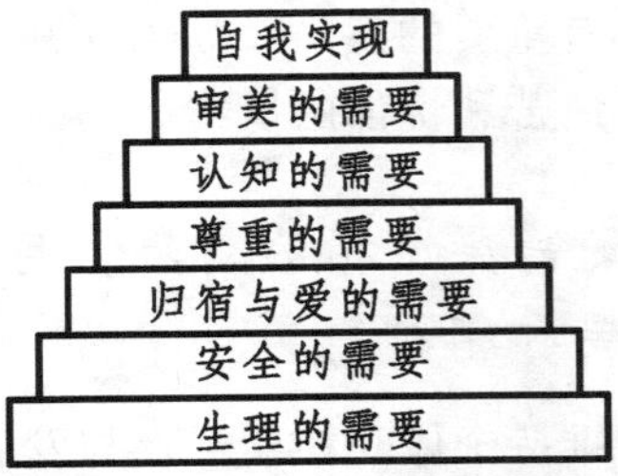
自我实现
审美的需要
认知的需要
尊重的需要
归宿与爱的需要
安全的需要
生理的需要

图 8.1 马斯洛的人的基本需要层次图

生理需要：是人类最原始、最基本的需要，包括衣食住行等，是人类生存和繁衍的必要条件。

安全需要：是人们希求受保护与免遭威胁从而获得安全感的需要。典型的安全需要有生命安全、财产安全、职业安全。

归属和爱的需要：起源于人的两种需要，一是归属感，人都有一种归属于一个群体的情感需求；二是爱的需要，人都希望伙伴、同事之间关系融洽、互相关爱。归属和爱的需要是人的社会性的反映，也称为社交需要。

尊重的需要：是人们得到别人的重视、赞许和对自己工作成绩的认可，获得成就、威望和名誉，对环境有施加影响的能力并获得尊重。尊重需要得到满足，人们就会产生自信心，感到自己有价值、有能力、有成就，否则就会产生自卑感、软弱感和无能感。

认知的需要：人类对自身所处的外部世界和人类本身充满了

无限的好奇心。认知需要是指人类渴求与探索未知世界的求知欲望，人类在其进化与发展过程中，不断探知外部世界和内部世界的规律，进而促进人类文明的发展。

审美的需要：这是人类对文明、对美好、对完美、对自身发展的一种渴求。审美需要体现着人类的文化特性和文化的差异化。

自我实现的需要：是一种要求挖掘自身的潜能、实现自己的理想和抱负，充分发挥自己全部能力的需要。这是最高层次的需要。

马斯洛认为，需要的满足是由低层次向高层次不断发展的，只有基本需要得到满足之后，才会有高一级需要的产生和发展。即是说，只有当生理需要得到基本满足之后，才会产生安全需要；只有安全的需要得到基本满足之后，才会产生归属与爱的需要，以此类推，一直到自我实现的需要。这一观点与中国古代“衣食足而知荣辱，仓廪实而知礼节”“糟糠不饱者，不务粱肉，短褐不完者，不待纹秀”不谋而合。马斯洛还认为，各级需要层次的产生与个体发育密切相关。但是，个人需要结构的演进不像间断的阶梯，低一级的需要不一定完全得到满足才产生高一级的需要，需要的演进是波浪式的，较低级的需要的高峰过去之后，较高一级的需要才能起优势作用。

马斯洛认为：
① 需要的满足是由低层向高层不断发展的；
② 只有基本的需要得到满足之后，才会有高一级需要的产生和发展。

马斯洛的需要层次理论是一种比较系统的研究需要的理论，它探讨了需要的实质、结构、发生、发展以及需要在人类生活中的作用和意义，对我们理解需要的实质具有重要的启发意义。目前，这一理论在临床医学中已经得到广泛应用。

当然，马斯洛的需要层次理论也有不足之处，主要表现在：脱离社会历史条件，抽象地谈人的需要和自我实现是不可取的，马斯洛认为人的低级需要和高级需要都是与生俱来的潜能，忽视或否定了人类需要的社会性特征；带有一定的机械主义色彩，马斯洛认为低级需要不得到满足高一级需要就不会产生，在某种程度上把需要的层次看成是固定的，是一种机械的上升运动，忽视了人的主观能动性，忽视了高级需要对低级需要的调节作用。

【知识链接】

马斯洛生平简介

亚伯拉罕·哈洛德·马斯洛于1908年4月1日出生于美国纽约市布鲁克林区一个犹太家庭，是著名哲学家、社会心理学家、人格理论家和比较心理学家，人本主义心理学的主要发起者和理论家，心理学第三势力的领导人。1926 年进入康奈尔大学，三年后转至威斯康辛大学攻读心理学，在著名心理学家哈洛的指导下，1934

年获得博士学位。之后，留校任教。1935 年在哥伦比亚大学担任心理研究工作助理；1937 年任纽约布鲁克林学院副教授；1951 年被聘为布兰戴斯大学心理学教授兼系主任；1967 年任美国人格与社会心理学会主席和美国心理学会主席；1969 年离开布兰戴斯大学，成为加利福尼亚劳格林慈善基金会第一任常驻评议员；1970 年 6 月 8 日因心力衰竭逝世。而在其去世的同年 8 月，国际人本主义心理学会成立，并在荷兰首都阿姆斯特丹举行首届国际人本主义心理学会议；1971 年，美国心理学学会通过并设置人本主义心理学专业委员会，这两件事标志了人本主义心理学思想获得美国及国际心理学界的正式承认。遗憾的是，马斯洛本人未能亲眼看到他多年为此鞠躬尽瘁所获得的成果。

第二节 动 机

一、动机的概念

动机：
是推动和维持人的某种行为的内在的主观力量，并使该行为指向一定目标的心理状态。

动机是推动和维持人的某种行为的内在的主观力量，并使该行为指向一定目标的心理状态。具体而言，动机是指一种驱使人进行活动，从而满足需要、达到目标的内部动力。人的活动不管是简单的还是复杂的，都要受到动机的调节和支配。动机的产生需要具备两个条件：内在条件和外在条件。动机产生的内在条件是需要，动机是在需要的基础上产生的。动机与需要紧密相连，离开需要的动机是不存在的，如果说需要是人的活动的基本动力和源泉，那么动机就是需要的具体表现，或者说是动态表现。不过需要在强度上必须要达到一定的水平才会引发动机，需要若处于静态则不能引发动机。动机产生的外在条件是指能够满足需要的客观事物，也叫诱因。个体的动机往往是内在条件和外在条件相互作用的结果，是需要和诱因相互依存的产物，见图 8.2。

动机的功能有：
① 激活功能；
② 指向或选择功能；
③ 强化维持功能。

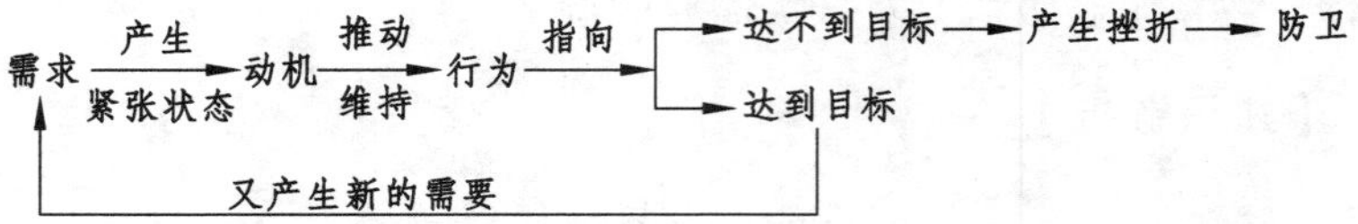

图 8.2 需要—动机的关系

二、动机的功能

（一）激活功能

动机能激发有机体产生某种活动，使个体由静止状态转向活动状态。动机是活动的原动力，对活动起着激活和启动作用。当个体发现与动机密切相关的刺激时反应十分敏感，从而激活个体去从事某种反应或发生某种行为。

（二）指向或选择功能

在动机的支配下，个体的活动总是指向一定的目标或对象，使行动朝着预定的目标进行。动机不同，个体活动的方向和追求的目标也不同。

（三）强化维持功能

活动产生以后，个体是否维持这种活动，同样受动机的支配和调节。动机对行动的进行起着维持和加强作用，强化行动使其达到目的。动机的强度和性质不同，对行动的强化作用也不同。

三、动机的分类

人的动机是复杂的、多样的，可以从不同的角度，用不同的标准对动机进行分类。

（一）根据动机的起源分类

根据动机的起源，可以把动机分为生物性动机、基本社会性动机与高级社会性动机，它们分别与人的生物性需要、基本社会性需要和高级社会性需要相联系。

（二）根据动机的意义分类

根据动机的意义，可以把动机分为合理动机与不合理动机。

所谓合理动机，是指与我们社会利益相一致的、有利于个体健康发展的动机，它包括高尚的、正确的和在一定时期里有较多积极因素的动机；所谓不合理动机，则是不符合我们社会利益和个体健康发展的动机，它包括低卑的、错误的和有较多消极因素的动机。

（三）根据动机的引发原因分类

根据动机的引发原因，可以把动机分为内在动机与外在动机。

内在动机是指由内在因素引起的活动动机。个体追求的奖励来自动机活动的内部，即活动成功的本身就是对个体的最好奖励。外在动机是指由外在因素引起的活动动机。个体追求的奖励来自动机活动的外部，即不是活动成功的本身，而是活动成功所带来的活动之外的报酬或奖励。

（四）根据动机行为与目标的远近关系分类

根据动机行为与目标的远近关系，可以把动机分为远景性动机与近景性动机。

远景性动机，是指动机行为与长远目标相联系的一类动机；近景性动机，是指与近期目标相联系的一类动机。例如，学生在确定选修课程时，有的是考虑今后走上社会、踏上工作岗位的需要，有的只是考虑眼下是否容易通过考试。他们的择课动机便分别属于远景性动机和近景性动机。

（五）根据动机所涉及的活动名称分类

根据动机所涉及的活动名称，可以把动机分为学习动机、游戏动机、劳动动机、工作动机、犯罪动机、自杀动机等。这种划分便于围绕人们的某一方面活动作进一步分析和研究。

动机冲突：是指个体在有目的的行动中同时出现两个或两个以上所欲求的目标，但同时又存在两个或两个以上相互排斥的动机，这种矛盾的心理状态就叫动机冲突。

四、动机冲突

（一）动机冲突的概念

动机冲突，又称动机斗争，是指个体在有目的的行动中同时出现两个或两个以上所欲求的目标，但同时又存在两个或两个以上相互排斥的动机，这种矛盾的心理状态就叫动机冲突。动机在需要基础上产生，而在同一时间内人往往不止一种需要，于是多种愿望和动机常会引起矛盾与冲突。

动机冲突的类型：
① 接近-接近型；
② 回避-回避型；
③ 接近-回避型；
④ 双重接近-回避型。

（二）动机冲突的类型

美国心理学家勒温研究认为，一般来说，动机冲突在形式上可以分为 4 种类型。

1. 接近-接近型（双趋冲突）

个体在有目的的行动中，同时存在两个具有同等吸引力的目标，因条件的限制，只能选择其中一个而放弃另一个，即“鱼与熊掌不可兼得”，如图 8.3 所示。如一个电视机，个体想同时看两个喜欢看的节目；一个同学既想天天耍，又想门门功课考满分。

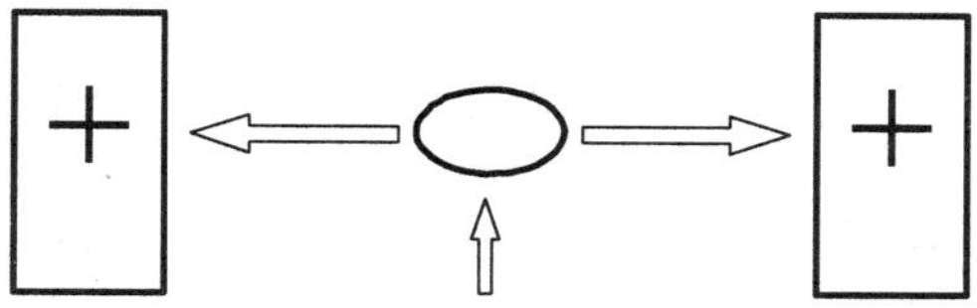

图 8.3 接近-接近型

接近-接近型：个体在有目的的行动中，同时存在两个具有同等吸引力的目标，因条件的限制，只能选择其中一个而放弃另一个。

2. 回避-回避型（双避冲突）

个体在有目的的行动中，同时存在两个具有同等威胁的目标，因条件限制，必须选择其中一个，即“前有悬崖，后有追兵”“前有狼，后有虎”的局面，如图 8.4 所示。如一个膝关节晚期骨癌的病人，由于条件限制不残废就得死亡。

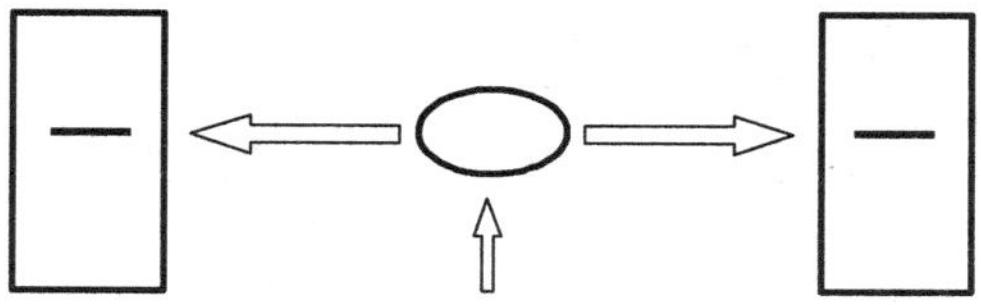

图 8.4 回避-回避型

回避-回避型：个体在有目的的行动中，同时存在两个具有同等威胁的目标，因条件限制，必须选择其中一个。

3. 接近-回避型（趋避冲突）

个体在有目的的行动中，对同一个目标，既想接近，又想回避，如图 8.5 所示。如癌症病人手术后的化疗，既能巩固手术治疗效果，避免复发，有利预后，但又要接受化疗所带来的强烈的副作用。“想治病又怕痛”“想吃鱼又怕腥”。

接近-回避型：个体在有目的的行动中，对同一个目标，既想接近，又想回避。

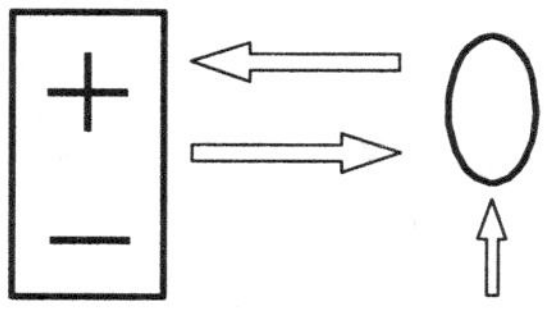

图 8.5 接近-回避型

4. 双重接近-回避型（双趋避冲突）

个体在有目的的行动中，对两个目标既想接近又想回避，处于“两难境地”的矛盾心理状态，如图 8.6 所示。如一个高职大专生既想到一个有稳定收入的基层单位又嫌其待遇较低；想开一个个体诊所，收入可能增加但风险太大。

双重接近-回避型：个体在有目的的行动中，对两个目标既想接近又想回避，处于“两难境地”矛盾的心理状态。

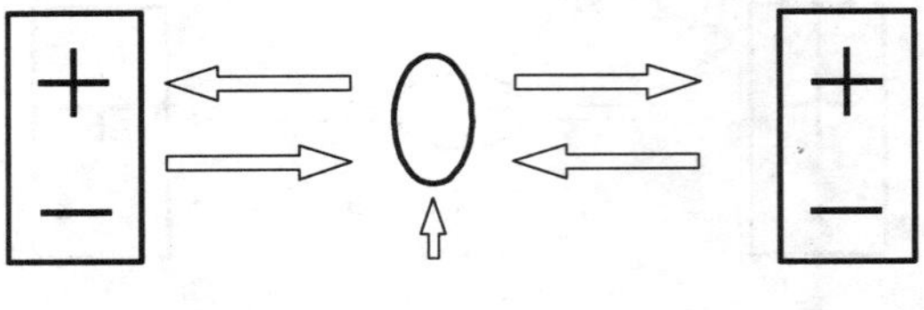

A（目标）　　（个体）　　B（目标）

图 8.6　双重接近-回避型

第三节　挫折与心理防御机制

一、挫折概述

挫折的概念：是指个体有目的的行为受到阻碍而产生的紧张状态与强烈情绪反应。

（一）挫折的概念

挫折是指人们在有目的的活动中，遇到无法克服或自以为无法克服的障碍或干扰，使其需要或动机不能得到满足而产生的紧张状态与强烈情绪反应。

（二）挫折的含义

挫折的涵义：
① 挫折情境；
② 挫折认知；
③ 挫折反应。

挫折的含义包含三个方面：

一是挫折情境，即指对人们的有动机、有目的的活动造成的内外障碍或干扰的情境状态或条件。构成挫折情境的可能是人或物，也可能是各种自然、社会环境。

二是挫折认知，即指对挫折情境的知觉、认识和评价。

三是挫折反应，即指个体在挫折情境下所产生的烦恼、困惑、焦虑、愤怒等负面情绪交织而成的心理感受，即挫折感。其中，挫折认知是核心因素。挫折反应的性质及程度，主要取决于挫折认知。

一般来说，挫折情境越严重，挫折反应就越强烈；反之，挫折反应就越轻微。但是，只有当挫折情境被主体所感知时，才会在个体心理上产生挫折反应。如果出现了挫折情境，而个体没有意识到，或者虽然意识到了但并不认为很严重，那么，也不会产生挫折反应，或者只产生轻微的挫折反应。因此，挫折反应的性质、程度主要取决于个体对挫折情境的认知。

挫折反应和感受是形成挫折的重要方面，个体受挫与否，是由当事人对自己的动机、目标与结果之间关系的认识、评价和感受来判断的。对某人构成挫折的情境和事件，对另一人不一定构成挫折，这就是个体感受的差异。正如巴尔扎克所说：“世上的事情，永远不是绝对的，结果完全因人而异。苦难对于天才来说是一块垫脚石，对于能干的人是一笔财富，而对于弱者是一个万丈深渊。”

挫折产生的原因：
① 客观原因；
② 主观原因。

二、挫折产生的原因

从以上可以看出，挫折情境也就是产生挫折的原因。这些原因有些是客观存在的，有些是由主观因素而产生的。因此，我们将挫折原因概括为两个方面，即客观原因和主观原因。

（一）客观原因

客观原因也叫外部原因，是指由于客观因素给人带来的阻碍和限制，使人的需要不能满足而引起的挫折，它包括自然因素和社会因素。

1. 自然因素

自然因素包括各种由于非人为力量所造成的时空限制、天灾地变等因素，如遭受洪水、地震等自然灾害破坏，亲人生老病死所招致的挫折，都属于自然因素。

2. 社会因素

社会因素是指个体在社会生活中受到政治、经济、道德、宗教、习惯势力等因素的制约而造成的挫折，如学生入团、入党、考学、就业等愿望因为名额限制而不能实现等。同自然因素相比，社会因素带来的阻碍或困难更复杂、更普遍、更广泛。

（二）主观原因

主观原因也称为内部原因，是指由于个人生理、心理因素带来的阻碍和限制所产生的挫折。

1. 生理因素

生理因素的挫折，是指因自身生理素质、体力、外貌以及某些生理上的缺陷所带来的限制，导致需要不能满足或目标不能实现。

2. 心理因素

个体因需求、动机、气质、性格等心理因素而导致活动失败，目标无法实现。在心理因素中，与挫折密切相关的主要有两点：① 个性完善程度。一个思想成熟、性格坚强、行为规范、社会适应能力强的人，做事成功率就高，动机实现也比较顺利；反之则差。② 动机冲突。在现实生活中，一个人经常同时产生两个或多个动机。假如这些并存的动机受条件限制无法同时获得满足，就产生难以抉择的心理矛盾。如果这种心理矛盾持续得太久、太激烈或者由于一个动机得到满足，而其他动机受阻就会产生挫折感。

挫折耐受力的概念：是指个体在遭遇挫折情境时，能否经得起打击和压力，有无摆脱和排解困境而使自己避免心理与行为失常的一种耐受能力。

三、影响挫折的因素

（一）挫折耐受力

1. 挫折耐受力的概念

所谓挫折耐受力，是指个体在遭遇挫折情境时，能否经得起打击和压力，有无摆脱和排解困境而使自己避免心理与行为失常的一种耐受能力。一般来说，挫折承受力较强的人，往往挫折反应小，经受挫折时间短，挫折的消极影响少；而挫折承受力较弱的人，则容易在挫折面前不知所措，挫折的不良影响大而易受伤害，甚至导致心理和行为失常。因此，挫折耐受能力的大小反映了一个人的心理素质与健康水平。许多人的心理问题就是由于遭受挫折而又不能很好地排解和调适造成的。增强挫折承受能力，是获得对挫折的良好适应和保持心理健康的重要途径。

影响挫折耐受力的因素：
① 遗传及生理条件；
② 生活经历和文化修养；
③ 对困难或障碍的知觉程度；
④ 性格特征。

2. 影响挫折耐受力的因素

（1）遗传及生理条件。身体条件好比身体条件差的人容忍力要强。

（2）生活经历和文化修养。生活经历丰富、文化修养高的人，比生活经历不足、文化修养低的人容忍力强。

（3）对困难或障碍的知觉程度。相同的挫折情境，不同的人有不同的认识感觉，获得的情绪体验也不同，因此受到的压力和打击也不同。

（4）性格特征。性格开朗、意志坚强、有自信心的人，比性格孤僻、意志薄弱、自信心差的人对挫折的容忍力要强。

（二）期望值

期望值的概念：指一个人对自己未来所要达到的目标的一种标准。

1. 期望值的概念

这是指一个人对自己未来所要达到的目标的一种标准。

2. 影响期望值的因素

期望值越高，难度越大，越不容易满足，产生挫折的可能性就越高，挫折感也就越强；反之，期望值越低，要达到和实现目标的难度越低，就较少或无挫折感。所以，要做到既不空想，也不妄想，不以物喜，不以己悲，实事求是，从零做起。

挫折引起的行为反应即心理防御机制具体见心理应激一章。

【案例】

王小姐，24岁，大学毕业，在一家外资公司担任行政主管，性格内向，体质较弱。一日，王小姐参加大学室友母亲的葬礼，办完丧事后，问及室友之母因何故去，室友说是因喉癌病故，并详述病程。王小姐回到单位后不久，即感咽喉部不适，有疼痛感，随即在当地医院诊治，医生诊断为外感引起咽喉部炎症，开具处方。王小姐回去服药后，疼痛症状未见好转，随后又到另一家医院诊治。医生诊断处方与前一家大致相同，服药后仍不见病情好转，且病情反而加重许多，半月后发展到吞咽困难，不能正常进食，身体明显消瘦。

为此，王小姐抱着希望来到省城的医学院求医。在专家门诊室，一位著名教授接诊。教授在简单询问了王小姐之前的求医经历并看过她之前的病历后说：你需要做一个全面的检查之后方能确诊，随即开具了各项检查单，让其进行全面检查。当王小姐将检查报告单交给教授看毕后，教授说：你患的是一种十分罕见的病，恰好我在参加国际医学大会时带回少量的特效药，虽然很贵，但却药到病除，只是在注射时会很疼，你同意治疗么？王小姐欣然同意配合治疗。

教授将王小姐带到一间布置井然的治疗室，护士端来注射器具和特效药并出示给王小姐看，然后对其进行肌注，王小姐果然感到非常痛。注射后，教授让其卧床10分钟，护士端来一碗粥，让王小姐试着吃完，问王小姐感觉如何？王说：可以，咽喉部没有那么疼了，可否再来一碗粥？教授说：不行！不能太急，今晚回去也只能吃一碗，请务必遵医嘱，明日再来治疗。第二天，王小姐按时来到治疗室，护士对其进行肌注，注射后，教授仍让其卧床10分钟，护士端来一碗米饭和一碟小菜，让王小姐再试着吃完，问王小姐感觉如何？王说：可以，基本不疼了。教授说，回去逐渐增加食量，一周后来复诊。一周后，王小姐来复诊，说完全好了，非常感谢教授。

注：教授让护士给王小姐注射的“进口特效药”实际是蒸馏水。

【分析讨论】

1. 请根据病例分析王小姐在患病求医过程中的心理需要。
2. 请说明教授是如何满足王小姐的心理需要的？

达标练习题

一、填空题

1.动机的功能有__________、__________、__________。

2. 挫折指个体__________遇到__________而产生的__________与__________。

二、单项选择题

1. 需要是对某种目标的（　　）。

A. 理想　　B. 追求

C. 欲望　　D. 诉求

2. 人类的活动不管是简单的还是复杂的，都受着（　　）的支配。

A. 动机　　B. 需要

C. 意志　　D. 情绪

三、多项选择题

1. 人类需要的特征有（　　）。

A. 指向性　　B. 周期性

C. 社会历史性　　D. 持续性

2. 根据动机行为与目标的远近关系分类可以把动机区分为（　　）。

A. 远景性动机　　B. 近景性动机

C. 内在动机　　D. 外在动机

四、名词解释

需要　　动机　　挫折

五、简答题

1. 简评马斯洛的需要层次理论。

2. 动机冲突类型有哪些？

第九章 人 格

【学习目标】

- 掌握人格、能力、气质、性格的概念；
- 了解人格结构中各项指标的重要性；
- 熟悉高级神经活动与气质类型的关系、完善人格的基本方法。

人格（personality），也称个性，源于拉丁文的 persona，本意是指演戏用的面具。面具随不同的人物而变换，体现了角色的特点和人物性格，就如同我国京剧表演的脸谱一样。把面具转译为人格，实际上包含有两层意思：一是指个人在生活舞台上表现出的各种行为，即遵从社会文化习俗的要求而表现于外的特点或公开的自我；二是指一个人蕴藏于内、不愿展现的真实的自我。

人格：
指人的面具、面谱。

人格是心理学研究个别差异时除智力之外的另一个重要方面。心理学认为，智力与人格是决定人生成败的两大因素，智力助人获得机会，但最终使人成功的往往是人格。

第一节 人格概述

一、人格的概念

人格是指一个人整个的精神面貌，即指一个人具有一定的倾向性的、比较稳定的心理特征的总和。它是心理学中最难下定义的概念之一。法律上讲“保护人格尊严”，是将人格视为权利义务主体的资格。日常话语中讲“人格高尚”或“人格低下”，是将人格视为道德的主体，与人品、品格同义。心理学中讲的人格，虽涉及人的权利和责任，也包含人的道德品质，但远远不止这些方面。心理学中的人格概念，倒是更接近日常话语中的“性格”一词，如内外向、情绪稳定性、处事和待人的方式，等等。在心理学上，人格的定义迄今为止没有一个公认的解释。实际生活中，人格的含义十分丰富，可以从伦理道德的角度，也可以从法律的角度来认识和评价。有人把人格看做是习惯化的行为模式，另有人则把人格看成是一种控制行为的内部机制（如特质、自我等），还有人把人格看成

人格的概念：
是指一个人整个的精神面貌，即指一个人具有一定的倾向性的、比较稳定的心理特征的总和。

人格是个人内在的动力组织及其相应的行为模式的统一体。

是一个人在社会中所扮演的角色，等等。

综合各家的观点，我们认为：人格是个人内在的动力组织及其相应的行为模式的统一体。这一界定包含三层含义。① 难者，人格通常是指一个人的外在行为模式。与此相近的表述还有：个人在各种情境中所表现出来的一贯的行为方式，个人适应环境的习惯系统，个人的生活风格，个人的生活方式，个人与他人互动的方式，个人实现其社会角色的方式，个人做任何事的共同方式，等等。比如一个好迟到的人，做什么事都迟到，开会、约会、聚餐甚至乘火车，都要别人等他（她），合作共事时也是他（她）承担的任务最后完成。② 人格更是指一个人内在的动力组织。包括稳定的动机，如经常起作用的亲和动机和成就动机；习惯性的情感体验方式和思维方式，如总是从自己的需要和立场出发，还是能设身处地地为他人着想；稳定的态度、信念和价值观等，如责任感。正是一个人内部的动力组织决定了其外在的行为模式。③ 人格就是这样一种蕴蓄于内、形诸于外的统一体，这种统一体往往由一些特质构成，如独立性、自信心等。当然，表里不一的情况也是常见的，如一个对人怀有敌意的人可能显得对人特别友好。但这种经常性的表里不一本身也是一种统一体，即一种人格特质。

二、人格的特征

（一）人格的整体性

人格的特征：
① 人格的整体性；
② 人格的稳定性；
③ 人格的独特性；
④ 人格的社会性。

人格有多种成分和特质，在一个人身上它们并不是孤立存在的，也不是机械地结合在一起，而是密切联系、交互作用综合成的一个有机组织。人格的整体性有两方面的含义：首先，表现为人格的内在统一性。一个正常人总是能够正确地认识和评价自己，能及时地调整自己的心理冲突，使自己的动机和行为之间常常保持协调一致。一个人的人格如果失去了内在统一性，他的行为就会经常由几种相抵触的动机支配，从而表现出一种人格分裂现象。其次，只有从整体出发，在和其他人格特征的联系中，才能认识个别行为和特征，使其具有确定的意义。如沉默寡言、使人显得孤僻这一特征，在不同人身上，可能就表现为怯懦、虚伪、懒惰等不同的意义。

（二）人格的稳定性

人格是逐渐形成的，一旦形成了某种人格，包括它的组成部分，就相对稳定下来。人格的稳定性表现为两个方面：一是人格内在的、本质的自我持久性。每个人的自我，在世界上不会存在于其他地方，也不会变成其他东西。昨天的我是今天的我，也是明天的我。一个人可以失去一些东西，改变自己的职业，变穷或变富，幸福或不幸，但是他仍然认为自己是同一个人。二是人格跨情境的一致性。个人在行为中偶然表现出来的心理倾向和心理特征不能当做是人格的特征，只有一贯的、在绝大多数情况下都得以表现的心理和行为才是人格的反映。如一个外向的学生不仅在学校内喜欢交往和结识朋友，在校外也喜欢交际和聚会，虽然他偶尔也会表现出安静，与他人保持距离。

人格的稳定性并不排除其发展和变化。人格的稳定性并不意味着人格是一成不变的，而是指较为持久的、一再出现的定型的东西。人格变化有两种情况。第一，人格特征随着年龄增长，其表现方式也有所不同。如同是特质焦虑，在少年时代表现为对即将参加的考试或即将考入的新学校心神不定，忧心忡忡；在成年时表现为对即将从事的一项新工作忧虑烦恼，缺乏信心；在老年时则表现为对死亡的极度恐惧。也就是说，人格特性以不同行为方式表现出来的内在秉性的持续性是有其年龄特点的。第二，对个人有重大影响的环境因素和机体因素，如移民、严重疾病等，都有可能造成人格的某些特征，如自我观念、价值观、信仰等的改变。不过要注意，人格改变与行为改变是有区别的。行为改变往往是表面的变化，是由不同情境引起的，不一定都是人格改变的表现。人格的改变则是比行为更深层次的内在特质的改变。

（三）人格的独特性

人格往往反映个人与他人之间不同的心理和行为。由于人格结构组合的多样性，使每个人的人格都有其自己的特点。人与人之间没有完全相同的心理面貌，即使是同卵双生子，他们在遗传方面可能完全相同，但在后天环境、成熟与学习等因素影响下，其最终稳定下来的心理特质也会有较大的区别。世界上没有两片相同的树叶，也没有两个人格完全相同的人。

强调人格的独特性，并不排除人们之间在心理与行为上的共同性。人类文化造就了人性，同一民族、同一阶层、同一群体的人们具有相似的人格特征。文化人类学家把同一种文化陶冶出的共同的人格特征称为群体人格或众数人格。例如，许多研究表明，由于受传统儒家文化的影响，世界各地的华人都有不少相同的人格特征。但是，人格心理学家更重视的是人的独特性，虽然他们也研究人的共同性。

（四）人格的社会性

人格是社会的人所特有的。婴儿出生时还谈不上社会性生物实体，只有在人的社会生活条件下，通过与他人交往掌握社会经验和行为规范，在不断的社会化进程中，人这种动物最终才变成社会的成员。人格既是社会化的对象，也是社会化的结果。人若离开了人类社会，其正常的心理就无法形成，更无法社会化和完善人格。

人格的社会性并不排除人格的生物性。人格是在个体的遗传和生物基础上形成的。从这个意义上讲，人格是个体的生物性与社会性的综合。但遗传因素只给人格的形成提供了可能性，最终人成其为人，构成人的本质的东西，还是各种社会因素。

三、影响人格形成的因素

影响人格形成的因素：
① 生物遗传因素；
② 环境因素；
③ 学校教育；
④ 社会文化。

人格的形成是先天因素和后天环境因素相互作用的结果。

（一）生物遗传因素

人格的形成依赖于一定的自然基础。人生来所具有的解剖和生理特征，是人格形成和发展的重要前提条件。如气质、智力与遗传的相关性较大，容貌、体形、身高等对人格的形成也会产生影响。

（二）环境因素

1. 家庭因素

家庭是个体最早接触的环境，也是儿童人格养成的启蒙地。家庭的各种因素，包括家庭的结构类型、家庭的氛围、父母的教养方式、家庭的经济政治状况等都会对儿童人格的形成产生重要的、深远的影响。例如，民主型的教养方式，使父母与孩子处于一种平等和谐的家庭氛围中，父母尊重孩子，给孩子充分的自主权和积极正确的引导，孩子就容易形成活泼快乐、自立、善于交际、富于合作、思想活跃等积极的人格特征。而娇纵型的教养方式则易使孩子形成缺乏爱心、自私、耐性和挫折容忍力较低等人格特征。

2. 学校教育因素

学校教育对人格的形成和定型有深刻的影响。学校系统、目标明确的教育使学生树立正确的人生观和价值观，促使学生智力的发展；学校集体生活的氛围有利于培养学生的合群、自制、利他、勇敢与顽强等良好性格特征；教师的观念、态度和言行对学生的人格形成有潜移默化的作用，是学生的一面镜子和学习的榜样；良好的班风和校风对学生的上进心、团队意识、自律性等人格特征的形成有显著影响。

3. 社会文化因素

每个人都身处一定类型的社会文化环境中。人格的最终形成，实际上是通过社会学习和社会实践的各种方式，习得相应文化的结果，与此同时，社会文化也得以延续和发展。社会文化中的各种因素，如地域、民族、社会阶层、民俗民风、社区等，都极大地影响着一个人的人格形成和发展。例如，中国传承了几千年的传统文化，尤其是儒家文化的影响，最终形成了中国人的仁爱、勤俭、谦让、中庸等性格特征。当然，在每一亚文化背景下的中国人又有所不同和侧重。

第二节 个性心理特征

一、能 力

（一）能力的概念

能力（ability）是指人顺利地完成某种活动所必须具备的心理特征。成功地完成某种活动所需要的因素有很多，但能力是其中的必要条件。能力和活动联系在一起，掌握活动的速度和成果的质量被认为是能力的两种标志。

一般认为能力有两种含义：一是个人已经发展出或表现出的实际能力，如精通英语、一分钟计算机录入的速度达到200个字、会开汽车等；二是指可能发展的潜在能力，即各种实际能力展现的可能性。潜在能力是实际能力形成的基础条件，而实际能力是潜在能力的展现，二者不可分割地联系着。个体只有在遗传和成熟的基础上，通过学习才有可能将潜在能力变成实际能力。

能力：
是指人顺利地完成某种活动所必须具备的心理特征。

能力是保证活动取得成功的基本条件，但不是唯一的条件。活动能否顺利地进行，能否取得成功，往往还与人的整个个性特点、知识技能、工作态度、物质条件、健康状况以及人际关系等因素有关。但是，在这些条件相同的情况下，能力强的人比能力弱的人更能使活动顺利进行，更容易取得成功。才能的高度发展叫天才，天才出自勤奋。良好的遗传素质仅仅为天才的发展提供了可能性，这种可能性要变为现实，取决于环境的影响和教育的作用。

（二）能力的分类

能力的分类：
① 一般能力和特殊能力；
② 认知能力、操作能力和社交能力；
③ 模仿能力和创造能力。

1. 一般能力和特殊能力

能力按照它的倾向性可划分为一般能力和特殊能力。一般能力是指完成大多数活动所必备的最基本能力，又称为普通能力，如观察力、记忆力、思维力、想象力、注意力等，即通常所说的智力，以抽象逻辑思维能力为核心。特殊能力是指从事某项专业活动所必须具备的能力，又称专门能力。它只在特殊活动领域内发生作用，如音乐能力、美术能力、数学能力、写作能力等。医护人员在工作中所表现出来的较高的专业水准，也属于特殊能力。要成功完成一项活动，既需要一般能力，还必须依靠特殊能力。

2. 认知能力、操作能力和社交能力

这是按能力的功能来进行划分的。认知能力是指学习、理解、研究和分析的能力，是人们成功完成活动最重要的心理条件。操作能力就是操纵、制作和运动的能力，如劳动能力、艺术表现能力、体育运动能力等。操作能力是在操作技能的基础上发展起来的，与认知能力有密切联系，认知中一定有操作，操作中必然有认知。社交能力则是人们在社会交往活动中表现出来的能力，如组织管理能力、医患沟通能力、协调能力等。

3. 模仿能力和创造能力

这是按活动的性质来进行的分类。模仿能力是指仿效他人言行举止而引起与之相类似行为活动的能力。模仿是动物和人类的一种重要学习能力，是实现个体行为社会化、进行人格塑造的基本历程之一。创造能力是指产生新思想、发现和创造新事物的能力。一个具有创造力的人往往能够超脱具体的知觉情境、思维定势、传统观念和习惯势力的束缚，在习以为常的事物和现象中发现新的联系，提出新的思想，创造新的事物。创造能力是成功完成某种创造性活动所必需的条件。

（三）能力的个体差异

人的能力有大有小，智力水平有高有低，存在明显的个体差

异。这是人的先天素质、后天环境、教育实践活动以及主观努力等因素的不同所致。

能力的个体差异：
① 能力类型的差异；
② 能力发展水平的差异；
③ 能力表现早晚的差异。

1. 能力类型的差异

人的能力在感觉、知觉、注意、记忆、思维、想象等方面表现出一定的差异。如有的人善于观察，有的人长于思考；有的人善于求同思维，有的人长于求异思维等。能力的类型差异并不标志能力的高低，只能说明能力发展的倾向性不同。

2. 能力发展水平的差异

各种能力的形成都有发展水平上的差异。比如智力的发展在全国人口中就呈两头小、中间大的常态分布，说明绝大多数人处于中间的不同层次水平，而非常优秀与智力缺陷者都处于其两端，人数很少。在相同条件下，某种活动中表现出比别人高的成就表明其有较高的能力，反之则表明相应的能力较低。

3. 能力表现早晚的差异

人与人之间的能力表现有早有晚。有的表现得较早，如唐代诗人王勃 6 岁就善于文辞；白居易 1 岁开始识字，5、6 岁就会做诗，9 岁已精通声韵，这样的人常被称为“神童”。但也有人的能力表现得较晚，被称为大器晚成。如齐白石 40 岁才显露出绘画的才能；达尔文 50 岁才开始有研究成果，写出《物种起源》一书。当然，不论人才早熟还是大器晚成，他们毕竟是少数，一般人的智力得以充分表现是在 20～40 岁之间，而中年则是成才和创造发明的最佳年龄，是人生的黄金年代。

二、气　质

（一）气质的概念

气质（temperament）是表现在心理活动强度、速度、灵活性等方面典型而稳定的心理活动动力特征。气质也就是人们常说的“脾气”“秉性”，它是人格的先天基础。日常生活中，有的人总是活泼好动，反应灵活；有的人总是安静稳重，反应缓慢；有的人总是十分急躁；有的人总是细心体贴。人与人之间这些心理特性方面的差异，往往在于气质的不同。它主要由遗传因素决定，是个体通过遗传获得的神经活动类型特点的不同表现。一个人的气质具有极大的稳定性，它的改变往往是一种掩蔽，是性格刻画的结果。

气质：
是表现在心理活动强度、速度、灵活性等方面典型而稳定的心理活动动力特征。

气质是人格的动力特征，主要包括心理过程的速度和稳定性

（如知觉的速度、思维的灵活性、注意的集中性）、心理过程的强度（如情绪的强弱、意志努力的程度）和心理过程的指向性（外倾性、内倾性）等方面的特点。这些相对稳定的心理动力特征表现在一个人身上，使其整个心理活动都涂上了个人独特的色彩。如一个情绪易激动的学生，在考试时会十分着急，等待朋友时会坐立不安，参加比赛前会沉不住气。

（二）气质的生理基础

气质的生理基础十分复杂，几千年来有许多科学家进行了探讨。一般认为，气质的生理基础主要是神经类型。苏联著名生理学家和心理学家巴甫洛夫提出了高级神经活动类型学说。下面介绍其学说的基本观点。

1. 高级神经活动过程的基本特性

高级神经活动有两个基本过程，即兴奋和抑制。兴奋过程和抑制过程有三个基本特性，即强度、平衡性和灵活性。其中，神经过程的强度是指神经细胞和整个神经系统的工作能力和界限；神经过程的平衡性是指兴奋和抑制两种神经过程间的相对关系；神经过程的灵活性是指对刺激的反应速度及兴奋过程与抑制过程更迭的速率。

2. 高级神经活动类型

神经过程三个基本特征的独特组合就形成高级神经活动类型。巴甫洛夫把神经活动类型与个体适应环境的能力密切联系起来，提出了最为典型的四种主要类型：强、平衡而灵活型（活泼型）；强而不平衡型（兴奋性）；强而平衡、不灵活型（安静型）；弱而不平衡弱型（抑制型）。

（三）气质的类型

气质类型是指在某一类人身上共同具有的典型气质特征的有机结合。有关气质类型的学说很多，下面主要介绍其中的两种。

希波克拉底把气质分为：
① 多血质；
② 黏液质；
③ 胆汁质；
④ 抑郁质。

1. 体液说

体液说由古希腊著名医生希波克拉底最早提出。他认为人体内有四种体液，即血液、黏液、黄胆汁和黑胆汁。在人体内这四种体液哪种占优势，就表现出哪种气质特征。希波克拉底把气质分为四种类型：多血质、黏液质、胆汁质和抑郁质。

由于当时诸多客观条件的限制，希波克拉底关于四种气质类型的学说是缺乏科学依据的，但它所描述的现象很有代表性，因而一直沿用至今。

【知识链接】

气质类型的表现

四个不同气质类型的人看戏迟到，分别有以下言行表现：

A 跟检票员争执起来，想冲入剧场；

B 软硬兼施，趁机溜进剧场；

C 不吵不闹，乖乖坐在椅子上等幕间休息时进去；

D 垂头丧气，转身回家。

【分析讨论】

他们分别属于哪种气质类型？

2. 高级神经活动类型学说

根据神经活动的强度、平衡性和灵活性的不同结合，巴甫洛夫把动物和人的高经神经活动类型划分为四种，这与希波克拉底提出的四种气质类型比较吻合，有着对应关系（见表 9.1）。

表 9.1 高级神经活动类型与气质类型的关系

气质类型	高级神经活动类型	神经过程的特性			行为特征
		强度	平衡性	灵活性	
多血质	活泼型	强	平衡	灵活	活泼好动，动作敏捷，善交际，注意易转移，兴趣易变换，情绪体验不深刻且外露
胆汁质	兴奋型	强	不平衡	灵活	精力充沛，动作有力，性情急躁，容易冲动，不易自制，体验强烈且外露
黏液质	安静型	强	平衡	不灵活	安静沉着，注意稳定，善于忍耐，自制力强，情绪反应慢，持久而不外露
抑郁质	抑制型	弱	不平衡	不灵活	反应迟缓，敏感怯懦，情绪体验深刻、持久，不外露，动作缓慢，易伤感，孤僻，善观察小事细节

气质类型的学说除了体液说和高级神经活动类型学说外，还有体型说、阴阳五行说、血型说、星座说、出生顺序说等。由于缺乏充分的科学依据，甚至掺杂了许多唯心主义的观点，因此这些学说

并没有得到人们的普遍认同。

（四）气质的意义

气质的意义：
① 气质并无好坏之分；
② 气质与临床工作；
③ 气质与健康。

气质是重要的人格心理特征，它不仅与人的其他心理现象有密切关系，还在个体活动中发挥着重要作用。了解气质，既有理论意义，也有重要的现实意义。

1. 气质并无好坏之分

从气质类型的行为特征分析中，我们可以看到，各种气质都有其积极和消极的特点，但就一个人的道德品质、智力水平和社会价值而言，气质类型本身并无好坏之分。气质并不决定一个人的社会价值和成就。任何一种气质类型的人都可以成为品德高尚的人，也可能成为道德败坏的人；既可能成为对社会有突出贡献的人，也可能成为千古罪人。气质与态度、信念和理想相比，对行为的影响具有从属的意义，并无根本性的决定作用。在世界各国的杰出人物中，各种气质类型的代表人物都有，如李白、普希金是胆汁质，列宁、郭沫若是多血质，茅盾是黏液质，杜甫、达尔文是抑郁质。

2. 气质与临床工作

在临床工作中，分析观察病人的不同气质类型对做好医护工作十分重要。例如，对于同样的疾病痛苦，多血质类型的患者可能面部表情十分丰富，黏液质类型的患者可能忍耐无声，胆汁质类型的患者可能无所谓，抑郁质类型的患者则可能叫苦不迭、焦虑不安。通常，多血质的人因其比较开朗、健谈，对自身疾病的认识积极乐观，医患关系容易沟通，语言劝导往往能够奏效。黏液质的人因情感不外露，且固执己见，应对其进行耐心细致的劝导，防止简单粗暴的说教。对胆汁质的人要特别注意晓之以理、动之以情，稳定其情绪，防止冲动行为的发生。对抑郁质的人，关键是要用积极的生活态度启发他们，从各方面对其多加关心，语言要谨慎，杜绝医源性的不良暗示。

医护人员要了解病人的气质类型，做到“一把钥匙开一把锁”，采取有效的方式和策略，提高医护工作的质量和水平。

3. 气质与健康

气质并无好坏之分，但每种气质对身心健康的影响却有不同。如孤僻、抑郁、情绪不稳定、易冲动等特征不利于健康，而且可能是某些疾病的易感因素。一般来讲，具有极端气质类型的个体应注意意志品质的锻炼和培养，提高自我调控能力。

三、性 格

（一）性格的概念

性格是人对客观现实稳定的态度及与之相适应的、习惯化的行为方式中所表现出来的人格心理特征。诚实或虚伪、勇敢或怯懦、谦虚或骄傲等都是人的性格特征。

性格：
是人对客观现实稳定的态度及与之相适应的、习惯化的行为方式中所表现出来的人格心理特征。

性格是在社会实践活动中，在人与客观世界相互作用的过程中形成和发展起来的，是人格结构中的核心部分，最能反映人与人之间的差异。

性格表现在人对现实的态度和行为方式中。具体来讲，就是“表现在他做什么，而且表现在他怎么做”（恩格斯语）。“做什么”即人对现实的态度，表明一个人追求什么、拒绝什么以及相应的评价标准和原则；“怎么做”则反映其行为方式，是用符合社会要求的方式，还是用不符合社会要求的方式，去得到其追求的东西。从这个意义上讲，性格代表人格的社会层面，有明显的社会评价意义，直接反映个体的道德风貌。

性格具有相当的稳定性。它是一个人经常性、习惯性的表现，不同时间、情境下性格往往表现为相同的行为方式。但性格又具有可塑性，可随着现实环境变化和各种重大转折而得到一定程度的改变。

（二）性格的特征

性格特征是指性格的各个不同方面的特征和模式，具体有以下四个方面。

性格的特征：
① 性格的态度特征；
② 性格的理智特征；
③ 性格的情绪特征；
④ 性格的意志特征。

1. 性格的态度特征

这是指人对客观现实的稳固态度方面的性格特征。人对现实的态度体系是性格最重要的组成部分，在人的性格结构中处于核心地位。人对客观现实的刺激总是以一定的态度给予反应，客观现实的多样性对应了个体性格中态度特征的多样性。性格的态度特征主要有三种：① 对社会、集体和他人的态度特征，如诚实、正直、有礼貌、大公无私或虚伪、无情、假公济私等。② 对学习、工作的态度特征，如有责任或不负责任、勤奋或懒散、认真或马虎、节俭或浪费等。③ 对自己的态度特征，如自信或自卑、谦虚或骄傲、自律或放任等。

2. 性格的理智特征

这是指个体在认识过程中所表现出来的性格特征，主要指人在感知、记忆、想象、思维等认知活动中表现出来的认知特点和风格。如观察事物时，有人注意细节，有人注意整体；在解决问题时，有人倾向冒险，有人倾向保守；在想象时，有人现实感强，有人则富于幻想。

3. 性格的情绪特征

这是指人在情绪活动的强度、稳定性、持久性和主导心境等方面表现出来的性格特征。如强度方面，有人情绪激烈，不易控制，有人情绪冷静，易于控制；稳定性和持久性方面，有人情绪波动性大，稍纵即逝，有人情绪持久稳定，心平气和；主导心境方面，有人开朗、乐观，有人郁闷、消沉。

4. 性格的意志特征

这是指人在对自己行为的自觉调节方式和水平方面的性格特征。如行为目的明确方面，有的人目的明确，有的人则盲目蛮干；有的人独立有主见，有的人则易受暗示。在行为控制水平方面，有的人主动性或自控力强，有的人则依从性或冲动性突出。在面对紧急或困难情境时，有人沉着镇定或勇敢、果断，有人则惊慌失措或优柔寡断。

性格的四个特征不是独立存在的，而是彼此间紧密联系、相互影响的，共同构成性格结构的整体。

（三）性格的分类

由于性格本身的复杂性，性格类型的划分迄今人们尚未形成统一的认识。以下介绍几种有代表性的分类。

1. 以心理活动的倾向性分类

瑞士著名人格心理学家荣格（1875—1961）把人的性格分为外倾型和内倾型：① 外倾型，性格开朗、活泼、热情，自信、善交往，勇于进取、适应性强，其活动指向外部环境。② 内倾型，注重内心活动，好沉思、善内省，孤僻寡言、缺乏自信、反应缓慢，多愁善感、交际面窄、适应性差，其活动指向于内心及自我。

2. 以心理过程的特点分类

① 理智型，以理智评价周围发生的一切并支配自己的言行，

处世冷静。② 情绪型，个体的言行易受到情绪的左右和支配，内心体验深刻，情绪化明显，处事冲动。③ 意志型，目标明确，积极主动，果敢坚定，自制力强，不易受外界干扰。

3. 以职业兴趣分类

美国职业指导专家霍兰德提出了性格—职业匹配理论，把人的性格分为以下六种：① 社会型，具有爱好社交、友好、慷慨、乐于助人、易合作等特征，适合从事教师、护士、医生、律师、服务员等职业。② 现实型，具有直率、随和、重实践、节俭、稳定、坚毅等特征，适合从事技能和技术性的工作。③ 调查型，具有好奇、善于分析、精确、思维内向、富有理解力等特征，适合从事各类科学研究和实验工作。④ 艺术型，具有感情丰富、想象力强、富有创造性等特征，适合从事文艺创作、音乐舞蹈、装饰、摄影等工作。⑤ 管理型，具有外向、乐观、健谈、爱社交、好冒险、支配人等特征，适合从事管理、决策以及宣传推广等工作。⑥ 常规型，具有务实、有条理、友好、拘谨、保守等特征，适合从事办公室管理、秘书、会计、打字等工作。

4. 根据对身心疾病的易罹患性分类

美国心脏病学家弗里德曼和罗森曼通过临床研究发现并提出的分类：① A 型行为，易患冠心病的性格类型，具有个性急躁、求成心切、善进取、好争胜、时间紧迫感强等特征，往往是一些智力较高、能力突出的人，他们勤奋、忙碌、不知满足，视成功为人生的价值标准。② B 型行为，非竞争型的人，个性随和，生活悠闲，随遇而安，工作要求较为宽松，对成败得失的看法较淡，容易满足。③ C 型行为，又称为易患癌症型，具有过度的压抑、忍让，缺乏自信，消极妥协，刻板机械，多负面情绪，常自责和屈从权威，缺乏朋友等特征。

A 型行为：易患冠心病的类型。

C 型行为：易患癌症的类型。

（四）性格的意义

性格是人格结构中最关键、最重要的心理特征，也是人与人之间最明显和最主要的差别。性格有好坏之分，能反映一个人最本质的东西，因而具有明显的社会评价意义。表现在以下几个方面。

性格是人格结构中最关键、最重要的心理特征，

1. 性格决定人的社会价值和成就

性格与价值观、人生观、世界观密切相连，它决定人对社会现实的基本态度和行为方式。当行为方式有助于社会进步，符合社会发展的核心价值观标准以及大多数人的利益时，反映出来的性格就

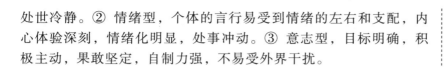

是好的性格，反之就是不好的性格。不同性格特点的社会价值是不一样的，同时也决定了其能否取得成就或成就的大小。

2. 性格制约能力的发展

良好的性格如对工作的责任感、坚持性以及自信、自律等特点，对能力的发展和发挥具有积极的导向、促进作用；不良的性格，如懒惰、自私自利、不思进取、缺乏毅力等，则会使能力的发展停止不前或倒退，甚至把一个人的聪明才智引入歧途。

性格的意义：
① 性格决定人的社会价值和成就；
② 性格制约能力的发展；
③ 性格对气质的影响。

3. 性格对气质的影响

性格可以掩蔽和改造气质。通过坚强性格的塑造，可以控制气质中消极的倾向性，发展其积极的方面。如抑郁质类型的护士，经过实践对性格的磨炼，逐渐形成主动、耐心、热情等性格特点，其原有的内向、抑郁、小气、容易消沉的气质特点就得到一定程度的掩蔽和改造。

【知识链接】

播下一种思想，收获一种行为；播下一种行为，收获一种习惯；播下一种习惯，收获一种性格，播下一种性格，收获一种命运。

——［英］查尔斯·里德

（五）良好性格的培养

人的性格并非与生俱来的，是在遗传素质的基础上通过后天的教育、环境、实践活动以及主观努力等因素作用下逐渐发生、发展和形成的。性格具有可塑性，可以通过有效的途径、方式得到优化和矫正。

良好性格的培养：
① 了解自己的性格特征；
② 树立正确的“三观”；
③ 注重细节，养成良好习惯。

1. 了解自己的性格特征

对自己的性格特征进行科学的分析和评价，才能有的放矢，扬长避短，不断形成良好的性格。可以通过自我剖析、人格测量、与他人交流等方式，全面把握自我性格中的积极面和消极面，明确优化或矫正的方向和内容。

2. 树立正确的“三观”

观念影响行为。价值观、人生观、世界观从根本性上制约性格的形成与发展。树立什么样的价值观、人生观、世界观，决定着人的行为选择，影响着人的思想境界，指导着人的理想信念，关系着人的价值判断。它决定了性格发展的方向，使性格稳定而明确，从而具有更加积极的社会意义。

3. 注重细节，养成良好习惯

长期习惯化的行为表现，实际上就是一个人的性格。优化性格要从身边的小事做起，从细节入手，通过长期的、一点一滴的积累，最终塑造出优良的性格。

4. 积极参加社会实践

实践是检验一切的唯一标准。充分接触社会，通过实际行动融入社会，不仅可以从中锻炼和检验性格，不断进行反省和调整，而且可以使性格的发展与社会现实的要求协调一致，最终形成良好的性格。

5. 勇于矫正自我性格弱点

金无足赤，人无完人。性格的形成不可能达到完美无缺，良好性格的塑造过程，实际上也是一个人勇于面对自我、挑战自身弱点并不断克服自身弱点的过程。

达标练习题

一、填空题

1. 人格是________及其________的统一体。
2. 气质是个人生来就具有的典型而稳定的________特征。

二、单项选择题

1.（　　）反映的是人与人之间的区别和差异。
　A. 心理过程　B. 人格　C. 智力
2. 下列（　　）不属于人格的一般特性。
　A. 人格的整体性　B. 人格的稳定性
　C. 人格的社会性　D. 人格的持久性
3. 一个人遇事容易冲动，脾气急躁，可能是（　　）气质类型。
　A. 多血质　B. 胆汁质
　C. 黏液质　D. 抑郁质
4. 人格结构中最具可塑性的指标是（　　）
　A. 能力　B. 气质　C. 性格

三、多项选择题

1. 影响人格形成的后天环境因素有（　　）
　A. 家庭　B. 学校教育
　C. 社会文化　D. 遗传因素

2. 性格的特征包括（　　）。

A. 态度特征　　B. 理智特征

C. 情绪特征　　D. 意志特征

四、名词解释

人格　　气质　　性格

五、简答题

1. 高级神经活动类型与气质类型的关系。

2. 影响人格形成的因素。

第十章 心理健康与心理应激

【学习目标】

- 掌握心理健康、心理应急、心理防御的概念；
- 熟悉心理健康的标准、心理应激的防御策略；
- 了解心理应激的过程。

拥有金钱不如拥有健康。人人都希望健康，健康是人的基本权利，也是人人都希望拥有的最大财富。随着医学模式的转变，人们对健康的观念已经发生了根本性改变，由过去的“健康就是没病”转变为“健康，不仅仅是没有疾病和身体虚弱现象，而是一种在身体上、心理上和社会上的完满状态”。

拥有金钱不如拥有法律。

在心理社会因素与健康的联系中，心理应激是一个非常重要的环节。因此，医务工作者必须熟悉应激、心理社会因素与健康的关系，在医治人的躯体疾病的同时，还应注意从社会、心理等多方面去干预，真正维护人类的健康。

第一节 心理健康

一、人类对健康的认识

（一）没有疾病就是健康

几千年来，由于受科学文化和医学发展所限，许多人认为，健康就是没有疾病，没有疾病就是健康。这仅仅是从生物学的角度去看待疾病与健康。认为只要用医学技术查不出异常症状和证据，就是没有疾病，就等于健康，实际上这是非常不完整的。因为很多疾病在早期是没有症状的，一般常规检查也不易检查出来；健康与疾病标准，还受到各国各地文化背景、社会道德规范和政治经济制度的影响。有的国家把同性恋当做精神上有病的人，有的国家又认为是正常人。这种观点仅仅把人看成一个生物人，没有从社会、心理、环境的角度去看待疾病与健康，有明显的局限性。

人类对健康的认识：
① 没有疾病就是健康；
② 没有疾病不等于健康；
③ 健康是一种完满状态；
④ 健康与疾病是相互转化的统一体。

1948 年，WHO 对健康的定义："健康不仅仅是没有疾病，而是身体上、心理上和社会行为上的完好状态和完全康宁。"

（二）没有疾病不等于健康

1948 年，联合国世界卫生组织（WHO）曾对健康下了这样的定义："健康不仅仅是没有疾病，而是身体上、心理上和社会行为上的完好状态和完全康宁。"由此可见，健康至少是生理（躯体）、心理（精神）和社会行为等方面处于和谐健全的状态。也就是健康至少包括：① 无器质性或功能性异常（生理）；② 无主观上不适的感觉（心理）；③ 无社会上公认的不健康的行为（第三者）。这种观点是从生理、心理、社会的角度去看待疾病与健康。

1989 年，WHO 重新定义健康为生理健康、心理健康、良好的社会道德和良好的社会适应能力。

（三）健康是一种完满状态

1989 年，联合国世界卫生组织在宣言里重新定义健康为生理健康、心理健康、良好的社会道德和良好的社会适应能力。这一定义更加深化了人们对健康的理解，说明了健康包含了人的生理、心理、社会适应以及伦理道德多方面的和谐统一。

2000 年，联合国世界卫生组织为便于人们更好地理解，提出身心健康的八大标准"五快、三良好"。

生理健康"五快"：
① 食得快；
② 便得快；
③ 睡得快；
④ 说得快；
⑤ 走得快。

"五快"表示生理健康，具体是指：① 食得快：进食时有很好的胃口，能快速吃完一餐饭而不挑剔食物，这说明内脏功能正常。注意千万不可故意食得快。② 便得快：一旦有便意，能很快排泄大小便，且感觉轻松自如，在精神上有一种良好的感觉，说明胃肠功能良好。③ 睡得快：上床能很快熟睡，且睡得很深，醒后精神饱满，头脑清醒，说明中枢神经系统的兴奋和抑制的调节功能非常正常。④ 说得快：语言表达正确，说话流利。说明头脑清楚，思维敏捷，中气充足，心、肺功能正常。⑤ 走得快：行动自如，转变敏捷。说明精力充沛、旺盛。

心理健康"三良好"：
① 良好的个性；
② 良好的处世能力；
③ 良好的人际关系。

"三良好"表示心理健康，具体是指：① 良好的个性：性格温和，意志坚强，感情丰富，具有坦荡胸怀与达观心境。② 良好的处世能力：看问题客观现实，具有自我控制能力，适应复杂的社会环境，对事物的变迁能始终保持良好的情绪，能保持对社会外环境与机体内环境的平衡。③ 良好的人际关系：待人接物能大度和善，不过分计较，能助人为乐，与人为善。

（四）健康与疾病是相互转化的统一体

现代医学认为，健康与疾病不是对立的概念，而是彼此相互依存、相互转化的统一体。从疾病最严重状态到健康最顶峰状态是一个生命连续的不间断的由量到质的转变过程，它们处于经常的变化而非绝对静止状态，并呈现不同层次的适应水平。健康与疾病是相对的，没有明显的界线。如果个体与环境保持正常的适应状态，就意味着健康，如果适应良好，就是健康良好；反之，如果适应不良，就是亚健康状态，如果严重适应不良，就处于心理障碍和心理疾病中，就陷入疾病状态，就意味着健康不良，如图 10.1 所示。

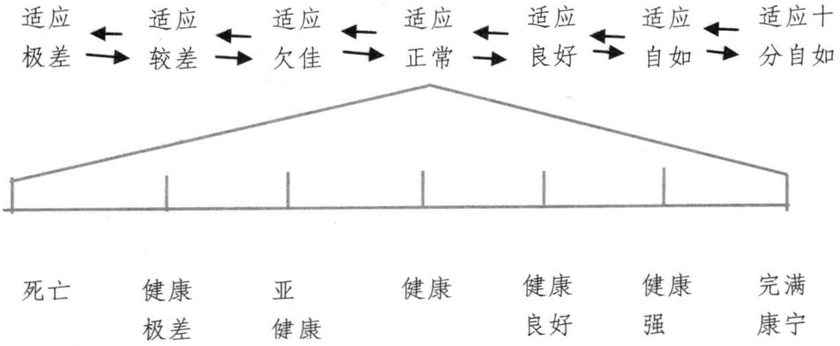

图 10.1 健康—疾病的连续过程

健康与疾病是一种由量到质的转换过程。

二、心理健康概述

（一）心理健康的概念

1946 年，第三届国际心理卫生大会将心理健康定义为："在身体、智力及情感上与他人的心理健康不相矛盾的范围内，将个人心境发展成最佳状态。"笔者认为，心理健康应该是：良好的社会适应能力，良好的人际关系，良好的社会道德，良好的智力水平，良好的自我调节能力以及健康而稳定的人格特征。

心理健康的概念：良好的社会适应能力；良好的人际关系；良好的社会道德；良好的智力水平；良好的自我调节能力以及健康而稳定的人格特征。

（二）心理健康的标准

世界卫生联合会曾提出心理健康的标准：① 身体、智力、情绪十分调和；② 适应环境，人际关系中彼此谦让；③ 有幸福感；④ 在工作和职业中，能充分发挥自己的能力，能够高效率地生活。

马斯洛认为心理健康的标准为：① 有充分的自我安全感；② 充分了解自己并对自己的能力作适当估价；③ 生活的目标能切合实际；④ 不能脱离现实环境；⑤ 能保持人格的完整与和谐；⑥ 具有从经验中学习的能力；⑦ 能保持良好的人际关系；⑧能适当地宣泄和控制情绪；⑨ 能做到有限度的个性发挥；⑩ 在不违背社会规则的情况下，对个人基本要求作适当的满足。

综合以上观点，可以认为心理健康的标准如下：

1. 有正常的智力水平

智力是人们获得知识和运用知识解决实际问题时所必须具备的

心理条件或特征，是人的观察力、注意力、思维力、想象力和实践活动能力的综合。智力正常是心理健康的基本条件。

2. 有健康的情绪特征

情绪是人对事物的态度体验，是人的需要得到满足与否的反映。一个心理健康的人，能经常保持乐观、自信的心境，热爱生活，积极向上；同时，善于调节和控制自己的情绪，使自己的情绪保持相对稳定。情绪健康是心理健康的重要特征。

心理健康的标准：
① 有正常的智力水平；
② 有健康的情绪特征；
③ 有健全的意志；
④ 有完善的人格；
⑤ 有和谐的人际关系。

3. 有健全的意志

意志是人有意识、有目的、有计划地调节和支配自己行动的心理过程。意志健全的标准是：行动具有自觉性、果断性、坚持性和自治性。心理健康的人总是有目的地进行各项活动，在遇到问题时能经过考虑而采取果断决定，善于克制自己的激情。

4. 有完善的人格

人格在心理学上是指个体比较稳定的心理特征的总和。人格完整的主要标志是：人格结构的各要素完整统一；有正确的自我意识和积极进取的信念，人生观作为人格的核心，并以此为中心把自己的需要、愿望、目标和行为统一起来。不同年龄阶段的人有其独特的心理行为特征。心理行为特征与多数相同年龄者保持一致，也与其扮演的社会角色相符合。

5. 有和谐的人际关系

人际关系是人们在共同活动中，彼此为寻求各种需要而建立起来的相互间的心理关系。心理健康的人，能用尊重、信任、友爱、宽容的积极态度与他人相处，往往既有广泛而稳定的人际关系，又有和睦的家庭关系。心理健康的人常能有效地处理与周围现实世界的关系，能对社会现状有比较客观的认识，观念、动机、行为能够与时代发展同步，言行符合规范和要求，能对自己的行为负责，当自己的愿望与社会的要求相矛盾时，能及时进行自我调整。

值得注意的是，心理健康的标准是相对的，我们在理解和运用心理健康的标准时，应把握以下几点：

（1）一个人心理不健康与有不健康的心理活动和行为表现不能等同。心理不健康是指一种连续的不良状态，我们不能根据一人、一时、一事简单地给自己或他人下心理不健康的结论。

（2）人的心理健康和心理不健康不是泾渭分明的截然对立，而是一种连续和交叉的状态。从严重的心理疾病、轻度的心理障碍、心理健康状况一般到心理健康状况良好，这是一个连续的过程。

（3）心理健康状态是动态的，始终处于不断地变化之中。如果人们不注意心理保健，经常处于焦虑、抑郁的心理状态，心理健康水平会下降；如果心理出现了困惑或出现失衡，能及时自我调整或寻求心理咨询的帮助，很快又会恢复到心理健康良好状态。

（4）心理健康的标准是一种理想的尺度，它不仅是我们衡量心理是否健康的标准，而且为我们指明了提高心理健康水平的方向。

三、心理健康的意义

（一）帮助病人认识影响健康的心理社会因素

影响健康的心理社会因素包括外部因素和内部因素。外部因素包括生活事件、社会支持与慢性应激刺激；内部因素包括个体易感性和应对方式。教育的目的是帮助病人认清心理社会因素对健康的影响具有双向性特征，它既是影响健康的致病因素，又是促进健康的治疗因素。

对因心理社会因素患病或病情加重的病人，应帮助其建立积极的心理防御机制和社会支持系统，努力消除心理社会因素对病人健康的消极影响。

（二）帮助病人认识生活事件对身心健康的影响程度

生活事件对人体的影响依据事件性质的不同，其反应程度各不相同。当心理社会因素评估中发现病人有近期生活事件和慢性应激刺激时，应进一步评价这些刺激因素对病人健康的影响程度，评价方法可以使用社会再适应量表，依据评估结果指导病人认识心理社会因素致病作用，减轻心理反应程度，主动消除心理社会因素对身心健康的负面影响。

（三）帮助有不良应对方式的病人建立积极的心理防御机制

由心理社会因素导致的疾病有两种应对方式，即积极的应对方式和消极的应对方式。采用何种应对方式与压力的性质、对压力的感知程度、以往应对压力的能力或经验、个体的人格特征及个体的支持系统有关，实施教育时应对上述影响因素进行评估。当遭遇严重生活事件（丧偶、离婚、亲人死亡、遭受暴力袭击等），将个体反应敏感、对压力感知程度高、缺乏压力处理经验和个体支持系统的病人作为重点教育对象，努力帮助其建立积极的心理防御机制。

心理健康的意义：
① 帮助病人认识影响健康的心理社会因素；
② 帮助病人认识生活事件对身心健康的影响因素；
③ 帮助有不良应对方式的病人建立积极的心理防御机制；
④ 帮助无助的病人建立心理社会支持系统。

（四）帮助无助的病人建立心理社会支持系统

心理社会支持的类型包括信息支持、情感支持、实体支持和归属支持。在心理健康教育中，应对病人心理社会支持的程度和病人利用心理社会资源的情况进行综合评估，判断病人有无心理社会支持系统以及提供支持的来源、支持的数量和利用度，还有支持的质量和类型、对支持的需求和反应等。分析病人心理社会支持的类型时，要判断病人缺乏的是来自哪方面的社会支持，以便在教育中有目的地调动和利用有效的、病人需要得到的外部资源，同时还要注意病人对外部资源的利用度。

第二节 心理应激

一、心理应激的概念与过程

（一）心理应激的概念

心理应激：
指当机体因接受某种一定强度的刺激，产生非特异性的生理和心理反应时所表现出的心身紧张状态。

自从加拿大著名学者汉斯·赛里根据研究实验提出“应激是机体对紧张刺激的一种非特异性的适应反应”这一概念以来，吸引了医学、心理学、社会学及其他学科的广泛注意。从 20 世纪 30 年代开始，心理学家对“应激”提出了一些“概念模式”，如保护性反应模型、生理和生物化学模型、相互作用模型、“认知-评价模型”。他们认为，应激反应不是环境的直接结果，环境因素往往是中性的，应激是有机体对情境和事件评价的产物。

从医学心理学角度看，心理应激是指当机体因接受某种一定强度的刺激，产生非特异性的生理和心理反应时所表现出的心身紧张状态，由此而扰乱机体内外环境平衡。

但需要指出的是，心理应激只有觉察到或估计到对自己存在威胁的时候才出现。随着社会的发展，能引起应激状态的因素越来越多且越来越复杂。

【知识链接】

应激：
是机体对紧张刺激的一种非特异性的适应反应。

应激理论之父——赛里

汉斯·赛里（Hans Selye，1907—1982），加拿大生理学家，出生于奥地利维也纳，曾在布拉格、巴黎和罗马等地求学。在布拉格德意志大学学习时，获该校医学博士学位和哲学博士学位。之后，于 1932 年转向加拿大蒙特利尔（Montreal）学习，1934 年任生物学副教授，1941 年任组织学预备教授，1945 年成为实验医学、外科学教授，获得麦吉尔大学理学博士学位。

（二）心理应激的过程

心理应激过程可归纳为 4 个部分，即应激输入、应激中介、应激反应和应激结果（见图 10.2）。应激过程中的各部分之间并没有清晰的界限，它们在应激作用过程中究竟是原因、结果，还是影响因素并不是固定不变的。例如，个人评价和应对方式是影响应激的中间变量，但有时也可以是应激反应的组成部分。而且各变量之间存在交互作用关系，不同人格特征的人会作出不同的认知评价，不同的评价结果会导致不同的应对方式，从而也就有不同的反应结果，而结果又反过来强化或削弱应对方式的采用。

心理应激过程：
① 应激输入；
② 应激中介；
③ 应激反应；
④ 应激结果。

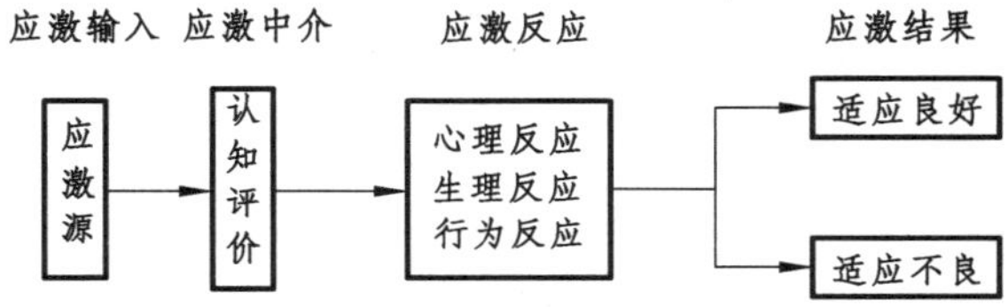

图 10.2 心理应激过程模式

1. 应激输入

应激输入是个体感知应激源的过程，即引起机体产生应激反应的那些“紧张刺激”或“环境需求”等信息作用于感受器，经传入神经传导到人脑的相应部位，个体感知到应激源的过程。应激输入是整个应激过程的起始部分。

应激输入：指个体感知应激源的过程。

凡能引起心理应激反应的刺激物称为应激源。应激源多种多样，可以从不同角度将其分类。

（1）按事件的生理、心理、社会属性分类，可以分为躯体性应激源、心理性应激源、社会性应激源和文化性应激源。

应激源：指能引起心理应激反应的刺激物。

① 躯体性应激源，是指作用于躯体的理化、生物疾病因素等，如高热、辐射、噪音、外伤、毒物、病原微生物感染等。② 心理性应激源，是指各种动机冲突、挫折、错误认知和情绪反应等。③ 社会性应激源，是指战争、社会动荡、政治经济制度变革、失业、经济窘迫等。④ 文化性应激源，是指因风土人情、语言文字、生活习惯、宗教信仰的差异而造成应激反应的刺激物，如异地求学、移居他乡等。

（2）按事件的主客观属性分类，可以分为客观事件、主观事件。

① 客观事件，是指不以人们的主观意志为转移的生活事件，如生、老、病、死以及天灾人祸等。② 主观事件，是指个体的主观产物和主观因素与外界因素相互作用的产物，如人际关系、负担过重、事业不顺等。

人们生活中经常面临的应激并不一定都是重大事件，更多的是轻微而繁琐的小事。如生活开支、交通阻塞、夫妻争吵、朋友反目、噪音污染等，它们才是生活中最常见的应激源。

1967 年，美国学者 Holmes T H 和 Rahe 对 5 000 余人进行调查，将日常生活的事件编织成社会再适应量表（social readjustment rating scale，SRRS），并以生活变化单位（life change unit，LCU）定量（见表 10.1）。一年之内 LCU 累计超过 300 分，则预示个体来年有 75%的可能会患病；若一年内 LCU 为 150 ~ 300 分，则预示个体来年有 50%的可能会患病；若一年内 LCU 小于 150 分，第二年可能健康平安。

表 10.1　生活变化单位表

等级	生活事件	LCU	等级	生活事件	LCU
1	配偶死亡	100	23	儿女离家	29
2	离婚	73	24	婚姻纠纷	29
3	夫妻分居	65	25	杰出的个人成就	28
4	坐牢	63	26	妻子开始或停止工作	26
5	家庭成员死亡	63	27	上学或毕业	26
6	个人受伤或患病	53	28	生活条件的变化	25
7	结婚	50	29	个人习惯的改变	24
8	被解雇	47	30	与上司的矛盾	23
9	复婚	45	31	工作时间或条件变化	20
10	退休	45	32	搬迁	20
11	家庭成员健康变化	44	33	转学	20
12	妊娠	40	34	娱乐改变	19
13	性功能障碍	39	35	宗教活动变化	19
14	家庭增加新成员	39	36	社会活动变化	18
15	业务上的新调整	39	37	抵押或贷款少于万元	17
16	经济状况改变	38	38	睡眠习惯的改变	16
17	好友死亡	37	39	一起生活的家庭成员数目变化	15
18	工作性质变化	36	40	饮食习惯变异	15
19	夫妻不和	35	41	休假	13
20	抵押超万元	31	42	圣诞节	12
21	抵押品赎回权被取消	30	43	轻微违法行为	11
22	工作职责上的变化	29			

转引自 Griffiths P.Psychology and Medicine，1982.

2. 应激中介

应激中介是个体对应激源进行认知评价的过程，即个体对传入信息（应激源或环境需求）进行内在加工的过程。它是心理应激的中间环节，也是应激反应发生与否的关键环节。

应激中介：
指个体对应激源进行认知评价的过程，即个体对传入信息（应激源或环境需求）进行内在加工的过程。

当个体遇到应激源时，个体将会从自身角度对应激源的性质、程度和可能的危害等情况作出估计。一般说来，人们都能感知应激源，但不是对所有应激源都产生应激反应。原因在于认知评价在应激输入和应激反应之间起着关键作用。也就是说，一件事情不管它是否真正对我们有威胁，只要个体“认为”它有威胁，就会引起心理应激反应。

认知评价的过程分两步，初级评价和次级评价如图 10.3 所示。

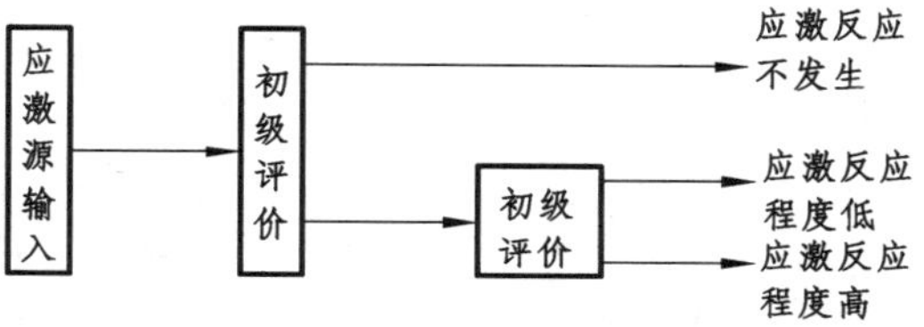

图 10.3 认知评价过程示意图

3. 应激反应

应激反应：
指机体因应激所做出的整体变化。

应激反应是指机体因应激所作出的整体变化，即当个体觉察到应激源的威胁后，就会产生各种心理、生理和行为的变化，这些变化就是应激反应，它表现为认知反应、情绪反应、生理反应、行为反应 4 个方面。

应激反应类型：
① 认知反应；
② 情绪反应；
③ 生理反应；
④ 行为反应。

（1）认知反应。轻度的应激有助于增强认知能力，活跃思维，提高警觉水平，如常说的“急中生智”。但超强、持久的应激则使认知能力下降，如考试时出现过强的应激反应，可出现记忆力减退、思维迟滞、想象力枯竭、语言迟钝等。

（2）情绪反应。应激时的情绪反应多样，强度各异，常见的情绪反应有焦虑、恐惧、抑郁、愤怒等 4 种。

① 焦虑，是人们对即将来临的、可能会造成危险和灾祸的事件或要作出重大决定时，体验的紧张和不愉快的期待情绪。焦虑是非常普遍的情绪反应，例如考试、等待约会等都可能出现焦虑。适当的焦虑能提高人的适应能力和应对能力，是一种保护性的反应，而过度的焦虑则有害健康。

情绪反应：
① 焦虑；
② 恐惧；
③ 抑郁；
④ 愤怒。

② 恐惧，是需要摆脱、逃避某种危险，而又不能满足时产生的情绪体验。引起恐惧的原因常常是面临真实危险的事物。适当的恐惧反而对人类有益，例如，由于害怕生病而倍加照顾自己；由于害怕考试成绩低而奋发努力。但过度的恐惧会构成心理障碍。患者入

院后，环境陌生、社交受阻、各种检查、疾病的痛苦等，会使绝大多数人感到恐惧。医护人员应该耐心解释患者的病情及相关困扰，为患者提供有力的支持，减轻或消除其不必要的恐惧。

③ 抑郁，是指情绪低落，同时伴有兴趣、希望、自信减少以及睡眠和食欲障碍。抑郁较重的人可能萌生自杀念头，要严密观察，以防不测。研究表明，灾害性应激事件和慢性持久的应激事件容易导致抑郁情绪，如亲人丧亡、婚姻不幸、慢性病折磨等。

④ 愤怒，当人体验到不公平或受到挫折时，而产生的爆发性、攻击性情绪，如考试没考好，把书摔了；患病后，变得没有耐性，脾气暴躁，爱发牢骚。医务工作者要理解患者的愤怒，尤其是一些危重疾病，常常有愤怒期，医生最好能换位思考，对患者有同情、同感心，帮助患者顺利度过这一阶段。

（3）生理反应。应激的生理反应涉及神经系统、内分泌系统和免疫系统，三者相互制约，构成一个统一整体。

生理反应：
① 神经系统；
② 内分泌系统；
③ 免疫系统。

① 神经系统。主要通过交感—肾上腺髓质轴进行调节。当机体处于应激状态时，应急刺激经过认知评价传递到下丘脑，使交感—肾上腺髓质兴奋，引起肾上腺素和去甲肾上腺素大量分泌，出现心率增快、血压升高、心排血量增加、瞳孔扩大、分解代谢加速、血糖升高（肝糖原分解增加）、血中游离脂肪酸增多（脂类分解加强）、血液重新分配、皮肤和内脏血流减少、心和脑及肌肉的血量增加，为机体的“战斗—逃跑”做准备。但是如果应激反应过强或过久，机体的副交感神经也会活动增强，从而出现心律变缓、心排血量下降、血压下降、血糖降低，导致眩晕或休克甚至死亡。

② 内分泌系统。在应激中介中，目前比较肯定的有下丘脑—垂体→肾上腺轴、下丘脑→垂体—性腺轴 3 条途径，其中以下丘脑—垂体→肾上腺轴（HPA）的功能最为重要。

当应激源作用强烈或持久时，冲动传递到下丘脑引起“促肾上腺皮质激素释放因子”（CRH）分泌，经过垂体门脉系统作用于腺垂体，促使腺垂体释放“促肾上腺皮质激素”（ACTH），促使肾上腺合成和分泌“肾上腺皮质激素”，特别是产生的糖皮质激素（氢化可的松），从而抑制炎症，分解蛋白质和脂肪，使血糖升高，增加游离脂肪酸，为机体应对应激提供必要的能量。

这些靶腺之间不仅相互影响、相互调节，而且通过腺体与中枢神经系统的正、负反馈机制，调节激素的释放，稳定内环境。过度的应激将扰乱机体的稳态，并造成中枢神经递质的失衡，甚至损害脑的组织结构和机体脆弱的组织器官。

③ 免疫系统。应激对免疫功能的影响是双向的。一般认为，短暂而不太强烈的应激不影响或略微增强免疫功能，而长期或较强烈的应激则导致胸腺和淋巴组织退化或萎缩，抗体反应抑制，巨噬

细胞活动能力下降，嗜酸性粒细胞减少和中性粒细胞趋化能力减弱等一系列变化，从而造成免疫抑制，降低机体对抗感染的能力和自身免疫力的下降。

（4）行为反应。

① 逃避与回避。逃避与回避都是远离应激源的行为，目的是为了摆脱应激反应，排解自我烦恼。

② 退化与依赖。退化是当人受到挫折或面临应激时，放弃成人的应对方式而采取幼儿时的行为方式以应对应激反应。退化必然伴随依赖心理和行为，事事处处依赖他人，不愿自己努力去做分内的事情。退化和依赖都是为了赢得别人的同情、关心和帮助，以减轻心理压力和痛苦。

③ 敌对与攻击。敌对和攻击的前提是愤怒情绪。敌对的强弱不能由外表行为做出可靠的判断。例如，有的人内心可能是极端敌对的，但表面安静，不与人交往。这是一种掩饰，因为公开他的敌对可能使他难堪，所以他表现出格外的安静与“老实”。也有的人通过毁物伤人、拒绝帮助、自罪自责的行为来显示敌对与攻击。

④ 无助与自怜。无助是一种无能为力、无所适从、听天由命、被动挨打的状态。自怜是自我怜悯，患者常常感到悲哀，缺乏安全感和自尊心。单纯教育患者不要自怜是无效的，较好的做法是倾听患者的申诉，并提供适当的支持。

⑤ 物质滥用。有些人在应激状态时，不是采取积极的应对策略，而是“借酒消愁”“用烟解闷”或服用某些药物来麻痹自己，以求暂时解脱烦恼。

应激并不都是使身体受到某种损害，应该客观地评价应激反应。应激对健康的影响，可以概括为积极影响和消极影响。

行为反应：
① 逃避与回避；
② 退化与依赖；
③ 敌对与攻击；
④ 无助与自怜；
⑤ 物质滥用。

4. 应激结果

（1）适应良好。适应是个体在应激状态下通过改变自身，以维持内外环境最佳平衡的动态反应过程。个体经过应激反应并适应应激源或环境需求时会促进个体的心身健康，得到良好的发展。

适应良好：指个体经过应激反应并适应应激源或环境需求时会促进个体的心身健康，得到良好的发展。

① 促进神经系统的发展。动物实验表明，多变的环境可以促进大脑皮质增生；对婴儿的研究观察表明，丰富的环境刺激并适应良好则有助于婴儿身心发展。

② 促进躯体健康。实验表明，出生后一直在无菌环境下成长的小鼠，一旦离开无菌环境就极易感染而死。而早期生活在轻度应激环境并适应良好的小鼠平均寿命能延长一倍。

③ 促进人格的成熟。心理学家的许多研究表明，早年的应激经历能提高个体在以后生活中的应对能力，从而能更好地耐受各种紧

张性刺激和致病因子的侵袭。那些小时候“过分保护”的孩子，适应能力差，走向社会后常因一些小事而中断学业、离家出走甚至自杀。

适应不良：指严重而持久的应激反应，可引起机体生理、心理功能的紊乱和失衡，导致疾病发生。

（2）适应不良。严重而持久的应激反应，可引起机体生理、心理功能的紊乱和失衡，导致疾病发生。

① 加重或导致心身疾病。大量的研究和临床观察已经证实，较强烈的应激反应，能加重一个人已有的疾病或造成旧病复发。应激理论是心身疾病病因的重要学说。原发性高血压、冠心病、糖尿病、甲亢、支气管哮喘、过度换气综合症、消化性溃疡病、溃疡性结肠炎、紧张性头痛、癌症、银屑病、类风湿性关节炎、性功能障碍等多种疾病已经明确被列入心身疾病，其病因与严重而持久的应激反应，引起自主神经系统、神经内分泌和免疫系统的功能紊乱、内稳态破坏有关。临床观察表明，遭受同一应激源的个体，患病的性质不同，患病的程度也不同，差异很大，其中一个重要的原因是不同个体的组织器官的脆弱性不同。组织器官的脆弱性受遗传和环境两方面因素的影响。遗传因素不易改变，而不良的环境因素是可以避免的，例如不吸烟、少饮酒、饮食规律、不乱用药物等。

② 导致心理障碍。慢性或超强应激不仅导致心身疾病，同时又是众多心理障碍的诱因，例如急性应激反应、创伤后应激障碍（posttraumatic stress disorder，PTSD）和适应性障碍等。

二、心理应激的防御机制

（一）心理防御机制的概念

心理防御机制的概念：是个体在应激情况下难以直接应对时，为减轻心理痛苦和不愉快情绪，由潜意识采用的防御性策略。

心理防御机制，是个体在应激情况下难以直接应对时，为减轻心理痛苦和不愉快情绪，潜意识里采用的防御性策略。一般来说，人们遭遇挫折时，心理防御机制具有三个特征：① 借助心理防御机制可以减弱、回避或克服消极的情绪状态，如心理挫折、紧张等；② 大多数心理防御机制涉及对现实的歪曲，如对现实挫折情境视而不见，错误地把某些特征赋予并不具备这些特征的他人，等等；③ 个体在使用心理防御机制时通常自己并未意识到，而是在不知不觉中运用。

（二）心理防御机制的作用

1. 积极作用

心理防御机制的种类很多，有的具有净化心灵、增强信心的作用。例如，遇到挫折，人们通过升华的作用，更加勇敢地面对困境，总结经验，吸取教训，奋发图强，向着更高的目标，扬鞭策马。遇到尴尬情景时，幽默的恰当应用能够帮助人们渡过难关，化解尴尬场面，走出困境，维持心理平衡，让生活充满情趣和活力，笑对人生。

2. 消极作用

它使得个体依赖于心理防御，逃避现实，而不能学会有效地去解决问题。心理防御机制对现实存在的问题并不能真正解决，往往带有掩耳盗铃式的自我欺骗，带有逃避的性质，有时会使现实问题复杂化，使人陷入更大的挫折或冲突的情境之中，引起焦虑、紧张、抑郁，严重者甚至导致精神失常。

（三）心理防御机制的类型

1. 不成熟的防御机制

包括内投射、退行、幻想。中国人常采取内投射的方式来应对应激。所谓内投射，就是在问题出现时将其原因归于自己，这与我国几千年来所受到的孔孟教育思想有关，鼓励自己内省，出现问题先从自己身上找原因。这种防御机制如果使用过度则容易导致自责、缺陷感，或出现抑郁情绪。

心理防御机制的类型：
① 不成熟的防御机制；
② 神经症的防御机制；
③ 中间型的防御机制；
④ 成熟的防御机制。

2. 神经症的防御机制

包括隔离、反向、合理化、躯体化。躯体化的防御机制也是中国人较常使用的一种防御机制。一些人在遇到困难及危险时，往往会出现躯体不适感、身体疼痛、疲劳和乏力等，如现在常见的“疲劳综合症”就是典型的躯体化例证。

3. 中间型的防御机制

包括外投射、否定与利他。所谓外投射，就是将出现问题的原因归于外界，自己的不成功都是自身以外因素所致。这种防御机制是防止自身受到伤害的一种方式，但是要运用适度。

4. 成熟的防御机制

（1）升华：人原有的行为或欲望冲动，如果直接表现出来，可能会受到处罚和产生不良后果，从而不能直接表现出来。但如果将这些行动和欲望导向比较崇高的方向，具有建设性，有利于社会和本人时，这便是升华作用。如有一位有强烈嫉妒心的人，看不得别人的成就，但理智又不允许他将这种心理表现出来，于是他通过发成熟的防御机制：
① 升华；
② 幽默；
③ 压抑作用；
④ 疏泄法；
⑤ 放松法。

奋学习、工作来试图超过对方。一般认为升华是一种成熟的心理防御机制。

（2）幽默：这是一种非常智慧的高级应对方式。当遭受应激源刺激时用幽默来化解困境，以维持自己的心理平衡。例如，有一天，苏格拉底在跟一群学生讨论学术问题时，夫人突然跑进来，先是打骂，接着又往苏格拉底身上浇了一桶水，把他全身都弄湿了。可是苏格拉底没有发火，笑一笑说："我早知道，打雷之后，一定会下雨。"本来是很难为情的场面，经此幽默，就把事情化解了。一般人格较为成熟的人，常常懂得在适当的场合巧妙地使用幽默，把一些原来的困难或是难堪的情境变一下，渡过难关。幽默可以说是一种高级的适应方法。

（3）压抑作用：压抑作用是最基本的成熟心理自卫机制。当一个人的欲望、冲动或本能因无法达到、满足或表现时，有意识地去压抑、控制或想办法拖延。压抑实质上就是克制，是"自我"机能成长到一定程度以后，才能执行的心理机能。比如，还没有是非观和控制力的幼儿，在商店看到好吃的东西可能会伸手去拿，但大一些时，就会向妈妈要钱去买。

（4）疏泄法：倾吐内心压抑的情绪，使心情变得平静安定，以达到心身平衡。应激者痛哭流涕地倾诉内心痛苦，其本身就具有心理治疗价值。

（5）放松法：应激状态下运用松弛的方法，调整呼吸，放松骨骼肌，缓解紧张情绪，有助于对抗应激的过度反应。

采取不成熟的或神经症性的防御机制容易导致心理障碍，而使用成熟的或中间型的防御机制，能使紧张的心理状态得到缓解，这是提高心理应激能力的根本而有效的方法。

【知识链接】

创伤后应急障碍（PTSD）及自我调整

"9·11"恐怖袭击事件虽然已经过去很长时间了，但它对许多美国人造成的心理创伤并未愈合。一位消防官员声称，即使在同孩子玩耍时，脑海里也会浮现出他在现场捡拾遇难者残肢的场面，并有睡眠障碍、记忆障碍、认知障碍和多种消极的情绪。除建议 PTSD 患者主动寻求专业援助外，心理学家还提出了一些克服或预防 PTSD 的自助方法。

（1）多与他人在一起，相互支持的人际关系有助于对应激事件的应对。

（2）主动向他人倾诉自己的感受，并倾听他人的感受，在与他人的交流中获取慰藉和克服困难的勇气。

（3）尽可能恢复你的常规生活，因为熟悉的习惯会使人感觉很舒服。

（4）想哭就哭出来吧，你需要把情绪宣泄出来而不是把它埋在心底。

（5）在亲人、朋友或社区中寻求支持，积极参加或自己组织支持小组。

（6）循序渐进地解决自己面临的问题，从一个个小目标做起，急于求成只会增加你的焦虑和紧张。

（7）注意饮食健康，每天抽出一点时间用于散步或其他的锻炼和放松。多做一些自己觉得舒服的事，如洗热水澡、晒太阳等。

（8）保证每天都有充足的睡眠和休息。

（9）尽量做一些力所能及的有意义的事，如献血、捐助等，让自己的痛苦得到升华。

【案例】

1991 年 11 月 1 日万圣节这天，一个叫卢刚的中国留学生因对学校及导师心怀不满，在获得美国爱荷华大学太空物理博士学位之后不久，开枪射杀了该校三位教授、一位副校长和一位中国留学生后饮弹自尽。

11 月 1 日下午 3 点半左右，美国爱荷华大学凡·艾伦物理系大楼 309 室里正在举办一个天文物理专题讨论会。北京某大学物理系高材生卢刚博士也在现场，他是 1985 年由国家公派来美留学的。卢刚在爱荷华大学生活了 6 年，并在这个房间通过了博士论文，但现在，因为嫉妒，因为他“憎恨”同门师兄和老师，因为工作问题，卢刚的心态渐渐疯狂起来，一场毁灭性的灾难即将降临……

卢刚在会议室旁听了约 5 分钟，突然拔出手枪，对准他的博士研究生导师——47 岁的戈尔咨教授，教授应声倒下，卢刚又在他脑后补了一枪，继而又朝史密斯教授身上开了两枪。在场的人都惊呆了。卢刚却又冷静地将枪口瞄准了他忌恨已久的“竞争对手”——中国科技大学高材生山林华博士，他一连朝山华林的头部和胸部开了数枪，山林华当场死亡。

卢刚在第一现场枪杀了 3 个人之后，又来到了系主任办公室，一枪射杀了 44 岁的系主任尼柯森教授。在确认系主任已经死亡后，他又跑回三楼第一现场，以确定戈尔咨、史密斯、山华林 3 人是否真的死了。当时有几个老师和学生正在抢救奄奄一息的史密斯教授，卢刚在门口挥舞手枪，喝令他们出去，然后走到躺在地上的史密斯教授面前，对准他惊恐万状、带着哀求的眼睛，又补发了致命的一枪。

之后，卢刚跑出物理系大楼，又冲进大学行政大楼，推开副校长安·科莱瑞女士的办公室，朝她连开数枪，同时又重伤要报警的副校长秘书，然后举枪自杀。整个凶杀过程只有 10 分钟，卢刚打死 5 人，重伤 1 人，自己自杀。

【分析讨论】

从这个事件出发，请你谈谈对心理健康的理解及心理健康的意义。

达标练习题

一、填空题

1. 生理健康的“五快”包括________、________、________、________、________。

2. 心理健康的“三良好”包括________、________、________。

二、单项选择题

1. 应激理论之父是（　　）。

A. 塞里　　B. 马斯洛

C. 塞夫　　D. 都不是

2. 心理健康的标准不包括（　　）。

A. 完善的人格　　B. 正常的智力水平

C. 健康的情绪特征　　D. 躯体健康

3. 应激行为反应所涉及的方面不包括（　　）。

A. 逃避　　B. 退化

C. 无助与自怜　　D. 恐惧

4. 下列不属于社会性应激源的是（　　）。

A. 各种动机冲突　　B. 战争

C. 政治经济制度变革　　D. 失业

5. 研究发现，LCU 在一年累计超过 300 分，预示来年个体有（　　）的可能会患病。

A. 50%　　B. 60%

C. 75%　　D. 80%

三、多项选择题

1. 应激反应中情绪反应有（　　）。

A. 焦虑　　B. 恐惧

C. 抑郁　　D. 愤怒

2. 按事件的社会属性，应激源可分为（　　）。

A. 躯体　　B. 心理

C. 社会　　D. 人际关系

3. 应激结果包括（　　）。

A. 不能适应　　B. 能适应

C. 适应良好　　D. 适应不良

四、名词解释

心理应激　　心理健康　　心理防御机制

五、简答题

1. 简述心理健康的标准。
2. 简述心理健康的几个阶段。
3. 举例说明成熟的心理防御机制。

第十一章 临床心理评估

【学习目标】

- 掌握心理评估、心理测量、心理测验的概念；
- 熟悉临床心理评估的常用方法；
- 了解临床心理评估者应具备的条件；
- 了解 STAI 的评定方法及评分意义。

临床工作中对医疗服务对象进行心理干预时，首先要对其心理品质进行客观描述和量化，从而选择有针对性的干预措施。因此，心理评估是医护人员做心理干预工作过程中需要掌握的重要技能。

第一节 临床心理评估概述

一、临床心理评估的概念

（一）心理评估的概念

心理评估的概念：是指应用心理学的理论和方法对人的心理品质进行全面、系统和深入的客观描述以及量化后作出鉴定的过程。

心理评估是指应用心理学的理论和方法对人的心理品质进行全面、系统和深入的客观描述以及量化后作出鉴定的过程。所谓心理品质包括心理过程和人格特征等内容，如情绪状态、性格特征、智力水平等。心理评估的基本框架如图 11.1 所示：

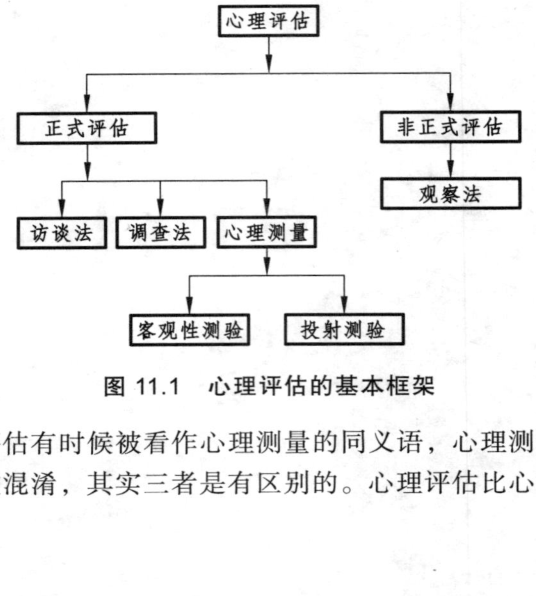

图 11.1 心理评估的基本框架

心理评估有时候被看作心理测量的同义语，心理测量和心理测验也容易被混淆，其实三者是有区别的。心理评估比心理测量更宽松，它可以通过观察、访谈、调查等方法收集评估对象的所有相关资料，包括定性和定量的，现在的和历史资料。心理评估强调收集资料、整合资料并解释资料的意义，做出结论。心理测量是心理评估最为重要的技术，它借助标准化的测量工具将人的心理现象或行为进行量化，心理测量的重点是收集资料特别是量化资料。心理测量具有标准化、数量化、客观化的特点，在心理评估中占有重要位置，但无法全部代替心理评估中的其他方法。心理测验是心理测量的一种具体方法和手段，是结合行为科学和数学方法对某一个特定的个体在特定的素质或对特定的群体所处的水平进行测量的手段。

（二）临床心理评估的概念

临床心理评估是心理评估在临床上的应用，简称临床评估。临床心理学中的临床不仅限于医学临床，心理咨询和儿童教育咨询也是临床心理工作的重要内容。本章侧重讲医学临床心理评估。

临床心理评估的概念：临床心理评估是心理评估在临床上的应用，简称临床评估。

二、临床心理评估的作用

（一）为临床诊断和治疗提供依据

医护人员确定诊断，制订治疗护理方案，向病人提出忠告和建议都只能在评估之后进行。

临床心理评估的作用：
① 为临床诊断和治疗提供依据；
② 为疾病预防提供帮助；
③ 为临床医学的发展提供手段。

（二）为疾病预防提供帮助

通过心理评估，可以探索和研究心理因素在疾病过程中，特别是对心身疾病的影响方式和作用途径，为心身疾病的预防提供有力帮助。

（三）为临床医学的发展提供手段

心理评估特别是心理测验法可以对被评估者的心理和行为特征进行客观描述，且大多采用数量化手段，故已经成为临床科研的一个重要手段。

三、临床心理评估的过程

心理评估是系统收集评估对象的相关信息以描述和鉴定其心理过程，是一种有目的、有计划的过程，用途不同，评估的具体步骤、方法就不同。大体而言，心理评估过程包括准备、资料收集、分析总结三大阶段，每一阶段可以分解为若干小步骤。

（一）评估准备

该阶段主要包括确定评估的内容、评估的目的，选择做决策的标准，拟定评估计划。

（二）收集资料

确定收集资料的内容，明确资料的来源，评估收集资料的方法。

（三）总结和报告

分析好资料，不仅要得出评估结论，有时还要提出建议，并写出评估报告，与有关人员交流评估结果，必要时进行追踪性评估。

（四）临床心理评估者应具备的条件

1. 专业知识

临床心理评估者应具备广泛的专业知识，如医学知识（特别是精神病学）、心理学知识、心理评估和心理测量等方面的专业知识并受过有关的专业培训。

2. 心理素质

临床心理评估应具备的心理素质：
① 敏锐的观察能力；
② 人际沟通能力；
③ 智力水平；
④ 自知能力。

（1）敏锐的观察能力：心理评估者要善于观察被评估者言、谈、举、止、声调等各种不同的表情，还要在与被评估者的交谈中注意他的非言语信息，为最终判断提供参考。

（2）人际沟通能力：与被评估者建立良好的人际关系是心理评估顺利进行的前提和条件，因为心理评估主要是依靠评估者和被评估者之间的人际沟通交往完成的。

（3）智力水平：心理评估的过程是一种高智力活动，要求评估者有较高的观察、分析、推理、判断、综合等方面的能力，能听懂、理解被评估者的“弦外之音”。

（4）自知能力：只有认识自己才能认识、了解别人。评估者只有自己有比较客观、明确的认识，才能做到排除主观因素的干扰，做到客观、公正地评价被评估者。

第二节　临床心理评估的常用方法

心理评估的目的不同，其具体的程序和方法也不同，常用的方法有行为观察法、临床访谈法、心理测验法、调查法、作品分析法。

本章主要介绍行为观察法、临床访谈法、心理测验法。

一、行为观察法

行为观察是临床心理学评估最常用的方法之一，人的心理反应通过行为显现，因此医护人员对病人的行为进行客观的观察，可以对病人的心理状况进行初步判断，有针对性地对病人的心理问题进行有效干预。

临床心理评估的常用方法：
① 行为观察法；
② 临床访谈法；
③ 心理测验法；
④ 调查法；
⑤ 作品分析法。

（一）行为观察的概念

行为观察法是指通过直接的（视觉）或间接的（电子摄像设备等）方式，对被评估者的行为进行有目的、有计划地观察，通常用于诊断或相关目的。其目的是描述临床现象，评估心理活动，监测行为变化和提供客观依据。

（二）行为观察法的优缺点与要求

行为观察法和其他心理评估方法相比，具有自身的优势和不足。

1. 结果比较客观和真实

医护人员在与病人接触过程中进行观察，病人的行为表现比较真实，可根据其表现判断和推测病人的心理活动，为心理干预提供依据。

行为观察法的概念：是指通过直接的（视觉）或间接的（电子摄像设备等）方式，对被评估者的行为进行有目的、有计划地观察，通常用于诊断或相关目的。

2. 应用范围广泛

可以在自然状态下，在生活环境和就医环境中随时观察病人的行为方式，对其家属和其他人提供的病人的心理特征和状态进行客观验证。

3. 简便、易于操作

行为观察是一种不受时间、地点、仪器设备限制和制约的方法，对一般病人、语言障碍、发育迟缓、盲聋哑残等特殊群体均适用，只要医护人员掌握一定的原则和技巧即可进行。

4. 受医护人员自身能力的制约

行为观察结果的客观性和准确程度受医护人员的临床经验和观察能力的制约，如不同的医护人员对病人行为的敏感程度、观察视野、认知评价、临床经验等因素的理解不同，其行为观察结果也会有差异。

5. 观察指标不易定量

行为观察的结果不易定量，标准难以统一，不同观察者得到的结果差异较大，故观察的结果具有表面性。

根据伦理道德的原则，对个体实施行为观察之前，必须获得被观察者的知情同意，除非被观察者有犯罪嫌疑或无自知力。对于没有自知力的被观察者则须获得监护人或家属的同意。

（三）行为观察的内容

行为观察的具体内容因目的而异，一般包括以下几个方面：

（1）仪表：穿戴、举止、表情。

（2）身体外观：胖瘦、高矮、畸形以及其他特殊体型。

（3）人际沟通的风格：大方或胆怯、主动或被动、易接触还是不易接触。

（4）言语和动作：表达能力、流畅性、有无赘述，动作多少、适度、过度、有无怪异动作、刻板动作等。

（5）在交往中表现的兴趣爱好和对人对事的态度，对困难情景的应对方式。

（6）行为产生的情景条件：被观察者活动的自然环境和社会背景。

行为观察的步骤：
① 确定目标行为；
② 选择记录数据的方法；
③ 确定实施观察的方式。

（四）行为观察的步骤

1. 确定目标行为和确定目标行为的操作性定义

目标行为是指所要观察的行为，观察者根据目的明确目标行为，如对经常出现焦虑行为的病人，所要观察的目标行为就是焦虑反应方式及程度。在明确目标行为的同时，必须对目标进行精确地定义，如不能对目标进行精确定义，则不同的观察者得到的结果将存在很大差异，观察结果也难以解释。

2. 选择记录数据的方法

观察者不可能对所有情景下的一切行为都进行全程观察，必须采取恰当的策略，以最小的代价使行为观察得到信息，同时其代表性、敏感度及可信度也是最佳的。常用的方法有：

（1）间隔记录，主要用于对独立的、持续的、高频率的行为观察。在统一规定的时间内，按一定的时段观察预先确定的行为是否出现。

（2）事件记录法，记录目标行为出现的情形，即尽可能详细地从头到尾记下目标行为出现的整个过程，以作为以后做出推论的详细资料。

（3）频率记录，指特定的观察时段内，观察者对目标行为出现的次数进行记录。

（4）持续时间和潜伏期记录，是对目标行为的时间维度敏感的一种记录方法。对持续存在的目标行为、每次持续时间差异较大的目标行为（如看电视、打电子游戏），采用持续时间记录法比较合适。

3. 确定实施观察的方式，获得目标行为代表性样本

在明确了目标行为和选择适合的观察记录方法以后，必须明确观察者、实施的时机和地点、每次观察持续的时间长度。

（五）行为观察的注意事项

（1）尽可能客观完整和准确地观察事件和目标行为。

（2）注意被观察者的行为如何被他人的语言和周围环境所影响或改变。

（3）记录事件的全过程，并尽量使用日常用语。

（4）评估过程中观察者要有角色意识，对自己在被观察者心中的印象以及这种印象对观察结果所产生的影响有正确的认知。

二、临床访谈

临床访谈是心理评估收集资料的重要技术，也是医患沟通的必要技能。一方面通过访谈可以了解病人的一般情况，建立初步的医患关系；另一方面，访谈可以获得其他途径无法获得的信息。

（一）临床访谈的概念

临床访谈也称临床晤谈或临床会谈等，是访谈者与来访者之间有目的地进行面对面的信息沟通，是医护人员的基本功，是收集信息、诊断评估和治疗干预的重要方法。

临床访谈的目的主要有以下4个方面：

（1）收集用其他方法难以获得的信息。

（2）与被访者建立良好的关系，以便获得信息。

（3）在访谈过程中双方对被访者有问题的行为达成一致的理解和看法。

（4）帮助被访者认识他们的问题和行为，并为解决这些问题提出指导和给予支持。

临床访谈：也称临床晤谈或临床会谈等，是访谈者与来访者之间有目的的进行面对面的信息沟通。

（二）临床访谈的内容

根据不同对象，访谈的内容应有所选择，一般情况下访谈内容包括以下几方面：

（1）一般性资料：年龄、职业、受教育程度、宗教信仰等。

（2）躯体方面的主观症状：重点评估躯体症状对患者心理的影响。

（3）现实生活状况：近期生活境遇、家庭生活状况、婚姻状况、经济收入等。

（4）心理社会方面的资料：个人成长和发展中的问题、自我概念、社会角色及职业适应、人际关系、生活态度、情绪体验等。

（5）希望解决的问题：心身问题产生的时间、痛苦的程度以及对生活、工作和人际关系的影响，诱发的因素。

（三）临床访谈的过程

Shea 五分法临床访谈对于初学者比较适用，便于学习者在适当的时间采取适当的步骤，五分法的主要特点在于通用性而非理论流派。Shea 将临床访谈分为五个阶段：

（1）介绍阶段：适当的称呼，表示关注。

（2）开始阶段：初步询问，建立关系。

（3）主体阶段：深入交流，评估问题。

（4）结束阶段：总结问题，给予指导。

（5）终止阶段：明确约定，友好告别。

临床访谈的技巧：
① 建立良好的信任合作关系；
② 会谈中听比说更重要；
③ 非批判性态度；
④ 提问的技术；
⑤ 不要偏离主题。

（四）临床访谈的技巧

每个人在日常生活中都会经常与别人谈话，所以会觉得谈话是一件简单的事情，但实际上，熟练的访谈技术是最难掌握也是最难做好的一件事情。成功的访谈依赖于有效的沟通，以下是访谈中应该注意的基本技巧。

1. 建立良好的信任合作关系

建立良好的信任合作关系是访谈的基础。在建立关系过程中，访谈者应把握八个关键词：尊重、温暖、真诚、通情。

2. 会谈中听比说更重要

访谈包括听和说两个方面，善于听比说更重要。耐心细致地听患者诉说自己的苦闷，本身就是一种很好的安慰和鼓励，只有很诚恳地全神贯注地去听，患者才有兴趣讲述自己生活中的重要事件，医护人员才能获得准确的信息，从而客观评估患者存在的问题。

3. 非批判性态度

医护人员在与患者会谈时，只能持非批判性态度，就好像我们看日出日落一样。罗杰斯曾说："当我们看日出日落时，我们不会想去控制，只能满怀敬畏地望着而已。"非批判性态度是使求助者感到轻松的重要因素，它可以使患者无所顾忌，从而把内心世界展现在你面前，这样收集的信息才会更全面。

4. 提问的技术

访谈中恰当的提问才能获得足够正确的信息。访谈者在提问时，要使用患者易于理解的语言，询问时表述清晰准确、简洁易懂，谈话要遵循共同的标准程序，避免只凭主观印象。

5. 不要偏离主题

访谈时注意围绕主题展开，避免漫无边际的交谈，出现跑题时应及时巧妙地回到主题。

总之，访谈法是获取第一手资料的重要途径，若运用得当，可弥补问卷法的不足，扩展资料的层面和加深资料分析的深度，发挥访谈的各项优点；反之，在某种程度上会导致无效信息。作为谈话的形式，访谈者至关重要，访谈者态度是否客观，眼光是否敏锐，是否有真知灼见对访谈结果有直接影响。

三、心理测验

（一）心理测验的概念

心理测验是心理测量的一种具体方法和手段，是结合行为科学和数学方法对某一个特定的个体，在特定的素质或对特定的群体所处的水平进行测量的手段。它是心理评估中最常用的比较客观的一种评估方法。

心理测验的概念：是心理测量的一种具体方法和手段，是结合行为科学和数学方法对某一个特定的个体在特定的素质或对特定的群体所处的水平进行测量的手段。

（二）应用心理测验的原则

尽管心理测验有其他方法不可替代的优越性，但它的优越性发挥还有赖于使用者的正确使用。在使用中，使用者要以严谨的态度对待测验及其结果，并严格遵守以下原则：

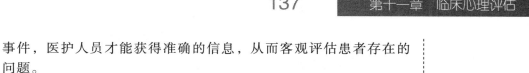

应用心理测验的原则：
① 标准化原则；
② 保密原则；
③ 客观性原则。

1. 标准化原则

标准化原则是指测验的编制、实施、计分和测验结果的解释必须具有一致性，保证对于所有受试者来说施测条件都相同，这样才能减少无关因素对测试结果的影响，保证测试结果的准确性和客观性。

为了达到此项要求，使用者在应用心理测验的过程中，要做到：

（1）选择标准化的心理测验；

（2）采用标准化指导语；

（3）采用标准化施测方法；

（4）采用标准化计分方法；

（5）选择代表性常模。

2. 保密原则

在使用心理测验的过程中，要求对测验根据和测验结果保密，特别是测验结果。因为测验结果是受试者的隐私，作为使用者应该尊重他们，有义务为受试者保密，以免对受试者产生不良影响。

3. 客观性原则

任何测验都不可能准确无误地反映出个体的真实面貌。心理测验结果反映的是受试者在测验的特定环境下的行为，并不一定是其在日常生活中的典型行为，许多因素都可能影响受试者对测验的反应。因此，对测验结果的解释应当遵循客观性原则。

（三）心理测验的类型

心理测验的量表很多，1989 年出版的《心理测验年鉴》第 10 版（MMY-10）收集了常用的各种心理测验量表近 1 800 种。每年几乎都有新的量表出现。尽管心理测验的种类繁多，但可以从不同的角度将其归纳为几种类型。

（1）按测验的目的可分为智力测验、人格测验、神经心理测验、特殊能力测验和症状评定等。

（2）按测验材料的性质可分为文字测验和非文字测验。

（3）按测验的方法可分为问卷测验、投射测验、操作测验等。

（4）按测验的组织方式分为个别测验和团体测验。

本章主要介绍临床医护人员工作中常用的临床心理评估量表，智力、人格测验等本章则不作介绍。

（四）临床常用的心理评估量表

1. 症状自评量表（SCL-90）

症状自评量表又名90项症状清单（SCL-90），该量表（Symptom Checklist 90）由德若伽提斯（Derogatis，L R）以他编制的Hopkins症状清单（HSCL，1973）为基础所制订。包含广泛的精神病症状学内容，如情感、行为、人际关系、躯体症状等，是当前使用最为广泛的精神障碍和心理疾病门诊检查量表，将协助患者从十个方面来了解自己的心理健康程度。

（1）适用范围。

① 在精神科和心理咨询门诊中，作为了解就诊者或受咨询者心理卫生问题的一种评定工具。

② 在综合性医院中，常用SCL-90了解躯体疾病患者的精神症状。

③ 应用SCL-90调查不同职业群体的心理卫生问题，从不同侧面反映各种职业群体的心理卫生问题。

（2）施测步骤。

① 在开始评定前，把总的评分方法和要求向受测者交代清楚，然后让其作独立的不受任何人影响的自我评定，并用铅笔（便于修改）填写。

它的每一项目均采用5级评分制，具体情况说明如下：

没有：自觉并无该项问题（症状）。

很轻：自觉有该问题，但发生得并不频繁、严重。

中等：自觉有该项症状，其严重程度为轻到中度。

偏重：自觉常有该项症状，其程度为中到严重。

严重：自觉该症状的频度和强度都十分严重。

② 评定的时间范围是“现在”或者是“最近一个星期”的实际感觉。

（3）测验的记分。

SCL-90的统计指标主要是两项，即总分和因子分。

① 总分：是90个项目所得分之和，能反映其病情的严重程度。

总症状指数，即总均分 = 总分/90。表示从总的来看，受试者的自我感觉介于1 ~ 5的哪一个范围内。

阳性症状均分 =（总分 − 阴性项目数）/ 阳性项目数。表示被试者在阳性项目中的平均得分。可以看出此人自我感觉不佳的项目的程度介于哪个范围。

阳性项目数：单项分≥2的项目数。表示病人在多少项目中呈现“有症状”。

症状自评量表：又名90项症状清单，是当前使用最为广泛的精神障碍和心理疾病门诊检查量表。

症状自评量表运用范围：

① 在精神科和心理咨询门诊中，作为了解就诊者或受咨询者心理卫生问题的一种评定工具；

② 在综合性医院中，常用SCL-90了解躯体疾病患者的精神症状；

③ 应用SCL-90调查不同职业群体的心理卫生问题，从不同侧面反映各种职业群体的心理卫生问题。

阴性项目数：单项分 = 1 的项目数，即 90 – 阳性项目数。表示病人“无症状”的项目有多少。

② 因子分：SCL-90 有 10 个因子，着重反映病人某方面症状的痛苦水平。通过因子分可以了解症状分布的特点，并可以作轮廓图分析，了解各因子的分布趋势和评定结果的特征。

躯体化。主要反映身体不适感，包括心血管、胃肠道、呼吸和其他系统的不适和头痛、背痛、肌肉酸痛以及焦虑等躯体不适表现。该分量表的得分在 0～48 分之间。得分在 24 分以上，表明个体在身体上有较明显的不适感，并常伴有头痛、肌肉酸痛等症状。得分在 12 分以下，躯体症状表现不明显。总的说来，得分越高，躯体的不适感越强；得分越低，症状体验越不明显。

强迫症状。主要指那些明知没有必要，但又无法摆脱的无意义的思想、冲动和行为，还有一些比较一般的认知障碍的行为征象也在这一因子中反映。该分量表的得分在 0～40 分之间。得分在 20 分以上，强迫症状较明显。得分在 10 分以下，强迫症状不明显。总的说来，得分越高，表明个体越无法摆脱一些无意义的行为、思想和冲动，并可能表现出一些认知障碍的行为征兆。得分越低，表明个体在此种症状上表现越不明显，没有出现强迫行为。

人际关系敏感。主要是指某些人际的不自在与自卑感，特别是与其他人相比较时更加突出。在人际交往中的自卑感，心神不安，明显地不自在，以及人际交流中的不良自我暗示、消极的期待等是这方面症状的典型原因。该分量表的得分在 0～36 分之间。得分在 18 分以上，表明个体人际关系较为敏感，人际交往中自卑感较强，并伴有行为症状，如坐立不安、退缩等。得分在 9 分以下，表明个体在人际关系上较为正常。总的说来，得分越高，个体在人际交往中表现的问题就越多，自卑、自我中心越突出，并且已表现出消极的期待。得分越低，个体在人际关系上越能应付自如，人际交流自信、胸有成竹，并抱有积极的期待。

抑郁。苦闷的情感与心境为代表性症状，以生活兴趣的减退，动力缺乏，活力丧失等为特征，表现出失望、悲观以及与抑郁相联系的认知和躯体方面的感受。另外，还包括有关死亡的思想和自杀观念。该分量表的得分在 0～52 分之间。得分在 26 分以上，表明个体的抑郁程度较强，生活缺乏足够的兴趣，缺乏运动活力，极端情况下，可能会有死亡的念头和自杀的想法。

焦虑。一般指那些烦躁，坐立不安，神经过敏，紧张以及由此产生的躯体征象，如震颤等。该分量表的得分在 0～40 分之间。得分在 20 分以上，表明个体较易焦虑，易表现出烦躁、不安静和神经过敏，极端时可能导致惊恐发作。得分在 10 分以下，表明个体不易焦虑，易表现出安定的状态。总的说来，得分越高，焦虑表现越明显。得分越低，越不会导致焦虑。

敌对。主要从三方面来反映敌对的表现：思想、感情及行为。其项目包括厌烦的感觉，摔物，争论直到不可控制的脾气暴发等各方面。该分量表的得分在 0～24 分之间。得分在 12 分以上，表明个体易表现出敌对的思想、情感和行为。得分在 6 分以下，表明个体易表现出友好的思想、情感和行为。

恐怖。恐惧的对象包括出门旅行，空旷场地，人群或公共场所和交通工具。此外，还有社交恐怖。该分量表的得分在 0～28 分之间。得分在 14 分以上，表明个体恐怖症状较为明显，常表现出社交、广场和人群恐惧，得分在 7 分以下，表明个体的恐怖症状不明显。

偏执。主要指投射性思维、敌对、猜疑、妄想、被动体验和夸大等。

该分量表的得分在 0～24 分之间。得分在 12 分以上，表明个体的偏执症状明显，较易猜疑和敌对，得分在 6 分以下，表明个体的偏执症状不明显。总的说来，得分越高，个体越易偏执，表现出投射性的思维和妄想，得分越低，个体思维越不易走极端。

精神病性。反映各式各样的急性症状和行为，即限定不严的精神病性过程的症状表现。该分量表的得分在 0～40 分之间。得分在 20 分以上，表明个体的精神病性症状较为明显，得分在 10 分以下，表明个体的精神病性症状不明显。

其他项目。作为附加项目或其他，作为第 10 个因子来处理，以便使各因子分之和等于总分。

（4）结果的解释。

量表的作者未提出分界值，按中国的常模，总分超过 160 分，或者阳性项目数超过 43 项，或者任一因子分超过 2 分，可考虑筛选阳性，需进一步进行检查。

2. 焦虑自评量表（SAS）

焦虑自评量表（SAS）是由 W.K.Zung 于 1971 年编制的。本量表含有 20 个反映焦虑主观感受的项目，每个项目按症状出现的频度分为四级评分，其中 15 个为正向评分，5 个为反向评分。

焦虑自评量表：焦虑自评量表（SAS）是由 W.K.Zung 于 1971 年编制的。本量表含有 20 个反映焦虑主观感受的项目，每个项目按症状出现的频度分为四级评分，其中 15 个为正向评分，5 个为反向评分。

焦虑自评量表适用范围：
本量表可以评定焦虑症状的轻重程度及其在治疗中的变化。适用于具有焦虑症状的成年人，主要用于疗效评估，不能作为诊断。

（1）适用范围。本量表可以评定焦虑症状的轻重程度及其在治疗中的变化。适用于具有焦虑症状的成年人，主要用于疗效评估，不能作为诊断。

（2）施测步骤。

① 在开始评定前，一定要把整个量表填写方法及每条问题的含义都弄明白，然后作独立的不受任何人影响的自我评定。

② 评定的时间范围是“现在”或者是“最近一个星期”的实际感觉。

③ 评定时，要让自评者理解反向记分的各题，SAS 有 5 个反向项目，如不能理解会直接影响统计结果。

（3）测验的记分。若为正向评分题，依次为粗分 1、2、3、4 分；反向评分题（量表中有 * 号者），则评为 4、3、2、1 分。20 个项目相加即得粗分（X），经过公式换算，即用粗分乘以 1.25 以后取整数部分，即得标准分（Y）。

（4）结果的解释。按照中国常模结果，SAS 标准分的分界值是 50 分，其中 50 ~ 59 分为轻度焦虑，60 ~ 69 分为中度焦虑，69 分以上为重度焦虑。

抑郁自评量表：
抑郁自评量表（SDS）由 W.K.Zung 在 1965 年编制而成。本量表含有 20 个反映抑郁主观感受的项目，每个项目按症状出现的频度分为四级评分，其中 10 个为正向评分，10 个为反向评分。

3. 抑郁自评量表（SDS）

抑郁自评量表（SDS）由 W.K.Zung 在 1965 年编制而成。本量表含有 20 个反映抑郁主观感受的项目，每个项目按症状出现的频度分为四级评分，其中 10 个为正向评分，10 个为反向评分。

抑郁自评量表适用范围：
本量表可以评定抑郁症状的轻重程度及其在治疗中的变化。特别适用于发现抑郁症的病人，其评定对象为具有抑郁症状的成年人。

（1）适用范围。本量表可以评定抑郁症状的轻重程度及其在治疗中的变化。特别适用于发现抑郁症的病人，其评定对象为具有抑郁症状的成年人。

（2）施测步骤。

① 在开始评定前，一定要把整个量表填写方法及每条问题的含义都弄明白，然后作独立的不受任何人影响的自我评定，并用铅笔填写。

② 评定的时间范围是“现在”或者是“最近一个星期”的实际感觉。

③ 评定时，要让自评者理解反向记分的各题，SDS 有 10 个反向项目，如不能理解会直接影响统计结果。

（3）测验的记分。若为正向评分题，依次为粗分 1、2、3、4 分；反向评分题（量表中有 * 号者），则评为 4、3、2、1 分。20 个项目相加即得粗分（X），经过公式换算，即用粗分乘以 1.25 以后取整数部分，即得标准分（Y）。

（4）结果的解释。按照中国常模结果，SAS 标准分的分界值是

53 分，其中 53 ~ 62 分为轻度抑郁，63 ~ 72 分为中度抑郁，72 分以上为重度抑郁。

4. 状态-特质焦虑问卷（STAI）

状态-特质焦虑问卷，由 Charles D. Spielberger 等人编制，首版于 1970 年问世，1980 年完成修订，1981 年译成中文。该量表为自评量表，由 40 项描述题组成，分为两个分量表：一是状态焦虑量表（简称 S-AI），包括第 1 ~ 20 题。状态焦虑描述一种通常为短暂性的不愉快的情绪体验，如紧张、恐惧、忧虑和神经质，伴有植物神经系统的功能亢进。特质焦虑量表（简称 T-AI），包括第 21 ~ 40 题。二是描述相对稳定的，作为一种人格特质且具有个体差异的焦虑倾向。

（1）适用范围。该量表可应用于评定内科、外科、心身疾病及精神病人的焦虑情绪，筛查高校学生、军人和其他职业人群的有关焦虑问题，也可用来评价心理治疗、药物治疗的效果。

（2）施测步骤。

① 在开始评定前，一定要把整个量表填写方法及每条问题的含义都弄明白，然后作独立的不受任何人影响的自我评定。

② 该量表用于个人或集体测试，受试者一般需具有初中以上文化水平。测查无时间限制，一般 10 ~ 20 分钟可完成整个量表条目的回答。

③ 评定时，要让自评者理解反向记分的各题，STAI 有 20 个反向项目，如不能理解会直接影响统计结果。

（3）测验的记分。第 1 ~ 20 题为状态焦虑量表，主要用于反映即刻的或最近某一特定时间的恐惧、紧张、忧虑和神经质的体验或感受，可以用来评价应激情况下的焦虑水平。全量表进行 1 ~ 4 级评分（状态焦虑：1——完全没有，2——有些，3——中等程度，4——非常明显）。第 21 ~ 40 题为特质焦虑量表，用于评定人们经常的情绪体验。全量表进行 1 ~ 4 级评分（特质焦虑：1——几乎没有，2——有些，3——经常，4——几乎总是如此），由受试者根据自己的体验选择最合适的等级，然后分别计算出状态焦虑和特质焦虑量表的累加分值（**注意**：凡正性情绪项目均为反序计分）。

附表中带*的项目按反序计分。

（4）结果的解释。最小值为 20 分，最大值为 80 分，某量表上的得分越高，反映了受试者该方面的焦虑水平越高。该量表国内尚无常模，美国常模如下：状态焦虑量表，19 ~ 39 岁：男性 56 分，女性 57 分；40 ~ 49 岁：男性 55 分，女性 58 分；50 ~ 69 岁：男性 52 分，女性 47 分。特质焦虑量表，19 ~ 39 岁：男性 53 分，女性

状态-特质焦虑问卷，由 Charles D. Spielberger 等人编制，首版于 1970 年问世，1980 年完成修订，1981 年译成中文。

适用范围：该量表可应用于评定内科、外科、心身疾病及精神病人的焦虑情绪，筛查高校学生、军人和其他职业人群的有关焦虑问题，也可用来评价心理治疗、药物治疗的效果。

58 分；40～49 岁：男性 51 分，女性 53 分；50～69 岁：男性 50 分，女性 43 分。

5. A 型行为（TABP）

A 型行为采用 1983 年由张伯源主持的全国性协作组，研究参考了美国的一些 A 型行为测查量表的内容，并根据中国人的自身特点，经过三次测试和修订，完成了信度、效度较高的 A 型行为类型问卷。

A 型行为采用 1983 年由张伯源主持的全国性协作组，研究参考了美国的一些 A 型行为测查量表的内容，并根据中国人的自身特点，经过三次测试和修订，完成了信度、效度较高的 A 型行为类型问卷。

该问卷包含有 60 个题目，分成 3 个部分：

TH。共有 25 个项目，表示时间匆忙感、时间紧迫感和做事快节奏等特点。

CH。共有 25 个项目，表示竞争性、缺乏耐性和敌意情绪等特征。

L。共有 10 个项目，作为测谎题，考查被试者回答量表时是否诚实、认真。

在 20 世纪 50 年代，美国著名心脏病学家弗里德曼和罗森曼首次提出了 A 型行为类型的概念。他们发现许多冠心病人都表现出一些典型而共同的特点：雄心勃勃，争强好胜，醉心于工作，但是缺乏耐心，容易产生敌意情绪，常有时间紧迫感。

（1）适用范围。本量表主要用于评估成人的行为模式，以了解受试者冠状动脉硬化性心脏病的易患性。A 型行为是一种具有过强的竞争性以及高度的时间紧迫感的人格类型，这种性格是产生冠心病的主要影响因素之一。在 20 世纪 50 年代，美国著名心脏病学家弗里德曼和罗森曼首次提出了 A 型行为类型的概念。他们发现许多冠心病人都表现出一些典型而共同的特点：雄心勃勃，争强好胜，醉心于工作，但是缺乏耐心，容易产生敌意情绪，常有时间紧迫感。他们把这类人的行为表现特点称之为 A 型行为类型（TABP），而相对缺乏这类特点的行为称之为 B 型行为（TBBP）。

（2）施测步骤。

① 在开始评定前，把评分方法和要求给受试者讲清楚，然后做独立的不受任何人影响的自我评定。

② 对于文化程度低的受试者，可由工作人员逐一念给他听，并以中性、不带任何暗示和偏向的方式把问题本身的意思告诉他。

（3）测验的记分。

TH 的 25 问中，答 2、3、6、7、10、11、19、21、22、26、29、34、38、40、42、44、46、50、53、55、58 的“是”和 4、16、30、54 的“否”记分。

CH 的 25 问中，答 1、4、5、9、12、15、17、23、25、27、28、31、32、35、39、41、47、57、59、60 的“是”和 18、36、45、49、51 的“否”记分。

L 的 10 问中，答 8、20、24、43、56 的“是”和 13、33、37、48、52 的“否”记分。

每题回答与以上标准答案相符合的记 1 分。首先计算 L 量表，如果积分≥7 分表示真实性不大，须剔除该问卷。L 量表≤7 分，则进一步计算其他两个量表的得分。

（4）结果的解释。根据量表的总得分（TH + CH）来划分 A 型人和 B 型人，其常模均值为 28 分。L 的得分可认为是无效问卷。行为总分为 28 ~ 35 分时，视为中间偏 A 型行为倾向；行为总分大于 36 分者则视为 A 型行为特征；行为总分为 19 ~ 26 分时视为中间偏 B 型行为倾向；行为总分小于 18 分者则视为 B 型行为特征；27 分视为极端中间型行为特征。

A 型行为的评估不能只靠问卷答案计算，必须结合临床观察和会谈获得资料做出综合判断。

6. 其他量表

在临床工作中根据需要还会使用其他量表，如：护士用住院观察量表（NOSIE）、生活事件量表（LES）、社会支持评定量表（SSRS）、现实行为检查表（CBCL）等，在此不再一一介绍。

【案例】

吴先生，60 岁，近日与家人吵架后心绞痛发作入院。体检结果，T：36 °C，P80 次/分，Bp：128/80 mmHg，身高 170 cm，体重 78 公斤。心电图显示：Ⅱ、Ⅲ、aVF 导联 ST 段抬高 0.3 mv，T 波倒置。医疗诊断：冠心病。既往有 30 年吸烟史，高血压病史 7 年，曾因心绞痛发作住院 5 次。其弟述患者一向脾气急躁、固执，追求完美、人际关系欠佳，妻子去世多年，与儿子和媳妇常有摩擦。入院后患者情绪烦躁，表情焦虑，对医生、护士的问话显得不耐烦，欠合作，入院后家人很少探望。经治疗后心绞痛症状得到控制。

【分析讨论】

1. 对该患者进行心理评估选择哪一种量表比较合适？
2. 如何对该患者进行心理干预？

达标练习题

一、填空题

1. 临床心理评估的常用方法有________、________、________、________、________。

2. 应用心理测验的原则是________、________、________。

二、单项选择题

1. SCI-90 适用的评估对象是（　　）。
   A. 精神病人的焦虑情绪　　B. 抑郁症病人
   C. 躯体疾病患者的精神症状　　D. 恐惧症病人
2. 判断中度抑郁标准分值的范围是（　　）。
   A. 53～62 分　　B. 63～72 分
   C. 72～81 分
3. 轻度抑郁的分界值是（　　）。
   A. 50～59 分　　B. 60～69 分
   C. 70～79 分　　D. 80～89 分
4. A 型行为是（　　）病的主要危害因素之一
   A. 胃肠炎　　B. 冠心病
   C. 焦虑症　　D. 躁狂

三、多项选择题

临床心理评估的作用有哪些？（　　）

A. 为临床诊断和治疗提供依据
B. 为疾病预防提供帮助
C. 鉴别人的好坏提供帮助
D. 为临床医学的发展提供手段

四、名词解释

心理评估　　心理测量　　心理测验

五、简答题

1. 简述心理评估、心理测量、心理测验三者的区别和联系。
2. 简述行为观察的优缺点。
3. 简述临床访谈的基本技巧。

第十二章 心理障碍

【学习目标】

- 了解人格障碍的概念；
- 熟悉神经症的主要类型和临床表现；
- 掌握心理障碍的含义以及正常和异常心理判断标准。

作为万物之灵的人，既有生物属性，亦有社会属性，是有着丰富思想感情的，所谓“形具而神生，好恶喜怒哀乐藏焉”。因此，人既会患生理上的疾病，心理上也可能会产生异常，也会产生心理疾病。现代社会的生活节奏加快，竞争日益激烈，从而加重了人们的心理负担；而价值观的改变与多元化，使人们失去了稳定感而变得难以认同、无所适从。随着社会的发展，健康的内涵和外延也发生了重大变化，健康不仅指躯体生理和功能的健康，还包含心理的健康和社会适应良好等方面。

健康：
不仅指躯体生理和功能的健康，还包含心理的健康和社会适应良好等方面。

第一节 心理障碍概述

一、心理障碍的概念与分类

（一）心理障碍的概念

心理障碍（mental disorder）也称“心理失调”“精神障碍”“心理变态”，是指对许多不同种类的心理、情绪和行为失常的统称，指人的人格偏离正常人群，并且没有能力按社会认为适宜的方式行动，不能适应社会。心理障碍内涵包括三个方面。

心理障碍的概念：
也称“心理失调”“精神障碍”“心理变态”，是指对许多不同种类的心理、情绪和行为失常的统称，指人的人格偏离正常人群，并没有能力按社会认为适宜的方式行动，不能适应社会。

（1）生物学概念：是指其脑功能偏离正常或脑有分子水平或细胞水平的病理变化。

（2）心理学概念：是指患者自觉有心理痛苦并主动求治，心理学检查其心理活动从统计学角度看也是偏离正常范围的。

（3）社会学概念：是指患者自理生活能力，人际交往能力，学习、工作和操持家务能力，遵守社会规章制度能力和适应社会认可的文化能力之一或多项有障碍。

（二）心理障碍的分类

目前，关于心理障碍的分类尚无统一的标准，较常用的标准有以下三种：

1. CCMD-3 中国精神疾病分类标准

① 器质性精神障碍；② 精神活性物质或非成瘾物质所致精神障碍；③ 精神分裂症（分裂症）和其他精神病性障碍；④ 心境障碍（情感性精神障碍）；⑤ 癔症、应激相关障碍、神经症；⑥ 心理因素相关生理障碍；⑦ 人格障碍、习惯与冲动控制障碍、性心理；⑧ 精神发育迟滞与童年和少年期心理发育障碍；⑨ 童年和少年期的多动障碍、品行障碍、情绪障碍；⑩ 其他精神障碍和心理卫生情况。

2. CCMD-II-R 中国精神疾病诊断标准

正常和异常心理的判断标准：
① 内省经验标准；
② 统计学标准；
③ 医学标准；
④ 社会适应标准。

① 脑器质性精神障碍与躯体疾病所致精神障碍；② 精神活性物质与非依赖性物质所致精神障碍；③ 精神分裂症，其他精神病性障碍；④ 情感性精神障碍（心境障碍）；⑤ 神经症及与心理因素有关的精神障碍；⑥ 与心理因素有关的生理障碍；⑦ 人格障碍、意向控制障碍（冲动控制障碍）与性变态；⑧ 精神发育迟滞；⑨ 儿童少年期精神障碍；⑩ 其他精神障碍及与司法鉴定和心理卫生密切相关的几种情况。

3. ICD-10 国际精神与行为障碍类别标准

内省经验标准：
① 指病人的主观体验；
② 不同的观察者有各自评定行为的标准。

① 器质性包括症状性精神障碍；② 使用精神活性物质所致的精神和行为障碍；③ 精神分裂症、分裂型障碍和妄想性障碍；④ 心境（情感）障碍；⑤ 神经症性及躯体形式障碍；⑥ 伴有生理紊乱及躯体因素的行为综合症；⑦ 成人人格与行为障碍；⑧ 精神发育迟滞；⑨ 心理发育障碍；⑩ 通常起病于童年与少年期的行为与情绪的障碍。

二、正常和异常心理的判断

目前，关于心理障碍的分类尚无统一的标准，较常用的标准有以下四种。

（一）内省经验标准

这里的内省经验指两方面，其一是指病人的主观体验，即病人自己觉得有焦虑、抑郁或没有明显原因的不舒适感，或自己不能适当地控制自己的行为，因而寻求他人支持和帮助。但是，在某些情况下没有这种不舒适感反而可能表示有心理异常，如亲人伤亡或因学业不及格而退学时，如果一点没有悲伤或忧郁的情绪反应，也需考虑其有心理变态异常。其二是从观察者而言的，即观察者根据自己的经验作出心理正常还是异常的判断。当然这种判断具有很大的主观性，其标准因人而异，即不同的观察者有各自评定行为的标准。

（二）统计学标准

统计学标准：在普通人群中，对人们的心理特征进行测量的结果常常显示常态分布，居中的大多数人属于心理正常，而远离中间的两端则被视为异常。

在普通人群中，对人们的心理特征进行测量的结果常常显示常态分布，居中的大多数人属于心理正常，而远离中间的两端则被视为异常。因此，确定一个人的心理正常或异常，就以其心理特征偏离平均值的程度来决定。虽然心理异常是相对的，它是一个连续的变量，偏离平均值的程度越大，则越不正常。所谓正常与异常的界限是人为划定的，以统计数据为基础。这与许多心理测验方法的判定是相同的。

统计学标准提供了心理特征的数量资料，比较客观，也便于比较，操作也简便易行。但这种标准也存在一些明显的缺陷，例如，智力超常或有非凡创造力的人在人群中是极少数，但很少被认为是病态。再者，有些心理特征和行为也不一定成常态分布，而且心理测量的内容同样受社会文化制约。所以，统计学标准也不是普遍适用的。

（三）医学标准

医学标准：是指将心理变态当作躯体疾病一样看待。

社会适应标准：是指正常人的行为符合社会的准则，而不能按照社会认可的方式行事，致使其行为后果对本人或社会不适应的时候，则认为此人有心理异常。

这种标准是将心理变态当做躯体疾病一样看待。如果一个人身上表现的某种心理现象或行为可以找到病理解剖或病理生理变化的依据，则认为此人有精神疾病，其心理表现则被视为疾病的症状，其产生原因则归结为脑功能失调。这一标准为临床医师广泛采用。他们深信心理障碍病人的脑部应有病理过程存在。有些目前未能发现明显病理改变的心理障碍，可能将来会发现更精细的分子水平上的变化，这种病理变化的存在才是心理正常与异常划分的可靠依据。这种标准比较客观，十分重视物理、化学检查和心理生理测定，许多医学概念现在仍为变态心理学所采用。但是，医学标准也并不完全令人满意。虽然像麻痹性痴呆、癫痫性精神障碍和药物中毒性心理障碍使用医学标准非常有效，但对于像神经症和人格障碍则无能为力。心理障碍的原因通常不是单一的，它是多种原因共同作用的结果。除了生物学的原因，还有心理和社会文化的原因。因此，划分心理正常或异常还需要其他的标准。

马斯洛判断心理是否正常的十项标准：
① 有充分的适应能力；
② 充分了解自己，并能对自己的能力作恰当的估计；
③ 生活目标能切合实际；
④ 与现实环境保持接触；
⑤ 能保持人格的完整和谐；
⑥ 有从经验中学习的能力；
⑦ 能保持良好的人际关系；
⑧ 适度的情绪发泄与控制；
⑨ 在不违背集体意志的前提下，有限度地发挥个性；
⑩ 在不违背社会规范的情况下，个人基本需要能适当满足。

（四）社会适应标准

在正常情况下，人体维持着生理、心理的平衡状态，人能依照社会生活的需要适应环境和改造环境。因此，正常人的行为符合社会准则，能根据社会要求和道德规范行事，是适应性行为。如果由于器质的或功能的缺陷或两者兼而有之使得个体能力受损，不能按照社会认可的方式行事，致使其行为后果对本人或社会不适应的时候，则认为此人有心理异常。

许多心理学家主要从社会适应的角度提出了判断心理是否正常的标准。例如马斯洛（Maslow）等提出了十项标准：① 有充分的适应能力；② 充分了解自己，并能对自己的能力作出恰当的估计；③ 生活目标能切合实际；④ 与现实环境保持接触；⑤ 能保持人格的完整和谐；⑥ 有从经验中学习的能力；⑦ 能保持良好的人际关系；⑧ 适度的情绪发泄与控制；⑨ 在不违背集体意志的前提下，有限度地发挥个性；⑩ 在不违背社会规范的情况下，个人基本需要能适当满足。

这一标准说明了心理正常的情形，但是正常人群中这些方面也并不完全一样，其变化幅度很大。

可见，上述每一种标准都有其根据，对于判断心理正常或异常都有一定的参考价值，但都不能单独用来解决全部问题。故应互相补充，并通过大量的临床实践，对各种心理现象进行科学分析，才能据此判断是否有心理变态或异常。

三、心理障碍产生的原因

（一）心理动力学观点

心理动力学是弗洛伊德基于临床实践（特别是治疗癔症病人的实践）而提出的一个学说。弗洛伊德相信，无论是正常人还是有心理障碍的病人，在其内心深处都存在着“本我”“自我”和“超我”之间的斗争或冲突。所有人的行为都是由不合理的“本我”冲动驱动或激发的。行为正常者同行为异常者之间的区别基本上是程度上的，而不是性质上的。行为正常的人三种人格结构是平衡的，“自我”有力量控制“本我”的本能，抵挡“超我”的过分谴责。而心理失常的人，其“本我”“自我”和“超我”之间的关系失去平衡。弗洛伊德还认为，人的大多数心理痛苦和心理障碍源于童年时代。

一个人在童年时代性心理发展过程中所受到的精神创伤或痛苦以及内心冲突等，尽管可以被忘却，但它们并没有消失，而是被压抑在潜意识之中。当被现实生活事件重新激发时，它便会引起“本我”“自我”和“超我”之间关系失衡和心理冲突的加剧。在极端的情况下，“自我”丧失对“本我”的控制便会发生精神疾病。

（二）行为主义观点

行为心理学是从 20 世纪初开始，通过华生、巴甫洛夫（Ivan Pavlov，1849—1936）、桑戴克（Edward Lee Thorndike，1874—1949）和斯金纳（B.F.Skinner，1904—1990）等诸多心理学家的工作而创建的一个心理学派别。

行为心理学家认为，同适应行为和技能一样，适应不良或异常行为也可以通过学习而获得。所不同的是，适应不良行为通常是在人无所知觉的情况下，通过经典条件反射、操作条件作用和观察学习的方式获得的，是“情景使然”。然而，行为理论家并没有声称所有的心理异常都唯一地是学习的结果，而只是认为学习可以有重要作用。不管心理异常的原因是什么，学习都有助于改变不良行为。

心理障碍产生的原因：
① 心理动力学观点；
② 行为主义观点；
③ 认知心理学观点；
④ 生物学观点。

（三）认知心理学观点

认知心理学兴起于 20 世纪 60 年代，其核心主张是：人的行动与其说是对外界刺激的反应不如说是个体对这些刺激的心理加工的结果；异常行为是适应不良认知的产物。认知理论学家主张采用认知疗法帮助来访者摆脱心理障碍。

艾利斯（A.Ellis）认为，心理障碍的决定因素是不合理的信念，人可以用理性战胜非理性。贝克（A.T.Beck）认为心理障碍常常同特殊的、歪曲的思考方式有关。常见的歪曲认知有：夸大（把小事看得远比实际重要）、过度概括（由微不足道的证据推出广泛的结论）和选择概括性（只注意某类证据，同时忽略其他同样有关的证据）等。

（四）生物学观点

现代科学研究证明，脑是人类心理活动的物质基础，控制着个体的心理和生理活动。脑的结构和生理生化过程的异常一般会有相应的异常心理表现，持续的、强烈的心理刺激或机体生物学变化对脑的结构和功能可以产生不同的影响。其主要观点有：一是心理障碍形成的遗传因素。大量的家系、双生子、寄养子遗传因素调查及细胞和分子遗传学研究结果表明，多种心理障碍具有遗传倾向，心理障碍的种类不同，遗传性大小也不一样。二是脑损伤与心理障碍。生物学理论家认为，脑在先天和后天受到损伤后，在认知、情绪、意志这三个心理过程和智力、人格等个性心理特征上也会有异常表现。三是神经内分泌与心理功能有关，如果神经内分泌功能异常可导致许多心理障碍。

神经症的概念：是由一组主要表现为焦虑、抑郁、恐惧，强迫、疑病症状或神经衰弱等症状所组成的精神障碍。

第二节 神经症

一、神经症的概念

神经症（neurosis）不是一个特定的疾病单元（Disease Entity），而是依据病因、发病的机理、临床表现和预后颇不一致的一大类精神疾病。广义概念是一种较严重的心理障碍，神经症属于功能性心理障碍，患者的神经系统没有器质性病变。神经症（neurosis）是由一组主要表现为焦虑、抑郁、恐惧、强迫、疑病症状或神经衰弱等症状所组成的精神障碍。这一类心理障碍具有以下几个共同特点：

（1）无躯体器质性病变。

（2）可有一定人格基础。

（3）发病常与社会心理（环境）因素密切相关。

（4）自知力存在，常有主动求治、求助行为。

（5）一般社会适应能力良好。

（6）一般无持久精神病性症状。

神经症的共同特点：
① 无躯体器质性病变；
② 可有一定人格基础；
③ 发病常与社会心理（环境）因素密切相关；
④ 自知力存在，常有主动求治、求助行为；
⑤ 一般社会适应能力良好；
⑥ 一般无持久精神病性症状。

二、常见神经症

（一）恐怖性神经症

恐怖性神经症（phobic neurosis），又称恐怖性焦虑障碍（phobic anxiety disorder），简称恐怖症。本症是指患者对某些特定事件、处境或在与人交往时产生剧烈的恐惧和不安的内心体验，伴有面红、气促、出汗、心悸、恶心、乏力等植物神经症状，因而采取回避态度，影响了正常活动。

恐怖性神经症的概念：又称恐怖性焦虑障碍（phobic anxiety disorder），简称恐怖症。本症是指患者对某些特定事件、处境或在与人交往时产生剧烈的恐惧和不安的内心体验。

1. 病　因

恐怖性神经症的病因主要有，① 性格特点：高度内向、害羞、被动、依赖、易焦虑、自幼受到母亲过多保护。② 心理因素：强烈精神刺激诱发本病，如夫妻分离、亲人死亡、意外事件、恐吓等。③ 生理因素：据研究得知，恐怖症病人的神经系统觉醒水平

（arousal level）增高，处于过度觉醒状态，交感神经系统兴奋占优势，体内肾上腺素、甲状腺素分泌增加。④ 遗传因素。调查资料显示，恐怖症病人的父母和同胞患神经症的较多。

2. 临床表现

（1）社交恐怖（social phobia）。这是恐怖症中最为普遍的一种，多在 17～30 岁青少年时期发病，是指遇到异性、陌生人、领导等便局促不安、紧张焦虑、面红心悸、头昏、颤抖，而欲加规避的一种病态现象。如对女性恐怖的患者见到女同学就会绕道而走或低头匆匆跑过。社交恐怖症一般会随着年龄的增长、知识阅历的丰富、群体生活的锻炼而逐渐消失，但个别严重患者则需心理咨询治疗。其特点是害怕被人注视，一旦发现他人注视自己，就面红、不自然、不敢抬头，怕与人对视，怕社交，怕在公共场合露面，怕演讲，怕与异性接触。社交恐怖的对象可以是亲人、熟人甚至亲属、配偶。

恐怖性神经症临床表现：
① 社交恐怖；
② 单纯恐怖；
③ 场所恐怖。

（2）单纯恐怖（simple phobic neurosis）。这是指对某一具体物件、动物有一种不合理的恐怖，如怕黑、怕登高、怕猫、怕狗等。如对针、剪、刀、笔尖等物体发生恐怖时称锐器恐怖；对猫、狗、鼠、蛇等动物发生恐怖时称动物恐怖；对黑暗恐怖的患者夜晚睡觉时，须开灯而眠。随着年龄增长，部分人的症状会逐渐消失。

（3）场所恐怖（agora phobic）。患者怕进商店、剧院、教室、公共汽车、高处或密室等场所，否则就会产生焦虑，严重的甚至不敢出门。

【知识链接】

强迫意向

李某，高中生，一天，她见到十楼的一位户主不小心将几条十分可爱的红金鱼掉了下来，摔死在水泥地面上。对此，她感到十分害怕，联想到自己如果不小心从高楼上摔下来的一幅惨状。于是，便越想越感到恐惧。逐渐地，她不敢坐电梯、爬山、乘高空游览车，等等。更为严重的是，上高中后，她的寝室在五楼，她感到十分害怕，要求班主任将其调往一楼。

（二）强迫性神经症

强迫性神经症（obsessive compulsive neurosis）简称强迫症，亦称强迫性障碍（obsessive compulsive disorder）。强迫症是指不能为主观意志所克制，反复出现的观念、意向、行为特征的一类神经症性障碍。

强迫性神经症概念：亦称强迫性障碍，强迫症是指不能为主观意志所克制，反复出现的观念、意向、行为特征的一类神经症性障碍。

强迫性神经症临床表现：
① 强迫观念；
② 强迫动作。

1. **病　因**

强迫性神经症的主要原因为：① 性格特点。大多数人有强迫人格，据 E.Kringlen（1965）报告，病前 72%患者有强迫人格，表现为不安全感、不完善感、不确定感，小心多疑，事无巨细，缺乏灵活性，往往是理智甚于情感，逻辑强于直觉。② 生物学因素。据研究，强迫症患者的发病可能与选择性基底神经节功能失调有关，亦有报告称，脑器质性病变患者，如脑炎、癫痫、颞叶损伤等容易产生强迫症。③ 社会因素。工作过度紧张，要求过分严格，严重的精神刺激使人忧心忡忡，惶惶不安，反复思考，促其发病。

2. **临床表现**

（1）强迫观念。这是反复进入病人意识领域的思想、表象、情绪或意向，这些思想、表象、情绪或意向对病人来说是没有现实意义的、不需要的或多余的。病人意识到这些都是他自己的心理活动，很想摆脱，但又无能为力，因而感到十分痛苦。包括强迫思想、强迫情绪、强迫意向等，即某种联想、观念、回忆或疑虑等顽固地反复出现，难以控制，虽明知不可能或无任何意义，却不能克制。例如，母亲抱小孩走到河边时，突然产生将小孩扔到河里去的想法，虽未发生相应的行动，但患者却十分紧张、恐惧。

（2）强迫动作，亦称强迫行为。这是指重复出现的、刻板的仪式动作。病人明知不合理，但他不得不做，如强迫洗手、洗衣等，明知已洗干净，却不能自制而非洗不可。

（三）焦虑性神经症

焦虑性神经症（anxiety neurosis）简称焦虑症，是以缺乏明确对象和具体内容的提心吊胆，持续的紧张不安、恐惧、害怕情绪，常指向未来，并伴有植物神经功能兴奋和过分警觉为特征的一种慢性焦虑障碍神经症。

焦虑性神经症概念：简称焦虑症，指向未来，并伴有植物神经功能兴奋和过分警觉为特征的一种慢性焦虑障碍神经症。

1. **病　因**

焦虑性神经症的病因主要表现为：① 性格特点。敏感多疑、胆小怕事，依赖性强、过分关心自己，情绪不稳。② 心理社会因素。多数病人家庭及社会环境较好，从小任性、娇生惯养，被家人迁就溺爱。③ 遗传因素。国外报道有遗传病史占 15%，而对照组家庭中焦虑症仅占 0%～5%，女性遗传史高于男性。交感神经系统和副交感神经系统的活动普遍增强。近来报告认为，体内儿茶酚胺增加，引起乳酸盐增加，是产生焦虑症的直接原因。

2. 临床表现

（1）惊恐障碍（panic disorder），亦称急性焦虑。起病急剧，突如其来的惊恐体验，仿佛窒息将至，疯狂将至，死亡将至。发作时意识清醒，伴有各种植物神经功能紊乱症状，发作持续数十分钟可自行缓解。急性焦虑症，又称惊恐发作（panic attack），突然出现强烈恐惧，伴有植物神经功能障碍为主要表现。患者突感恐惧，伴“大难临头”或“死亡将至”“失去自控能力”的体验，而尖叫逃跑、躲藏或呼救，可伴有呼吸困难、心悸、胸痛，眩晕、呕吐、出汗、面色苍白、颤动等。每次发作持续数小时，间歇期可无明显症状。

（2）广泛性焦虑，又称慢性焦虑症。其特点为广泛持续的焦虑，但不一定在某一特殊情境中发生。病人长期感到紧张、不安、提心吊胆、神经过敏，所谓无名（floating）的焦虑，伴有多汗、震颤、失眠等躯体症状。

焦虑性神经症临床表现：
① 惊恐障碍；
② 广泛性焦虑。

（四）疑病性神经症

疑病性神经症（hypochondriasis），简称疑病症，又称臆想症。指对自身健康状况过分关注，有多种主观症状，经各种检查又无器质性疾病证据，也无这些症状的躯体原因，医生反复解释不能消除其疑虑。

疑病性神经症概念：简称疑病症，又称臆想症。指对自身健康状况过分关注，有多种主观症状，经各种检查又无器质性疾病证据，也无这些症状的躯体原因，医生反复解释不能消除其疑虑。

1. 病　因

疑病性神经症的病因主要来自于以下两方面：① 性格特点，对健康过分关心、敏感多疑；自爱过度，自私或以自我为中心、我行我素；爱清洁、讲秩序、刻板、固执、吝啬。② 环境因素，心理社会环境的刺激；不正确、不科学的卫生宣传，医院环境如医生（医务人员）在诊疗时、工作中说话不慎、乱开处方、误诊误治及不良暗示等医源性因素。③ 躯体因素。约 1/3 患者是由躯体疾病所诱发。

2. 临床表现

对健康的过虑，对身体过分注意和感觉过敏三种症状的疑病观念（妄想除外）。上述三种症状之间相互影响，可有各种不同的过渡和混合形式，构成了丰富多彩的疑病症临床表现。疑病症最常见躯体症状是疼痛以及形成严重心理障碍和社会功能障碍。

【案例】

某男，43 岁，写年终报告，几夜没睡好，遂感头痛，去医院看病。医护人员对他说：“你要好好查查，40 岁的人了，不要头里生什么东西。”他回家后翻阅医学书中脑肿瘤一章，感觉很像，此后患者出现了视力模糊和喷射性呕吐等类似颅内压增高的征象，以致不得不入住医院神经科诊治，各种专科检查后均未发现“肿瘤”，显然这是患者接受暗示所致。

（五）神经衰弱

神经衰弱概念：指精神易兴奋，脑力易疲劳，情绪易紧张，容易烦恼、激怒和伴有心理生理症状为主要表现的神经症。

神经衰弱（neurasthenia）指精神易兴奋，脑力易疲劳，情绪易紧张，容易烦恼、激怒和伴有心理生理症状为主要表现的神经症，即精神容易兴奋和脑力容易疲劳，常伴有情绪烦恼和一些心理生理症状的一种神经症。

1. 病　因

导致神经衰弱的原因有：① 人格特点：内向、孤僻、好强、敏感、多疑；② 躯体因素：感染、中毒、脑外伤和其他躯体疾病；③ 心理因素：持续的精神紧张，长期的内心冲突。凡能引起精神刺激的因素都可引起本病。

2. 临床表现

（1）心理症状。精神易兴奋，大脑易疲劳，患者精神活动极易波动。

（2）情绪症状。易激怒，易烦恼，易紧张，表现为急躁→发怒→后悔→加强压抑和控制。持久的紧张、不能松弛，形成紧迫感、负担感、自控感，工作、学习效率下降的心态及精神过敏。

（3）生理症状。疼痛：紧张性头疼，颈背、腰部酸疼；睡眠障碍：入睡困难、睡眠不深、多梦；植物神经功能紊乱症状：耳鸣、心悸、消化不良、阳痿、月经不调等。

第三节　人格障碍

一、人格障碍的概念

人格障碍（personality disorder）又名病态人格，指人格特征显著偏离正常，致使患者的情绪和行为反应方式与他人明显相悖，和社会不相适应。

人格障碍概念：又名病态人格，指人格特征显著偏离正常，致使患者的情绪和行为反应方式与他人明显相悖，和社会不相适应。

人格障碍患者一般意识清醒、智力正常，能处理自己的日常生活和工作，但不能认识到自己的心理障碍，不能主动进行自我纠正和调节。

和其他心理障碍一样，人格障碍也是在生物学因素和社会环境因素的共同作用下形成的。遗传因素、染色体异常、神经系统发育障碍以及脑损害等生物学因素均对人格障碍的发生有一定影响。社会上的不良现象和媒体的不正当宣传，也可能使人通过观察学习到不良的行为方式，并因此形成人格障碍。父母某些不当的教育方式，以及家庭不完整也都对人格发展有着重要影响。一般认为，社会环境因素在人格障碍的发生中起着更重要的作用。环境因素在人格障碍的形成上占有极为重要的地位，强烈的精神刺激会给儿童的个性发育带来严重影响，

人格障碍常开始于幼年，青年期定型，持续至成年期或者终生。

二、常见人格障碍

（一）强迫型人格障碍

强迫型人格障碍的特点是，在待人接物以及对自己时，有一种求全和固执的表现，而且，这种表现涉及面广、相对稳定。在生活中，这种人处处以“正人君子”自居。他们总是把标准定得太高，常常因为自己有一点错误而陷入深深的痛苦。工作上，他们由于相信某一既成模式，因而不能容忍任何变化。他们行为刻板，缺乏想象力。在决断事情时往往需要思虑再三，有时则因此而误事。在家庭和个人生活上，这些特点也较为显著，他们表达情感的能力较差，对一些小节却投入太多的精力，如桌椅的摆设等。

强迫型人格障碍的症状表现：
① 做任何事情都要求完美无缺；
② 不合理地坚持；
③ 犹豫不决；
④ 常有不安全感；
⑤ 拘泥细节；
⑥ 对自己要求严格。

强迫型人格障碍的症状表现：① 做任何事情都要求完美无缺、按部就班、有条不紊，因而有时反而会影响工作的效率；② 不合理地坚持，别人也要严格地按照他的方式做事，否则心里很不痛快，对别人做事很不放心；③ 犹豫不决，常推迟或避免做出决定；④ 常有不安全感，穷思竭虑，反复考虑计划是否得当，反复核对检查，唯恐疏忽和差错；⑤ 拘泥细节，甚至生活小节也要“程序化”，不遵照一定的规矩就感到不安或要重做；⑥ 完成一件工作之后常缺乏愉快和满足的体验，相反容易悔恨和内疚。⑦ 对自己要求严格，过分沉溺于职责义务与道德规范，无业余爱好，拘谨吝啬，缺少朋友往来。

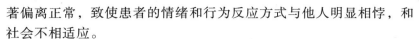

（二）偏执型人格障碍

偏执型人格的症状表现：
① 广泛猜疑；
② 将周围事物解释为不符合实际情况，易产生病态嫉妒；
③ 过分自负；
④ 好嫉恨别人；
⑤ 脱离实际地好争辩与敌对；
⑥ 忽视或不相信与患者不相符合的客观证据。

偏执型人格又称妄想型人格，其行为特点常常表现为：极度的感觉过敏，对侮辱和伤害耿耿于怀；思想行为固执死板、敏感多疑、心胸狭隘、爱妒忌，对别人获得成就或荣誉感到紧张不安；自以为是，自命不凡，对自己的能力估计过高，惯于把失败和责任归咎于他人，在工作和学习上往往言过其实。同时又很自卑，总是过多过高地要求别人，但从来不信任别人，认为别人存心不良。不能正确、客观地分析形势，有问题易从个人感情出发，主观片面性大；如果建立家庭，常怀疑自己的配偶不忠，等等。这种人格的人在家不能和睦，在外不能与朋友、同事相处融洽。

偏执型人格的症状表现主要有：① 广泛猜疑，常将他人无意的、非恶意的甚至友好的行为误解为敌意或歧视，或无足够根据，怀疑会被人利用或伤害，因此过分警惕与防卫；② 将周围事物解释为不符合实际情况的“阴谋”，易产生病态嫉妒；③ 过分自负，若有挫折或失败则归咎于人，总认为自己正确；④ 好嫉恨别人，对他人过错不能宽容；⑤ 脱离实际地好争辩与敌对，固执地追求个人不够合理的“权利”或利益；⑥ 忽视或不相信与患者不相符合的客观证据，因而很难以说理或事实来改变患者的想法。偏执型人格者很少有自知之明，对自己的偏执行为持否认态度。偏执型人格障碍患者中以男性较为多见，且以胆汁质或外向型性格的人居多。

（三）分裂型人格障碍

分裂型人格障碍的症状表现：
① 有离奇的信念；
② 奇怪的、反常的或特殊的行为或外貌；
③ 言语怪异；
④ 不寻常的知觉体验；
⑤ 对人冷淡；
⑥ 表情淡漠；
⑦ 多单独活动。

分裂型人格障碍患者主要表现出缺乏温情，难以与别人建立深厚的情感联系，因此他们的人际关系一般很差。他们不能享受人间的情感乐趣，也缺乏表达人类细腻情感的能力，因此大多数分裂型人格患者独身，即使结婚也多以离婚告终。一般这类人对别人的意见漠不关心，过着孤独寂寞的生活，其中有些人可以有一些业余爱好，但多是阅读、欣赏音乐、思考这类安静、被动的活动；部分人还可能一生沉醉于某种专业，做出较高的成就。但从总体来说，这类人生活平淡、刻板、缺乏创造性和独立性。他们的内心世界极为广阔，常常想入非非，但常缺乏相应的情感内容，缺乏进取心。他们以冷漠无情来应付环境，逃避现实，但他们的与世无争的外表并不能压抑其内心的焦虑和痛苦。

分裂型人格障碍的症状：① 有离奇的信念，或与文化背景不相称的信念，如相信透视力、心灵感应、特异功能和第六感官等；② 奇怪的、反常的或特殊的行为或外貌，如服饰奇特、不修边幅、行为不合时宜、习惯或目的不明确；③ 言语怪异，如离题、用词不妥、繁简失当、表达意见不清，并非文化程度或智能障碍等因素所引起；④ 不寻常的知觉体验，如有过性的错觉、幻觉，看见不存在的人；⑤ 对人冷淡，对亲属也不例外，缺少温暖体贴；⑥ 表情淡漠，缺乏深刻或生动的情感体验；⑦ 多单独活动，主动与人交往仅限于生活或工作中必需的接触，除一些亲属外无亲密友人。

（四）反社会型人格障碍

反社会型人格也称精神病态或社会病态、悖德性人格等。在人格障碍的各种类型中，反社会型人格是心理学家所最为重视的。患者的共同心理特征是：情绪的爆发性，行为的冲动性；对社会和他人冷酷、仇视，缺乏好感和同情心，缺乏责任感，缺乏愧疚悔改之心。不顾社会道德法律准则和一般公认的行为规则，经常发生反社会行为，不能从挫折与惩罚中吸取教训，缺乏焦虑感和罪恶感。

反社会人格障碍的症状表现：① 外表迷人，具有中等或中等以上智力水平；② 没有通常被人认为是精神病状的非理性和其他表现，没有幻觉、妄想和其他思维障碍；③ 没有神经症性焦虑，对一般人心神不宁的情绪感觉不敏感；④ 他们是不可靠的人，对朋友无信义，对妻子（丈夫）不忠实；⑤ 对事情不论大小，都无责任感；⑥ 无后悔之心，也无羞耻之感；⑦ 有反社会行为但缺乏契合的动机，叙述事实真相时态度随便，即使谎言将被识破也是泰然自若；⑧ 判别能力差，常常不能吃一堑长一智；⑨ 病态的自我中心，自私，心理发育不成熟，没有爱和依恋能力；⑩ 麻木不仁，对重要事件的情感反应淡漠，缺乏真正的洞察力，不能自知问题的性质。

（五）攻击型人格障碍

攻击性人格障碍是一种以行为与情绪有明显冲动性为主要特征的人格障碍，又称为爆发型或冲动型人格障碍。可分为主动攻击型和被动攻击型两类。

主动攻击型的主要症状表现：① 情绪急躁易怒，存在无法自控的冲动和驱动力；② 性格上常表现出对外攻击、鲁莽和盲动；③ 冲动的动机形成可以是有意识的，亦可以是无意识的；④ 行动反复无常，可以是有计划的，亦可以是无计划；⑤ 心理发育不健全和不成熟，经常导致心理不平衡；⑥ 容易产生不良行为和犯罪的倾向。被动攻击型的主要特征是以被动的方式表现其强烈的攻击倾向。这些人外表被动，内心却充满攻击性。比如，不听指导，拖延时间，故意拆台使工作无法进行等。

反社会型人格障碍：反社会型人格也称精神病态或社会病态、悖德性人格等。

攻击型人格障碍概念：是一种以行为与情绪有明显冲动性为主要特征的人格障碍，又称为爆发型或冲动型人格障碍。

主动攻击型的主要症状表现：
① 情绪急躁易怒；
② 性格上常表现出向外攻击；
③ 冲动的动机形成可以是有意识的，亦可以是无意识的；
④ 行动反复无常；
⑤ 心理发育不健全；
⑥ 容易产生不良行为和犯罪的倾向。

回避型人格障碍的症状表现：
① 很容易因他人批评或不赞同而受到伤害；
② 没有好朋友或知心人；
③ 一般总是不愿卷入他人事务之中；
④ 行为退缩；
⑤ 心理自卑；
⑥ 敏感羞涩；
⑦ 总是夸大潜在的困难。

（六）回避型人格障碍

回避型人格障碍又称逃避型人格，其主要表现为行为退缩、心理自卑，面对挑战多采取回避态度或无力应付。回避型人格障碍形成的主要原因是自卑心理。

回避型人格障碍的症状表现有：① 很容易因他人的批评或不赞同而受到伤害；② 除了至亲之外，没有好朋友或知心人（或仅有一个）；③ 除非确信受欢迎，一般总是不愿卷入他人事务之中；④ 行为退缩，对需要人际交往的社会活动或工作总是尽量逃避；⑤ 心理自卑，在社交场合总是缄默无语，怕惹人笑话，怕回答不出问题；⑥ 敏感羞涩，害怕在别人面前露出窘态；⑦ 在做那些普通的但不在自己常规之中的事时，总是夸大潜在的困难、危险或可能的冒险。

依赖型人格障碍的症状表现：
① 对日常事务不能作出决策；
② 无助感；
③ 被遗弃感；
④ 无独立性；
⑤ 过度容忍；
⑥ 独处时有不适和无助感；
⑦ 当亲密的关系终止时感到无助或崩溃；
⑧ 经常被遭人遗弃的念头折磨；
⑨ 很容易因未得到赞许或遭到批评而受到伤害。

（七）依赖型人格障碍

依赖型人格障碍是一种无力型人格障碍或称被动型人格障碍，表现为过分地顺从别人的意志，严重缺乏独立性的人格障碍。

依赖型人格障碍的症状表现有：① 对日常事务不能作出决策；② 无助感，让别人为自己做大多数的重要决定，如在何处生活、该选择什么职业等；③ 被遗弃感，明知他人错了，也随声附和，因为害怕被别人抛弃；④ 无独立性，很难单独做事；⑤ 过度容忍，为讨好他人甘愿做低下的或自己不愿做的事；⑥ 独处时有不适和无助感，或竭尽全力以逃避孤独；⑦ 当亲密的关系终止时感到无助或崩溃；⑧ 经常被遭人遗弃的念头折磨；⑨ 很容易因未得到赞许或遭到批评而受到伤害。

第四节　其他心理障碍

一、性心理障碍

性心理障碍概念：性心理障碍泛指两性行为明显偏离正常。

（一）性心理障碍概述

性是人类生存的一种基本需要。人类通过性行为的生殖功能确立种族和社会绵延的基础。人类性行为受社会文化的制约，不同国家、种族、社会集团对性历来有不同的价值观，即使同一文化的国家，在不同的历史发展阶段，对某种性行为的评价也会有很大的不同。如何评价性行为的正常或异常是难以确切做出回答的，因为至今还没有判定正常与否的绝对标准，区别只是有条件的、相对的。

性心理障碍（psychosexual disorder）泛指以两性行为明显偏离正常，并以这类性偏离作为性兴奋、性满足的主要或唯一方式为主要特征的一组精神障碍。临床上包括三种类型：性身份障碍（易性症）、性偏好障碍（恋物癖、异装症、露阴癖、窥阴癖、摩擦症、性施虐和性受虐症）和性指向障碍（同性恋、恋童症）。

其他心理障碍：
① 性心理障碍；
② 精神发育异常。

（二）性心理障碍的原因

性心理障碍的原因目前为止还未明，可能的相关因素有以下几点：

1. 遗传因素

性心理障碍的发生与一定的人格缺陷有关，双生子调查资料支持同性恋的发生有遗传素质基础；家族性易性癖病例的发现也提示其发生与遗传因素有一定关系。但各型之间缺乏特定的和一致的人格，如露阴癖多见于具有抑制性特征的内向性人格的人。

2. 躯体因素

性心理障碍的发生与发展与人类性腺活动阶段有关，一般青春期开始明显，随年龄增长至更年期，性心理障碍的行为亦趋向缓和。关于胎儿的激素影响与性心理发展关系的研究发现：胎儿期雄激素的存在会使出生后的性行为类型似男性，而出生前雄激素的缺乏，则会发生同性恋行为。Hirschfield 认为性腺内分泌不平衡是造成同性恋的原因。

3. 环境因素

家庭的影响对性心理障碍的发生起着重要作用，儿童期是性心理发育的重要阶段，家庭及周围不良环境的影响往往招致严重的后果。Freud 认为变态的性活动是他们幼年性经历的再现和延续。另外，与社会经济地位及文化程度也有一定联系。

4. 个性素质

较多见怕羞、胆怯拘谨及缺少排解心理困境和应变能力的个性，在创伤性心理因素刺激下容易诱发。

（三）性心理障碍的主要类型

1. 露阴癖

露阴癖主要表现是反复、强烈地在异性生人面前暴露本人性器官的性渴求和性想象，并付诸行动。一般至少持续半年，男性患者多于女性患者。以这种露阴行为作为缓解性欲的紧张感和取得性满足的主要或唯一来源，患者对受害人没有进一步的性接触。这与强奸犯以露阴作为性挑逗的一种手段，进而实行强奸行为是有明显区别的。露阴的频率因人而异，可有明显差别，少的可数月或一年仅发生数次，多则频发，可数日、数周一次，有的患者可累积发生数百次露阴行为。

性心理障碍的主要类型：
① 露阴癖；
② 窥阴癖；
③ 恋物癖；
④ 异性装扮癖；
⑤ 恋童癖；
⑥ 性摩擦癖；
⑦ 同性恋。

2. 窥阴癖

反复的、强烈的性渴求和性唤起想象，涉及的是窥视异性裸体或性交行为，并付诸行动，至少持续半年。异性恋和同性恋者中都可能存在此种行为，是以窥阴等偏离方式作为性满足的主要或唯一的来源。窥阴行为对于对方没有直接人身侵犯，但是足以揭人隐私，属于不道德与轻微违法行为，常受社会谴责和行政处分或法律制裁。

3. 恋物癖

恋物癖系指反复出现以某种非生命性物品或异性躯体某部分作为性满足的刺激物。抚摸、闻嗅这类接触性敏感区的物品（或伴有自慰行为），或在性交时患者本人或性对象持此类物品即能获得性满足。此类性渴求、性想象反复出现不少于半年才能诊断为恋物癖。此类物品称为眷恋物，它们都是带有特殊的性刺激意味的东西，如异性或同性的剃须刀、袜子、胸罩、内裤、安全套、卫生巾等，对方的头发、足趾、腿等可能归入其内。此性变态行为，异性恋患者多于同性恋患者。

4. 异性装扮癖

异性装扮癖多指反复、强烈渴求异性装扮，并付诸行动，以此获得性满足。通常开始于 5 ~ 14 岁这一年龄阶段，着异性装束并往往伴有手淫行为，并通过它加强性兴奋。大多数患者在正常性生活上没有困难，有的患者只表现为性欲低，少数患者穿着异性服装只是为了获取舒畅感。

5. 恋童癖

恋童癖以青春期前儿童（一般是十二三岁或更小）作为性对象，病人多为男性。Mohr 的案例研究结果表明：青年的恋童症病人常是低智能者；中年病人多是家庭关系存在矛盾，母亲在家庭中占优势地位；老年病人多是孤独的性功能障碍病人。

6. 性摩擦癖

性摩擦癖指反复、强烈地渴求以外生殖器接触不认识的妇女的臀部，以获得性满足，至少持续半年。

7. 同性恋

同性恋表现为对同性具有性爱吸引力并持续表现性爱倾向，它可伴有或不伴有性行为，同时对异性毫无性爱倾向，也可仍有减弱的性爱倾向或正常的性行为。Kinsey（1953）提出有关同性恋与异性恋间的七级标准：① 单一性恋；② 异性恋占主导，偶然同性恋；③ 异性恋占主导，多次有同性恋经验；④ 异性恋与同性恋几乎相等；⑤ 同性恋占主导，偶然的异性恋；⑥ 同性恋占主导，有多次的异性恋经验；⑦ 单一同性恋。同性恋产生的原因到今天仍无定论，一般认为一是遗传因素，二是与童年家庭环境教育影响和接触人物的影响有关，使儿童发生角色错乱所致。同性恋与社会道德相悖，使双方都处于极度忧虑之中。

二、精神发育迟滞

（一）精神发育迟滞概述

精神发育迟滞（mental retardation）又称精神发育不全，是一种由多种原因引起的脑发育障碍所致的综合症，以智力低下和社会适应困难为主要特征。于发育期起病，部分患者随年龄增长，智力稍有进步，但中、重度患者仍给家庭、社会带来沉重负担。

精神发育迟滞：又称精神发育不全，是一种可由多种原因引起的脑发育障碍所致的综合征，以智力低下和社会适应困难为主要特征。

本病较常见，国外报道总患病率为 8‰（英国）~ 10‰（美国），其中，中、重度者均为 2‰。我国 1982 年 12 个地区联合调查结果表明：中、重度患病率为 3.33‰，尚无轻度患者的患病率数据。国外报道的患病率均为农村高于城市，男性高于女性。

精神发育迟滞按照智力和社会适应能力可以分为 3 个等级：轻度（智商 50 ~ 69）、中度（智商 35 ~ 49）、重度（智商 < 20）。

（二）主要原因

1. 遗传因素

遗传因素是导致重度智力低下的主要原因之一，染色体异常如先天愚型等占弱智儿童的 5% ~ 10%。基因突变如先天性代谢异常病属于此类。

2. 产前损害

孕期感染是导致智力低下患儿的又一主要致病因素，且尤以妊娠前三个月的感染影响最大；孕期营养不良是宫内胎儿生长迟滞的主要原因之一；其他包括宫内感染、缺氧、理化因素，如有害毒物、药物、放射线、汞、铅；孕妇吸烟、饮酒、吸毒、严重营养不良或患病。

3. 分娩时产伤

分娩时产伤包括窒息、颅内出血、早产儿、低血糖、核黄疸、败血症。

4. 出生后患病

出生后患病包括患脑膜炎、脑炎、颅外伤、脑血管意外、中毒性脑病，内分泌障碍如甲状腺功能低下、癫痫等。

（三）诊断要点

（1）患者智商在 70 以下；

（2）社会适应能力不足，表现在个人生活能力和履行社会职责上有明显缺陷；

（3）起病于 18 岁以前。

【案例】

钱某，男，20 岁。早年由于父母管教非常严格，因而很少与女孩子交往。小学三年级时，偶然一次被父亲看到和女孩子亲密地走在一起。当时，父亲大怒，当着女生的面狠狠地打了他一记耳光。长大以后，钱某渐渐觉得自己对女生有一种恐惧感，不敢和她们交往。他十分紧张，不知道自己是不是有什么心理问题。怀疑自己患了心理疾病。

【分析讨论】

就钱某的临床表现，可能属于哪一类神经症？

达标练习题

一、填空题

1. 心理障碍的原因主要有____________、____________、____________、____________。

2. 恐怖症的临床表现有______________、______________、______________。

二、单项选择题

1. 正常人和有心理障碍的病人，内心深处都存在着“本我”“自我”和“超我”之间的斗争或冲突，属于（　　）理论观点。

A. 医学模型　　B. 社会文化模型

C. 心理动力学模型　　D. 行为模型

2. 下列（　　）不属于分裂型人格障碍的特点。

A. 离奇的信念　　B. 言语怪异

C. 对人冷淡　　D. 外表迷人

3. 下列（　　）属于回避型人格障碍。

A. 心理自卑　　B. 无助感

C. 被遗弃感　　D. 无独立性

4. 性心理障碍是指（　　）。

A. 性身份障碍　　B. 性偏好障碍

C. 性指向障碍　　D. 以上都是

5. 某学生看到艾滋病录像后，对其从美国回来探亲的叔叔产生怀疑，不敢触摸其带回的电器和食品，且终日忧心忡忡。他患了（　　）。

A. 疾病恐怖症　　B. 焦虑症

C. 抑郁症　　D. 疑病症

三、多项选择题

1. 判断心理正常与否的标准是（　　）。

A. 内省经验标准　　B. 统计学标准

C. 症状与病因学标准　　D. 社会适应标准

2. 焦虑性神经症病人的性格特点有（　　）。

A. 敏感多疑　　B. 胆小怕事

C. 依赖性强　　D. 刻板、固执

四、名词解释

心理障碍　　人格障碍　　精神发育迟滞

五、简答题

1. 神经症具有哪些共同特点？
2. 常见神经症有哪些？
3. 试述人格障碍的主要类型。

第十三章 心身疾病

【学习目标】

- 了解常见心身疾病的人格类型；
- 熟悉心身疾病的中介机制；
- 掌握心身疾病的定义和特点。

随着医学科学的不断深入研究和发展，大量医学和心理学的临床研究已证实：人类许多疾病的发生、发展均与心理及社会因素有关，新的医学模式要求人们由防止病从口入转向防止病从“脑入”。心理及社会因素涉及很多方面，包括人格特质、人际矛盾与冲突、创伤所致的负性情绪、不良认知和行为习惯、社会环境、职业，等等。祖国传统的中医学早就认识到这一点，即人们的七种情绪：喜、怒、忧、惊、悲、思、恐七情会导致人体生理机能失调，继而引起疾病。现代医学模式认为，心身疾病是多种因素复合形成的。心理社会因素对不同的心身疾病以及不同疾病阶段所起的影响和作用各有不同。

人类许多疾病的发生、发展均与心理及社会因素有关，新的医学模式要求人们由防止病从口入转向防止病从“脑入”。

第一节 心身疾病概述

一、心身疾病的概念

“心身的”（psychosomatic 或 psychosomatik）一词最早见于德国哲学家和精神病学家 Heinroth（1918）的一篇文章中。心身疾病，是介于躯体疾病与神经症之间的一类疾病，其发生、发展、转归、预后以及防治措施都与社会-心理因素密切相关。由于心身疾病具有生理上的障碍，又称为心理生理疾病（psychophysiological diseases）。

心身疾病就是指心理社会因素在发病、发展过程中起重要作用的躯体器质性疾病和躯体功能性障碍。

目前，心身疾病有狭义和广义两种理解。狭义的心身疾病是指心理社会因素在疾病发生、发展过程中起重要作用的一类躯体器质性疾病，如原发性高血压、溃疡病。而心理社会因素在发病、发展过程中起重要作用的躯体功能性障碍，则被称为心身障碍

（psychosomatic disorders），例如口吃、偏头痛。广义的心身疾病就是指心理社会因素在发病、发展过程中起重要作用的躯体器质性疾病和躯体功能性障碍。显然，广义的心身疾病包括了狭义的心身疾病和狭义的心身障碍。本书基本上采用这种广义的概念。

心身疾病是心身医学的一个重要组成部分。心身医学（psychosomatic medicine）是研究社会-心理等因素和人体健康关系的科学，是一门跨学科的边缘科学，是医学领域内研究与心身相关的一个医学分支。

二、心身疾病的特点

（1）心身疾病必须具有与躯体症状相关的体征；

（2）心身疾病的发病原因是社会-心理因素或主要是社会-心理因素；

（3）疾病通常涉及的是植物神经系统所支配的系统或器官；

（4）同样强度、性质的社会、心理因素影响，对一般人只引起正常范围内的生理反应，对心身疾病患者则可引起病理生理反应；

（5）个性特征与心身疾病的发生有一定的关系，病前多有人格缺陷；

（6）病人可以提供较准确的社会-心理因素致病过程。

心身疾病的特点：

①心身疾病必须具有与躯体症状相关的体征；

②心身疾病的发病原因是社会-心理因素或主要是社会-心理因素；

③疾病通常涉及的是植物神经系统所支配的系统或器官；

④同样强度、性质的社会、心理因素影响，对一般人只引起正常范围内的生理反应，对心身疾病患者则可引起病理生理反应；

⑤个性特征与心身疾病的发生有一定的关系，病前多有人格缺陷；

⑥病人可以提供较准确的社会-心理因素致病过程。

三、心身疾病的分类

最早提出七种经典的心身疾病是：溃疡病、溃疡性结肠炎、甲状腺功能亢进、局限性肠炎、类风湿性关节炎、原发性高血压及支气管哮喘。现代医学研究不断发现心理-社会因素对多种疾病的影响作用，被划入心身疾病范畴的病种越来越多。目前认定的心身疾病按各器官和学科分类如下。

（1）心血管系统：原发性高血压、冠心病、心律失常等；

（2）呼吸系统：支气管哮喘、过敏性鼻炎、过度换气综合征、枯草热；

（3）消化系统：消化性溃疡、溃疡性结肠炎、过敏性结肠炎、神经性呕吐和食道贲门或幽门痉挛等；

（4）泌尿生殖系统：遗尿、阳痿、性冷淡、会阴瘙痒症、神经性多尿等；

（5）内分泌代谢系统：糖尿病、甲状腺功能亢进、肥胖症等；

（6）神经系统：脑血管疾病、紧张性头痛、偏头痛、植物神经功能失调症等；

（7）肌肉及骨骼系统：类风湿性关节炎、痉挛性斜颈、事故多发症、肌痛等；

（8）皮肤科：神经性皮炎、皮肤瘙痒症、斑秃、过敏性皮炎、湿疹、慢性荨麻疹、银屑病等；

（9）眼科：青光眼、弱视等；

（10）耳鼻喉科：美尼尔氏综合症、口吃、咽部异物感等；

（11）妇科：功能性子宫出血、不孕症、月经紊乱、痛经、经前期紧张症等；

（12）口腔科：舌痛、口炎、口臭等；

（13）各科肿瘤。

第二节　心身疾病中介机制

心身疾病的发病机制是目前医学及心理学领域亟待深入研究的中心课题之一。

生理因素与心身疾病：生理始基即心身疾病患者在患病前的生理特点。

一、生理因素与心身疾病

（一）生理始基（analogue）

这是指心身疾病患者在患病前的生理特点。心身疾病临床研究发现：波及大量人口的心理-社会因素刺激，如地震、洪水、战祸、灾荒等发生后，只有少数人患心身疾病；而且这些经历同样刺激的患者所患心身疾病五花八门，各自不同，如有人患溃疡病，有人患高血压，有人却患冠心病，其根本原因源于患者病前的生理特点各不相同，而不同的人具有对不同心身疾病的易感性（vulnerability）。例如，胃蛋白酶的增高引起胃粘膜消化而形成溃疡，患者在病前，其蛋白酶的前体——胃蛋白酶原的水平就已经比一般人高，这种胃蛋白酶原的增高即可称之为溃疡病的生理始基。有溃疡病生理始基并不一定会有溃疡病，因为人群中有相当多的人具有这一特征，其中一部分溃疡病患者遭遇了社会心理刺激后对他们起着“扳机”（trigger）作用。这说明只有在生理始基和社会心理刺激同时存在的情况下，才会有溃疡病的产生；高甘油三酯血症是冠心病的生理始基；高尿酸血症是痛风症的生理始基；高蛋白结合碘者则为甲状腺功能亢进的生理始基。

（二）中介机制（mediator）

心理-社会因素的刺激信息传入人脑，影响大脑皮层的功能，而大脑皮层则通过以下生理中介机制，影响内环境的平衡，使靶器官产生病变。

中介机制：
① 植物神经系统；
② 内分泌系统；
③ 神经递质系统；
④ 免疫系统。

1. 植物神经系统

当植物神经系统功能发生急剧或持久改变时，即可能造成心、肺、胃、肠、血管、腺体、皮肤、肌肉等器官和组织功能活动失调，最终导致器质性病变。这是心身疾病发病机制的早期假说：心理因素→大脑皮质功能改变→植物神经功能改变→内脏功能障碍→内脏形态学改变，如溃疡性结肠炎等。

2. 内分泌系统

内分泌系统在维持内环境稳定、调节机体适应环境方面起着重要作用。下丘脑垂体激素有调节肾上腺、甲状腺等激素的作用；心理因素能改变激素水平，因而影响所有的代谢过程。如高度紧张或抑郁状态时，血液儿茶酚胺含量增高，可引起肾上腺素和去甲肾上腺素分泌持续增高，增强大脑皮质的兴奋性，使相应器官功能稳定性改变，从而导致心身疾病产生，如高血压等。

3. 神经递质系统

在情绪应激时常伴有中枢儿茶酚胺浓度的升高，另一中枢神经递质——5-羟色胺的水平下降。中枢神经递质的改变，可以继发性导致植物神经功能和内分泌腺活动的改变，并可相互影响、相互制约，这些改变在心身疾病的发生发展过程中都起到一定的作用。

4. 免疫系统

在心理-社会应激情况下，皮质激素的分泌异常，同时还使免疫功能降低，可影响到T细胞的功能，导致免疫功能的紊乱或减退，从而引发疾病。例如，支气管哮喘和部分癌症病人在病前多有不良心理因素刺激病史。

二、社会因素与心身疾病

社会因素一般包括社会、环境、文化等，如空气污染、疾病流行、居住拥挤、交通堵塞、光污染、噪音干扰、环境卫生不佳、人际关系紧张等。

社会因素一般包括社会、环境、文化等。

研究显示，心身疾病患病率有逐年增高的趋势，且工业化的社会高于工业不发达的社会。例如50年前，溃疡病和高血压病患病的男性高于女性，约为4∶1；而近年来男女患病比例已逐渐接近。据分析可能是由于参加工作和社会活动的妇女增多的结果。另一项流行病学调查表明，发病机会最多者是中下层社会中经济条件偏低者，为了竞争以获得较好的生活条件，他们要付出较多的努力，但他们的个人要求和需要并非经常可以得到满足，这种个人需求和社会压力之间的冲突足以引发心身疾病。

三、情绪因素与心身疾病

情绪因素与心身疾病：情绪因素与心身疾病关系十分密切。“笑一笑、十年少”“愁一愁、白了头”。愉快而积极的情绪可充分发挥机体的潜在能力，提高体力和脑力的劳动效率，使人保持健康。反之，不愉快的、消极的情绪可导致心理活动失去平衡，导致神经活动的机能失调而损害健康。

情绪因素与心身疾病关系十分密切。“笑一笑，十年少”“愁一愁，白了头”。愉快而积极的情绪可充分发挥机体的潜在能力，提高体力和脑力的劳动效率，使人保持健康。反之，不愉快的、消极的情绪可导致心理活动失去平衡，神经活动的机能失调，从而损害健康。如果这些消极情绪经常反复出现，引起长期或过度的精神紧张，还可产生如神经功能紊乱、内分泌失调、血压持续升高等病变，从而导致某些器官、系统的器质性疾病。

心脏病患者情绪紧张时可出现心律失常，如阵发性心动过速、早搏。紧张情绪兴奋交感神经，释放大量去甲肾上腺素，同时分泌肾上腺皮质激素进入血液，储存脂肪被动员释出，使血中脂质增加，游离的脂肪不能被机体活动消耗，沉积管壁导致动脉粥样硬化形成。

心理应激还能引起胃肠分泌异常。愤怒、激动、焦虑、恐惧都能使胃液分泌和酸度升高，而抑郁、悲伤则可使胃液分泌减少和胃肠蠕动减慢，长期焦虑还可使胃粘膜充血、糜烂。人们对社会因素的应激可使血浆肾上腺素活性升高，如焦虑、紧张、陌生情况可增加肾上腺素分泌，恐惧、愤怒、挫折均可使血压升高，对有高血压素质（生理始基）者，血压持续增高的倾向更强。愤怒似乎与收缩压增高有关，如果愤怒被阻抑，或对自己的行为感到内疚，则可引起交感神经功能亢进，延续下去可发展为原发性高血压。

伴有心理上损失感（feeling of loss）的刺激，对健康的危害最大。有调查显示，居丧的男女第一年死亡率高于普通人群 10 倍左右。中年丧偶者与同龄组的死因比较显示：前者因心身疾病上升引起的死亡与后者有显著差异。

四、人格特征与心身疾病

人格特征主要指心身疾病患者在患病前的个性素质或人格特点。近代的研究资料支持这种观点，即有些心身疾病具有特殊的人格特征。

对癌症的医学心理学研究表明，长期处于孤独、矛盾、抑郁和失望情境下的 C 型行为模式人易患癌症。

研究还发现，冠心病病人属于 A 型行为模式（type A behavioral pattern）或称为“冠心病易患行为模式”的比率较高。1977 年国际心肺和血液病学会确认 A 型行为是引起冠心病的主要危险因素之一。其 A 型行为模式特征为：① 为取得成就而努力奋斗；② 富有极大的竞争性；③ 很容易引起不耐烦；④ 有时间紧迫感；⑤ 语言和举止粗鲁；⑥ 对工作和职务提出过多的保证；⑦ 有旺盛的精力和过度的敌意。A 型行为类型与冠心病、高血压之间存在着明确的关系，A 型行为模式的人紧张工作期间血脂水平、去甲肾上腺素、促肾上腺皮质激素常增高，故容易紧张、发怒。

人格特征与心身疾病

A 型行为模式特征为：① 为取得成就而努力奋斗；② 富有极大的竞争性；③ 很容易引起不耐烦；④ 有时间紧迫感；⑤ 语言和举止粗鲁；⑥ 对工作和职务提出过多的保证；⑦ 有旺盛的精力和过度的敌意。

五、遗传因素与心身疾病

有心身疾病家族史者，患同类疾病的几率比普通人群高，如冠心病比一般人群高 10 倍，他们往往具有共同的性格和生理素质。此外，冠心病家庭成员多有高脂肪膳食、吸烟、饮酒、缺少体力活动等相似的生活方式。遗传作用明显的还有高血压、糖尿病、各种过敏症等。

遗传因素与心身疾病。

第三节 常见的心身疾病

一、原发性高血压

这是最早确定的心身疾病之一，在全世界发病率很高，而近年来还有上升趋势。中国是高发区，高血压是多因素所致疾病，除高盐高脂饮食、肥胖和家族史等原因外，心理社会因素也是主要促发因素。

原发性高血压：是最早确定的心身疾病之一，在全世界发病率很高，而近年来还有上升趋势。

（一）致病原因

1. 生活事件和心理应激

流行病学调查显示，在高应激区即指社会条件差、暴力行为多、人口密度高、迁居率高和离婚率高的地区，人群中高血压的发病率高于低应激区。根据对几类人群的调查显示：战时军队士兵、经济危机时期预期被解雇者和失业者、离婚人群在离婚前和离婚后几个月内的血压与其他人群相比，他们的平均血压水平高，而失业者获得新的工作后，其血压常下降。

2. 职业与环境

注意力高度集中，精神紧张而体力活动较少的职业，对视觉、听觉形成慢性刺激的环境可导致血压升高，噪声可使从事心算时的血压反应增强。

3. 人格特征

A型行为模式在高血压患者中多见。一般认为，高血压病人具有高度敏感性；受压抑的愤怒和敌意；恐怖、焦虑、抑郁情绪和强迫性冲动行为多见。

（二）高血压的治疗

临床实践证明，药物治疗配合心理治疗的疗效优于单纯药物治疗。药物包括降压和抗抑郁、焦虑情绪的精神病用药。目前心理治疗主要以生物反馈和松弛疗法发展较快，成为高血压的基础治疗方法。如对高血压病人进行12次松弛和静默（或入静）训练，每天1～2次，每次30分钟，治疗者指导病人按规定程序尽量放松身体各个部位，使血压下降并保持疗效。

此外，注重增强对病人的心理护理及健康教育，保持情绪稳定及轻松愉快的心态，提高心理素质，改变不良的心理状态，注意休息，保证充足睡眠，劳逸结合，适当运动，低盐低脂饮食，养成良好的生活习惯。

【知识链接】

B型行为的特质

（1）从未感到为时间所迫，也未因时间不够用而感到烦恼；
（2）除非万不得已，从不在人面前自夸；
（3）凡事逆来顺受，不对别人产生敌意；
（4）消遣时，尽兴而返；
（5）消遣时，即松弛身心、心旷神怡、与世无争；
（6）休息时，不会有罪恶感；
（7）不易被外界事物所搅乱；
（8）做事常常不了了之，很容易放下未完成之事，稍作休息或另觅生活情趣。

二、冠心病

冠心病是最常见也是严重危害人们健康的心身疾病之一。除年龄、性别、血脂异常、高血压、吸烟、糖尿病、肥胖、体力活动少以及家族史是公认的危险因素外，心理-社会因素在冠心病的发病中也起着重要作用。目前研究发现，主要是情绪因素而不是饮食因素导致胆固醇增高。促发因素主要表现在以下几方面：

冠心病：
冠心病是最常见也是严重危害人们健康的心身疾病之一。

（一）致病原因

冠心病：
1. 原因
① A 型行为；
② 生活事件和心理应激。
2. 治疗

1. A 型行为

冠心病患者 A 型行为模式的人高于 B 型行为模式，前者病人患病率比后者高 2 倍。

2. 生活事件和心理应激

如亲人死亡、战争灾难、生活环境的变化和工作压力过大等，在引起应激反应的同时增加了冠心病的发病可能。

心肌梗塞是冠心病的一种重型表现，经常出现抑郁情绪的冠心病患者更易患心肌梗塞。据国内病史统计，有 1/2 ~ 2/3 的心肌梗塞病例有诱因可寻，其中情绪激动或精神紧张及体力劳动最为多见。这与国外资料相符。与心肌梗塞有关的心理社会问题包括：① 社会经济条件与职业；② 社会阶层；③ 教育水平；④ 婚姻情况；⑤ 宗教信仰。心肌梗塞病人住院期间，有较普遍情绪障碍，主要是焦虑和抑郁，在冠心病病房中的病人请心理和精神科会诊比率也很高。

（二）治　疗

总结国内外临床经验，对于冠心病的处理最好在药物治疗的同时配合生理、心理治疗，可提高治愈率，巩固治疗效果。心理治疗和保健大体上与高血压相似。

消化性溃疡：
是人类的常见多发病，其发病与心理-社会因素作用密切相关。

三、消化性溃疡

消化性溃疡是人类常见多发病，其发病与心理-社会因素作用密切相关。

消化性溃疡：
1. 原因
① 心理应激和生活事件；
② 人格特征与消化性溃疡。
2. 治疗

（一）致病原因

1. 心理应激和生活事件

我国流行病学调查表明，精神刺激为发病诱因者占全部病人的5.4%～20.5%。早在19世纪，医学研究就发现胃功能的心身影响，情绪可使胃粘膜改变，用动物实验模型研究，发现心理应激可引起胃粘膜糜烂，激动可引起充血、运动增强、胃液分泌；抑郁性退缩可使胃运动及分泌减弱、胃粘膜缺血苍白，故患者常食欲不振。情绪因素是消化性溃疡的发病原因之一。生活事件，如火灾、洪水、战争和地震以及丧偶、离婚、恐惧失败等因素造成的心理影响可引起应激性胃溃疡。对军队新兵对比研究发现，三个月的军事训练应激，可使胃蛋白酶原高水平组中部分新兵发生溃疡病。

人格特征与消化性溃疡：
表现为孤僻、好静，遇事过分思虑，事无巨细刻求井井有条，情绪易波动、愤怒，常受压抑。

2. 人格特征与消化性溃疡

胃、十二指肠溃疡患者的个性特点是：独立与依赖之间的矛盾，不好交往，行动上因循守旧，被动、顺从，大都不能表达自己的敌对情绪，希望讨别人欢喜等。

人格特征与消化性溃疡表现为孤僻、好静，遇事过分思虑，事无巨细刻求井井有条，情绪易波动、愤怒，常受压抑。

【知识链接】

国外用艾森克人格问卷（EPQ）作严格配对研究表明，溃疡病病人更多具有内向（E分低）及神经质（N分高）的特点。表现为孤僻、好静，遇事过分思虑，事无巨细刻求井井有条，情绪易波动、愤怒，常受压抑。

（二）治　疗

胃、十二指肠溃疡病的治疗包括饮食疗法、抗酸剂、胃粘膜保护剂、自主神经阻断剂，同时常需要给予情绪不安定的患者镇静剂，有抑郁倾向者给予抗抑郁剂，并避免生活上紧张应激，才能有效地预防复发。溃疡病病人常有抑郁症状，有人用多虑平、丙咪嗪等抗抑郁药治疗溃疡病恢复较快。

其他心身疾病：
1. 致病原因
① 生活事件和心理应激；
② 人格特征与支气管哮喘。
2. 治疗

四、其他心身疾病

（一）支气管哮喘

支气管哮喘主要表现为阵发性带有哮鸣音的呼气性呼吸困难。

发作时间长短不一，发病原因除了与过敏体质、变态反应及感染有关外，心理社会因素也是重要触发因素之一。

1. 致病原因

（1）生活事件和心理应激。

在儿童哮喘病人中，心理-社会因素显得更为重要。有些儿童的哮喘只在家中发作，在学校则不发作，甚至在两种场合都接触同样的致敏原也是如此。说明心理因素起着重要作用，甚至有些哮喘患者可由条件反射而引起哮喘发作。心理因素可引起副交感神经兴奋而致支气管细支气管平滑肌收缩，从而增加气流阻力。在支气管哮喘疾患中，心理因素起重要作用者约占 30%。有支气管痉挛素质、易产生 IgE 抗体者哮喘容易反复促发。哮喘的病程也常随心理因素的刺激作用而改变进程。

（2）人格特征与支气管哮喘。

哮喘患者有过分依赖、幼稚、敏感和过于被动的人格特征，有些人有神经质。

2. 治　疗

在发作时给予支气管扩张剂、抗组织胺药物治疗并配合心理治疗，可有效地预防和减少复发。应用心理学行为治疗可达到改善肺功能、改善不良情绪、改变不良家庭行为模式的目的。

（二）糖尿病

糖尿病是我国近年发病率迅速上升的疾病之一。病因包括遗传、肥胖、感染、缺乏体力活动、妊娠等，情绪紧张等也是促发因素，可能是遗传因素和心理-社会-环境因素相互作用的结果。很多实验证明，心理-社会因素与糖尿病发病关系密切。

糖尿病是我国近年发病率迅速上升的疾病之一。

1. 致病原因

（1）生活事件和心理应激。

各种原因造成的情绪改变，使全身处于应激状态，儿茶酚胺、肾上腺皮质醇等激素含量增加，均可对抗胰岛素降血糖的作用，致使血糖升高诱发糖尿病。

（2）人格特征与糖尿病。

表现为内向和情绪不稳定，Lustman 等人通过对糖尿病患者的调查发现，他们具有回避痛苦和不善于延迟的满足。

2. 治　疗

心理治疗常采用认知行为治疗。集体与个别的心理治疗方法均

糖尿病：
1. 致病原因
① 生活事件和心理应激；
② 人格特征与糖尿病。
2. 治疗

有很好的疗效，特别是采用合理情绪疗法为主的集体心理治疗疗效较佳，肌电反馈松弛训练往往也有较好的疗效。

心理-社会因素与癌症的关系：
① 具有某些心理特征的人；
② 癌症的发展和内分泌及免疫防御功能有关；
③ 表现某种心理行为反应特点的癌症病人；
④ 癌症的发生、发展、转归与心理社会因素有密切关系。

（三）恶性肿瘤

近几十年的行为医学研究显示，心理-社会因素是癌症形成的重要影响因素之一；癌症病人的不良心理行为反应，反过来又促进病情进展、缩短患者的生存期。

关于心理-社会因素与癌症之间的关系，目前的认识有：① 具有某些心理特征的人，较容易患癌症，很多研究认为癌症病人存在C型行为模式特征。② 癌症的发展和内分泌及免疫防御功能有关，后者又受患者本人情绪和行为反应的影响，长期应激、精神紧张，免疫防御功能下降可促使癌症发生。压抑可通过多系统使内脏器官供血减少、代谢障碍，为癌细胞发生创造条件。③ 表现某种心理行为反应特点的癌症病人，其生存期较短，各种研究表明，抑郁的情绪可提高癌的患病率和死亡率。④ 采用情绪支持和行为干预等心理治疗方法，可使癌症病人的平均生存期延长一倍。故癌症的发生、发展、转化与心理-社会因素有密切关系。

【知识链接】

C型行为是一种容易发生癌症的行为模式。C是cancer一词的第一个字母。C型行为的特质在气质上表现为面对不愉快的、压力大的事情，压抑自己的情绪，过分忍让、谦虚，过分依从社会、回避矛盾。研究发现，C型行为的人肿瘤发生率比一般人高3倍以上，并促进癌的转移，使癌症病情恶化。

第四节　心身疾病的诊断、治疗与预防

一、心身疾病的诊断

（一）心身疾病的诊断程序

心身疾病的诊断程序：
① 病史采集；
② 体格检查；
③ 心理学检查；
④ 综合判断。

1. 病史采集

病史采集除与临床各科相同外，应注意收集病人心理、社会方面的有关资料，如心理发展情况、个性或行为特点、社会生活事件以及人际关系、家庭支持等，寻找与心身疾病发生发展有关的因素。

2. 体格检查

除全面的身体体检，应注意病人的心理行为反应方式，从病人对待体检的特殊反应方式中找出其心理素质上的某些特点，例如是否过分敏感、拘谨等。

3. 心理学检查

对于初步疑为心身疾病者，应结合病史资料，对其进行较系统的医学心理学检查，以确定心理-社会因素的性质、内容和在疾病发生、发展、恶化和好转中的作用。

4. 综合判断

收集好的资料，结合心身疾病的基本理论评估，确定其是否为心身疾病，是何种心身疾病，由哪些心理-社会因素起主要作用和可能的作用机制等。

（二）心身疾病的诊断依据

要采集详细病史，进行全面的躯体、神经系统、精神状态、物理、生化检查，还要考虑有关实验室检验和心理检测，最后确定诊断，下述几条可作为参考依据。

（1）确定心理-社会因素存在；

（2）心理-社会因素与疾病的发生有密切关系；

（3）病情改变常受心理-社会因素影响；

（4）疾病的发生与患者的性格和易感性有某些关系；

（5）需排除躯体疾病和神经症，特别是癔症、疑病症、焦虑症等。

心身疾病的诊断依据：
① 确定心理-社会因素存在；
② 心理-社会因素与疾病的发生有密切关系；
③ 病情改变常受心理-社会因素影响；
④ 与患者的性格和易感性有某些关系；
⑤ 需排除躯体疾病和神经症。

二、心身疾病的治疗

（一）心身疾病的治疗原则

1. 心身同治原则

心身疾病应采取心、身相结合的治疗原则，但对具体病例，则应各有侧重。

对于急性发病，躯体症状又严重的病人，应以躯体对症治疗为主，辅之以心理干预及护理。如对于急性心肌梗塞病人，急救措施是解决问题的关键，同时也应对那些有严重焦虑和恐惧反应的病人实施床前心理指导；又如对于过度换气综合征病人，因呼吸性碱中毒加重，会出现头痛、恐惧甚至抽搐等。在症状发作期必须及时给

心身疾病的治疗：
① 心身同治原则；
② 心理干预原则。

予对症处理，以阻断恶性循环，否则会使症状进一步恶化。

对于以心理症状为主、躯体症状为辅，或虽然以躯体症状为主但已呈慢性经过的心身疾病，则可在实施常规治疗的同时，重点安排心理干预。例如更年期综合征和慢性消化性溃疡病人，除给予适当药物治疗，应重点做好心理和行为指导等各项工作。

2. 心理干预原则

包括心理支持疗法、环境控制、松弛训练、生物反馈、认知疗法、行为矫正疗法和家庭疗法等心理治疗方法。

心身疾病的心理干预手段：
① 支持性的心理治疗；
② 生物反馈和行为治疗；
③ 环境控制；
④ 自我训练；
⑤ 放松疗法。

（1）支持性的心理治疗。应在比较充分了解病人病史及心理状态下再对病人进行解释、指导和鼓励等，使病人逐渐树立信心，有效应对心理刺激和矛盾心理。某些人格特征（如坚韧性格）能够减轻应激性生活事件对健康的有害影响。

（2）生物反馈和行为治疗。让患者通过学习来改变自己的行为或矫正内脏的反应。应用生物反馈装置，将躯体生理信息转变成易于理解的信号或计数。提示患者有意识地去控制病理过程，通过不断的反馈，促使功能恢复。

（3）环境控制。对病人家庭、邻里或工作单位作适当调整，通过解释、指导以解除矛盾、协调关系，必要时可考虑请病人短期住院或更换环境。

（4）自我训练。内容有自我矫正、自我中和。自我矫正是一种自我训练的方法之一，是以自我功能去平衡失调的方法，在治疗心身疾病时，尚有训练特定器官的方法。自我中和是解除受压抑的心身症状，是治疗时采取自我释放、自我疏泄和自我言语表达的方法，在进行疏泄时，一旦在自我训练后感到有所改善，可引导患者更主动地发泄或讲出心理和躯体的症状。

（5）放松疗法。如可以通过音乐、舞蹈治疗、呼吸练习、渐进性松弛术，引导幻想，催眠术、气功疗法、太极拳、瑜伽（Yoga）等调节心情，放松身体，保持平静，调节肌肉的紧张度等途径来调控内脏的活动，以达到治疗及强身的目的。有人对 50 例 A 型性格的冠心病患者进行 10 周有规律的放松运动训练，发现 A 型行为有明显的转变，体重、血压和血脂均有不同程度的下降。

（二）心身疾病的治疗目标

心身疾病的治疗目标：
① 消除心理-社会刺激因素；
② 消除心理学病因；
③ 消除生物学症状。

医护人员对心身疾病实施心理干预、护理主要围绕以下目标进行：

（1）消除心理-社会刺激因素。

（2）消除心理学病因。例如对冠心病病人，在其病情基本稳定后指导其对A型行为和其他冠心病危险因素进行综合行为矫正，帮助其改变认知模式，改变生活环境以减少心理刺激，从根本上消除心理病因学因素，逆转心身疾病的心理病理过程，使之向健康方向发展。这属于治本，但不容易。

（3）消除生物学症状。通过心理学技术直接改变病人的生物学过程，提高身体素质，促进疾病康复。例如采用长期松弛训练或生物反馈疗法治疗高血压病人，能改善患者的循环系统功能，降低血压。

三、心身疾病的预防

心身疾病是心理和生物因素综合作用的结果，心理-社会因素大多需要相当长的时间作用才会引起心身疾病（少数例外），故心身疾病的预防与保健除面向病人及其家庭外还应面向广大健康人群。只有社会人群的整体防病能力提高，才能有效控制心身疾病的发病。

心身疾病的预防：
① 第一级预防；
② 第二级预防；
③ 第三级预防。

具体的预防和护理保健工作包括：对有明显心理素质弱点的人，如易发怒、抑郁、孤僻及多疑倾向者应及早通过心理指导，加强良好个性的培养；对于那些有明显行为问题者，如吸烟、酗酒、多食、缺少运动及A型行为等，应利用心理学技术指导其矫正不良行为习惯；对于那些工作和生活环境里存在明显应激源的人，应及时帮助其进行适当的调整，以减少不必要的心理刺激；对于那些出现情绪危机的正常人，应及时帮助加以疏导。对某些具有心身疾病遗传倾向如高血压家族史或已经有心身疾病的先兆征象（如血压偏高）等情况者，则更应注意加强心理预防工作。

（一）第一级预防

第一级预防是防止社会-心理因素长时期反复刺激导致心理失衡的主要措施。培养健康的心理素质，提高应付危机挫折的能力是预防心身疾病的基础。祖国医学《内经》素问篇中早就提出讲究心理卫生，加强自我保健的良方即“精神内守，病安从来”的著名论点。所以主张在社会-心理因素刺激不断升级的当今社会，教育广大健康人群不断进行自我调适，保持心理平衡，增强社会的适应能力，不仅注意躯体健康，还应保持心身健康和社会适应能力的协调与统一。

从儿童时期开始培养健康心理素质，培养儿童乐观向上，帮助、关心他人等健康行为模式，耐心纠正偏离的心理，对防止儿童时期情绪障碍和成人期的心身疾病都有着重要意义。

（二）第二级预防

第二级预防是防止社会-心理因素导致的心理失衡阶段发展成

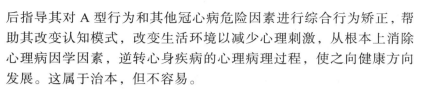

为功能失调阶段的重要措施，第二级预防的核心是早诊、早治。祖国医学重视对心身疾病的早期诊断和治疗。华佗《青囊秘录》记载："医者先医其心，而后医其身，其次医其病"的论述；《汉书·昭明文选七发》中记有：吴客只以要言妙道劝导生病的太子，使之幡然悔悟，放弃了骄奢淫逸的生活方式，端正了思想，使身体恢复了健康。这些记载表明祖国医学在心理卫生和心理治疗方面的观点与现代医学观点不谋而合。

接受心身疾病患者就诊的第一位医生往往不是心理医生，因此要求临床医护工作人员必须熟悉社会-心理因素对心理、生理影响的整个过程，即首先是引起心理和情绪的失调进而导致功能失调，最后发展为躯体疾病的心身疾病规律，积极采取第二级预防措施。通过心理咨询（psychological counseling）和干预，帮助指导患者恢复失衡的心理，阻断病情向躯体疾病方向转化。

（三）第三级预防

第三级预防是针对患者在经历心理失衡、功能失调进入躯体疾病阶段的情况下防止病情恶化的重要措施。这个阶段不仅依靠有效的药物，还应充分评估心理咨询和心理治疗的作用。心理咨询和心理治疗和护理工作要求医护人员具备较高的医德修养，较丰富的医学、护理知识、技能和社会、心理学知识，并且需要运用良好的沟通技能，在医患之间建立起相互信任和相互合作的亲密关系，才能收到显著、持久的疗效。

【案例】

刘女士 46 岁，公司财务部经理。在一次体检中无意发现血压高。至今高血压十余年，平时不喜服药和就诊。其父近期患肺癌住院，她每日除完成大量工作外，还奔波于医院，照顾父亲。回家后还要关心和照顾儿子的高考复习，情绪一直处于紧张、忧虑状态。两月前因工作过劳，头痛，右侧肢体突然发麻，肌无力摔倒，不能言语。急诊入院，诊断为高血压伴脑中风，抢救后病情好转、平稳。

入院前病人从未作过心、脑、肾等脏器的检查，认为年龄大了，血压自然要增高。喜食盐味重、辛辣食物，服用避孕药约 25 年至今。数年前因与配偶关系紧张，家中常发生口角。失眠严重，诊断为"更年期综合征"，一直在服各种保健药。病人性格好强，工作认真，性急、易怒。

【分析讨论】

1. 请告知病人导致其患病及加重的危险因素是哪些？
2. 目前对病人采取哪些心理干预的方法比较适宜？

达标练习题

一、填空题

1. 心身疾病的治疗原则是__________、__________。
2. 高血压病人的人格特征主要有__________、__________、__________、__________、__________。

二、单项选择题

1. 近年我国心身疾病发病率上升最快的是（　　）。
   A. 月经失调　　B. 糖尿病
   C. 家族性肥胖症　　D. 乳汁分泌障碍
   E. 甲亢
2. C 型行为模式与以下（　　）心身疾病关系最密切。
   A. 原发性高血压　　B. 植物神经失调症
   C. 癌症　　D. 创伤后应激障碍
   E. 冠心病

三、多项选择题

1. 属于心身疾病的是（　　）。
   A. 原发性高血压　　B. 疑病症
   C. 口吃　　D. 荨麻疹
   E. 支气管哮喘
2. 心身疾病的心理干预手段有（　　）。
   A. 支持性的心理治疗　　B. 生物反馈和行为治疗
   C. 环境控制　　D. 自我训练
   E. 放松疗法

四、名词解释

心身疾病

五、简答题

1. 以冠心病为例简述第一级到第三级预防的对策。
2. 心身疾病的特点有哪些？

第十四章　病人心理与心理护理

【学习目标】

- 掌握病人角色概念和心理护理原则；
- 掌握儿童及老年病人的心理特点及心理护理特点；
- 了解病人角色内容和影响病人求医行为的因素；
- 熟悉病人角色类型和心理护理方法。

第一节　病人心理概述

疾病是人生不可避免的，人一生病就成了病人，而病人心理受疾病本身的影响，又反过来对疾病的发生、发展起着重要作用。掌握病人心理及心理护理是实现现代护理模式总体目标的重要前提和关键所在。

病人角色：又称病人身份，指与医疗卫生系统发生关系的那些有疾病行为、求医行为和治疗行为的社会人群。

一、病人角色

（一）病人角色的概念

角色，是一个社会学概念，指的是在社会关系结构中占有特定位置，处于特定的关系中，且有特定的社会行为模式的社会成员。社会角色意味着对其他人有着特定的义务，别人对其也存有某种特定的期望。

病人角色，又称病人身份，指与医疗卫生系统发生关系的那些有疾病行为、求医行为和治疗行为的社会人群。病人角色的定义具有社会学基础，在不同时间、不同地点，概念可能有所改变。

病人角色包括以下内容：
① 有生理或心理的异常或出现有医学意义的阳性体征；
② 应得到社会承认；
③ 处于病人角色的个体有其特殊的权利义务和行为模式。

（二）病人角色的内容

病人是一种特殊的社会角色，患病时人们会面临角色转换，即由健康人转化为病人。角色的转换使病人的行为和社会对其行为的期待发生了变化，也使病人出现了一些角色适应问题。

对病人角色的内容，许多学者提出了自己的观点。综合各种不同观点，我们认为，病人角色应该包括以下三个内容：① 有生理或心理的异常或出现有医学意义的阳性体征；② 应得到社会承认，主要是医生以有关医学标准确认其疾病状态；③ 处于病人角色的个体有其特殊的权利义务和行为模式。

（三）病人的角色适应问题

患病使人脱离原有社会角色而转入病人角色，这里有一个角色适应的问题。进入病人角色意味着出现了以下三个方面的改变：① 脱离原有社会角色，即免除原有社会责任或义务，又失去原有的社会权利；② 改变原有生活环境和人际关系；③ 要重新学会病人角色所应具备的行为模式，如休息、就诊、接受检查、治疗等。角色适应还包括疾病康复时由病人角色转变为健康人的角色。不能顺利实现角色转换的常见表现类型有以下几种。

1. 角色行为冲突

病人在适应角色过程中，不愿或不能放弃原有的角色行为，与病人角色行为冲突，常发生在由健康角色转向病人角色时。例如，病人因工作繁忙不能安心治疗，因不能放弃家庭责任而影响治疗等。

病人角色适应不良主要有以下5种类型：
① 角色行为冲突；
② 角色行为缺如；
③ 角色行为消退；
④ 角色行为强化；
⑤ 病人角色恐惧。

2. 角色行为缺如

病人没有进入病人角色，意识不到自己有病，或对疾病所持的一种否认态度。例如，不承认自己有病，或虽然承认自己有病，但没有意识到自己病情的严重性，不顾体弱而从事不应承担的工作，不合作治疗。角色缺如的不良后果可能是拒医，贻误治疗的时机，使病情进一步恶化。

3. 角色行为强化

表现为“安于”病人角色的现状，对自我能力表示怀疑，产生退缩和依赖心理。主要表现为对所患疾病过分关心，过度依赖医院环境，不愿承认病情好转或治愈，不愿脱离医护人员的帮助等。角色强化常出现在病程后期，病人已经适应其角色行为而不愿从中解脱。

4. 角色行为消退

已经进入病人角色后，由于家庭、工作环境的变化又重新承担起本应免除的社会角色的责任而放弃病人角色。例如，家属突发疾病，工作单位发生事故等均可导致病人角色减退。

5. 角色认同差异

医护人员通常从理性的角度看病人，强调病人应遵从病人角色和义务，行为符合病人角色或身份。而病人往往较多强调自己的权利，忽略了义务。很容易与医护人员发生冲突。

当一个人生病成为病人之后，护理人员应积极帮助他们适应角色，引导病人为恢复健康采取某些行为。

二、求医行为

（一）求医行为的概念

求医行为：是指当人们发现自己处于疾病状态而向医疗机构或医务人员寻求帮助的行为。

求医行为是指当人们发现自己处于不适或疾病状态而向医疗机构或医务人员寻求帮助的行为。求医行为可以分为主动和被动两类。主动的求医行为是病人主动采取相应行为治疗疾病，是常见的求医行为；被动求医行为是在他人的要求或强迫下寻求医疗帮助。

（二）影响病人求医行为的因素

1. 个人因素

① 动机：包括疾病诊治和保健检查的目的以及非医疗目的如法律纠纷方面的动机等；② 经济因素：包括医疗费用的负担等；③ 对有病与否的判断及认识：专业人员的观点或非专业人员的观点，包括对疾病严重度和后果的认识，是否有一定医疗常识等；④ 心理因素：认为症状不严重，可以自愈；特殊疾病羞于启齿；对疾病或某些医疗手段是否过于恐惧或害怕，由于求医经验形成对医疗的心理定势等；⑤ 其他：性别、年龄、种族、文化背景、宗教信仰等。

2. 社会环境因素

如社会习俗、求医条件，包括医院距离、交通条件、医疗水平高低等因素。

三、病人心理的变化

病人在疾病的状态下，会出现一些和健康人有所不同的心理现象，被称为病人的心理反应。病人患病后受着疾病折磨和精神上的痛苦，常产生许多心理反应，在患病期间，病人的认识、情绪和性格、自我概念等方面都可能发生某种程度的变化。

（一）认知功能的变化

一般说来，健康人往往对自身的状况不太注意，而一旦受“病”这一刺激以后，可能同时选择性地对他认为与疾病有关的问题加以注意，对自身的注意力会随之增强，感受性提高，感觉则异常敏锐。如有的对正常的声、光、温度等外界刺激敏感，产生异常感觉；甚至对自身体位、卧床姿势、枕头高低、被子轻重都有明显感觉，由此可能翻来覆去而影响入睡，乃至产生心跳、呼吸、皮肤温度等主观感觉的异常。另一些病人由于情绪应激的影响可能对某些刺激极为敏感，以致产生错觉和幻觉。有疑病倾向的病人可以强烈地觉察到内脏器官的活动，如心跳、肠管的蠕动等。枯燥的住院生活可以使病人产生“度日如年”的错觉，有些病人也可发生定向障碍。

病人心理的变化主要表现在以下几方面：
① 认知功能的变化；
② 情绪活动的变化；
③ 人格和意志行为的变化；
④ 自我概念变化与紊乱。

准确地感知、记忆和思维的前提条件是适当的心理平衡，而疾病所引起的心理与生理应激反应会破坏人的心理平衡，因此疾病可以直接或间接地损害病人的认知功能，甚至会造成认知功能障碍。有时候，在心理、生理应激反应同认知功能障碍之间甚至形成恶性循环，使病人陷入难以自拔的困境。病人的记忆力常会受到疾病应激的影响，有些病人不能准确地回忆病史，不能记住医嘱，甚至刚说过的话，刚放在身边的东西，病人也难以忆起。

思维，特别是逻辑思维的能力也可能受到损害，病人在病中分析判断力下降便是明证。一些病人在医疗问题上往往表现犹豫不决，有的病人干脆不愿思考，请医生、家属替其做决定。对此，医护人员要给予理解和同情，针对病人存在的问题，耐心细致地予以疏导和解释，支持和帮助。

（二）情绪活动的变化

在各种心理变化中，情绪变化是多数病人在病中不同程度地体验到的最常见、最重要的心理变化。心境不佳是病人普遍存在的一种情绪特征，尤其是慢性病、疾病开始期、危重疾病和一些疗效不佳、后果严重的“不治之症”的患者，心境更为糟糕。各种消极的情绪如焦虑、抑郁、恐惧、愤怒对人的身体机能会产生明显影响，也对患者的疾病康复不利。当医护人员觉察到患者有明显的消极情绪时，应积极采取措施给予帮助。

（三）人格和意志行为的变化

一般认为，人格具有稳定性的特点，然而“稳定”也是相对的，在某些条件下（例如患病），一个人的人格也会发生变化。例如，一些人患病后变得过分依赖或易激惹，这些病人的人格变得较少独立性、较多依赖性或易感情用事、性情不稳定。另一些病人提出过分的要求或要求过多，明知无用也要求医护人员或家属去做某些事以寻求心理安慰，他们的意志缺乏自制力，不善于抑制同自己的治疗目标相违背的愿望、动机与行为，他们的人格变得以自我为中心，放纵自己。

诊断治疗程序也会引起痛苦与不适，要求病人忍受。许多疾病同不良行为或生活习惯有关，改变它们便成为这些疾病治疗方案中的一个重要组成部分。这些挑战可能激发许多病人的意志努力，但也会引起一些病人意志的不良变化。有些病人不能对自己的决定和行动予以合理的调节，表现盲从、被动或缺乏主见；有些病人则缺乏坚毅性，稍遇困难便动摇、妥协，失去治疗信心；还有些病人变得缺乏自制力，感情用事。配合医护人员医治疾病，力求达到复原的目标，这是对病人意志的一个考验。

由于疾病使自理能力下降，加之渴望得到周围人的帮助与关心，病人产生依赖心理与行为，这对于病人接受和顺应病人角色是有益的，也是正常的心理反应。然而如果病人变得过度依赖，则可能是意志变化的一种表现，应当加以干预。

（四）自我概念变化与紊乱

自我概念：
是指人们通过对自己的内在、外在特征以及他人对其反应的感知与体验而形成的对自我的认识与评价。

自我概念是人们通过对自己的内在、外在特征以及他人对其反应的感知与体验而形成的对自我的认识与评价，是个体在与其心理-社会环境相互作用过程中形成的动态的、评价性的“自我肖像”，包括身体意象、社会认同、自我认同、自尊。由于患病，个体常会发生自我概念变化，对自我以及自我能力的评价处于紊乱状态，出现情景性自我贬低，主要表现为自尊心和自信心下降，自我价值感丧失。

自我概念紊乱表现为：生理上，心悸、食欲减退、睡眠障碍、运动迟缓；心理上，注意力无法集中、易激惹、紧张、焦虑、抑郁。护理人员应采取积极措施，帮助病人客观、正确地评价自身情况，接受真实自我，建立自己的社会支持系统。

第二节　心理护理

一、心理护理概述

（一）心理护理的概念

心理护理，是指在护理全过程中，护士以心理学的理论、知识、方法为指导，以良好的人际关系为基础，运用心理学的方法来改变病人的心理状态和不良的行为习惯，促进病人康复的全过程。

随着“生物-心理-社会”医学模式逐渐深入人心，整体护理模式作为当前最先进的护理模式被广泛提倡，心理护理越来越受到重视。但在临床实际工作中，却存在这样一个现状，就是心理护理“说起来重要，工作中忘掉，做起来不知道”。由此导致心理护理技术难以与实践结合，无法满足护理对象的心理需要，甚至有时可能成为医患矛盾催化剂，而不是医患矛盾化解剂。究其原因主要有：

（1）护理人员缺乏心理学知识和实践操作技能，导致“想做而不知道怎么做”。

（2）心理护理不属于硬性要求的治疗项目，所以难以进入护理人员紧张的工作日程，成了“被遗忘的工作”。因此，在护理专业学生和广大护理人员中普及心理护理知识，强化心理护理理念，势在必行。

心理护理：
是指在护理全过程中，护士以心理学的理论、知识、方法为指导，以良好的人际关系为基础，运用心理学的方法来改变病人的心理状态和不良行为习惯，促进病人康复的全过程。

（二）心理护理的特点

（1）个体化。帮助千差万别的人达到治疗和健康所需要的最佳身心状态，制定有针对性的护理措施。

（2）复杂性。护患关系、病人的情绪状态、病情变化等诸多因素都能影响心理护理效果。

（3）前瞻性。心理护理常常要通过预防性评估，预测病人潜在的心理问题，心理护理措施开展得越早，护理干预的效果越好。

心理护理的特点：
① 个体化；
② 复杂性；
③ 前瞻性。

（三）心理护理的内容

（1）为患者提供一个安全、舒适、整洁的物质环境，创造有利于治疗和修养的心理环境，这是实施心理护理的前提条件。

（2）了解护理对象的不同需要，充分调动多方面资源满足护理对象的合理需要，这是实施心理护理的首要目标。

（3）及时发现护理对象的消极情绪，及早采取灵活多样的措施消除不良情绪对护理对象的不利影响，这是实施心理护理的关键所在。

（4）充分调动护理对象的主观能动性战胜疾病，并提高护理对象的整体适应能力和心理健康水平，这是实施心理护理的最终目标。

二、心理护理的原则

心理护理的原则：
① 整体性原则；
② 个性化原则；
③ 沟通的原则；
④ 启迪原则；
⑤ 服务性原则。

（一）整体性原则

整体性原则要求心理护理从人与自然环境相互统一和人体内外环境相互协调这一辨证观点出发，护士要掌握心理学、人文科学及社会科学的相关知识，“以人的健康为中心”，实施生理、心理、社会的整体护理，护理范畴由医院转向医院、社会、家庭，全方位对病人实施全面综合服务。

（二）个性化原则

心理护理虽有原则上的统一模式，但由于病人年龄、性别、职业、文化水平、生活阅历、经济状况、病情病程各不相同，对疾病的心理反应各异。心理护理就是针对病人的不同情况，因人而异、因病而异地采取不同的心理护理方法，把病人的身心调整到最佳状态。

（三）沟通原则

心理护理是在医护人员与病人、病人家属、病人朋友、病人同事交往过程中完成的。护士与病人及家属、朋友、同事进行良好的心理沟通，建立起融洽的护患关系是做好心理护理的基础，也是最基本的心理护理技巧。沟通可以交流感情、协调关系、满足需要、减少孤寂，有利于医疗护理工作的顺利进行，帮助护理对象保持良好的心理状态。护理者在沟通中应起主导作用，因此沟通过程中提高沟通技巧，注意相互平等，是沟通的关键。

（四）启迪原则

心理护理过程中，护士必须对病人身心康复给予启迪，引导病人进行自我护理。良好的自我护理是病人为了自己的生存、健康及舒适所进行的自我实践活动，包括维持健康、自我诊断、自我用药、自我治疗、预防疾病、参加保健，是病人回归社会的重要基础，是护理工作者所追求的最高境界。

（五）服务性原则

心理护理是要在人道主义道德原则的指导下，全身心地为人民健康服务，因此护理人员应树立良好的服务意识。

三、心理护理的程序

心理护理是系统化整体护理的一个重要组成部分，心理护理程序的核心是以建立最佳心理状态为目标，遵循心理学“问题—解决”的过程，形成反馈流程。其程序如图 14.1 所示：

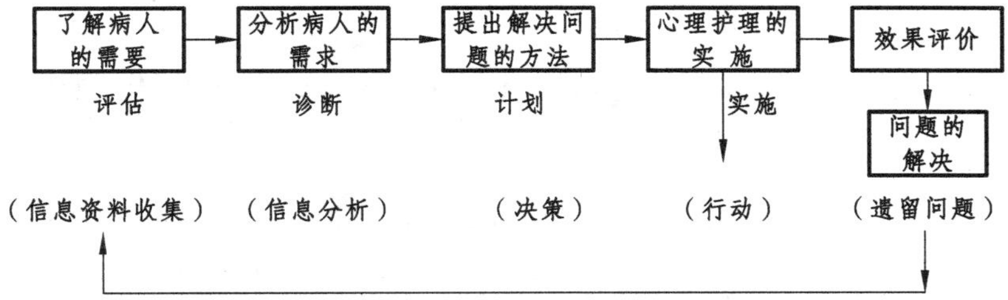

图 14.1 心理护理程序的流程图

心理护理的程序：
① 护理评估；
② 护理诊断；
③ 护理计划；
④ 护理措施；
⑤ 评价。

（一）了解护理对象的需要（评估）

这是问题解决的首要环节。评估包括收集关于病人和家属的资料，以形成病人的护理病历和诊断。这些信息包括生理、心理和社会功能。一般通过观察、晤谈、测验、调查等手段，收集有关护理对象各种需要的信息。

（二）分析护理对象的需要（护理诊断）

护理诊断一般基于北美护理诊断协会提出的有关心理方面的护理诊断。不同护理对象在不同时期都会有各种各样的需要，对这些需要进行归纳分析，方能较好地解决问题。

（三）提出问题的解决方法（护理计划）

这是运用专业知识来解决具体问题的关键步骤。在计划阶段，以护理诊断为基础，用评估阶段所收集的信息来启动解决问题的过程。以主次问题先后排序，明确护理目标，设计如何解决问题的护理干预手段。在制订计划过程中，要有病人的参与，让病人提意见和建议。

（四）心理护理的实施（护理措施）

这是将护理计划赋予行动，所有护理人员都应该按护理计划对病人进行护理和关怀，以保持一致性。这个阶段的特点是多人参与，相互配合，包括病人、家属、护士、其他医务工作者，他们都应对病人由于疾病这一应激所带来的心理反应给予关怀和帮助。

（五）评价阶段（评价）

检查护理效果和计划执行情况，评价包括评价病人对护理措施的反应。护士应该提出这样的问题：护理诊断中反映的问题是否解决了？它是否依然存在？还是更严重了？基于护士的评估，决定对原有计划是否做必要调整，是否采取灵活性的护理计划或新的方法。

第三节　病人常见心理问题与心理护理

希波克拉底有句名言：“了解什么样的人得了病，比了解一个人得了什么病更为重要。”

希波克拉底有句名言：“了解什么样的人得了病，比了解一个人得了什么病更为重要。”不同年龄阶段的病人、不同疾病阶段的病人会产生相应的心理变化，具有不同的心理特点。掌握和了解其共性的心理变化和特点，有益于有的放矢、科学有效地开展心理护理。

一、不同心理状态病人的心理护理

（一）焦　虑

1. 概念及原因

焦虑是患者最常见的情绪反应。指个体由于没有达到预期目标或对一种模糊的、非特异性威胁做出反应时所经受的不适感、忧虑感和紧张恐惧感。

引起焦虑的因素有：

（1）对疾病的病因、转归、预后不明确或是过分担忧；

（2）对某些对机体有威胁性的特殊检查不理解或不接受；

（3）手术所致焦虑；

（4）医院环境的不良刺激；

（5）某些疾病的临床表现如甲亢、更年期综合征伴有焦虑；

（6）特质性焦虑，与心理素质有关。

焦虑状态病人的心理护理：
① 降低焦虑水平；
② 减少或消除不利的应对策略；
③ 进行健康教育和指导。

2. 临床表现

焦虑状态病人表现为：生理上的心悸、气急、血压升高、声音发颤或变调、恶心或呕吐、尿频、眩晕、头痛、失眠、坐立不安等。情感上的无助、神经过敏、失去控制、易激动、哭泣、退缩、自卑或自责等。认知上的注意力易转移，不关心外界事物，思维混乱，沉思、健忘，不能面对现实。

3. 护理措施

要解除病人焦虑情绪，必须认真分析产生焦虑的具体原因，有针对性地做好心理疏导工作。护理措施包括：

（1）降低焦虑水平。通过焦虑量表评估焦虑程度；提供闲适和安全的环境，减轻负性环境对病人的不良刺激，使其心情舒畅。

（2）减少或消除不利的应对策略。鼓励病人表达感受，在症状消失时给予肯定，鼓励病人参加社会活动，重新体现自身价值。

（3）进行健康教育和指导。焦虑的产生往往和知识的缺乏有关，因此，及时提供正确的知识对焦虑的缓解是非常重要的。用患者可以理解的方式讲解相关的医学知识、心理学知识，并及时、耐心地回答患者提出的问题，纠正其错误认识，可明显降低患者的焦虑水平。

（二）恐 惧

1. 概念及原因

恐惧是指个体面临并企图逃避某种明确的具有危险的刺激源而又无能为力时所引起的惧怕感。与焦虑不同，它有非常明确的对象。

常见的恐惧原因包括：医院特殊的氛围，特殊的有一定危险性的检查、手术，预后不良或威胁生命的疾病等。

2. 临床表现

生理反应：肌肉骨骼系统有肌张力增高、颤抖、坐立不安等；泌尿系统有尿频、尿急或尿失禁；心血管系统有心率加快、血压升高；呼吸系统有呼吸急促；消化系统有厌食、恶心、呕吐、腹泻或大便失禁；皮肤有发红或苍白、出汗、起鸡皮疙瘩。

心理反应：烦躁、失眠、易激动、健忘，注意力集中到危险的刺激物，并有恐怖、惧怕、忧虑和不安的感受。逃避或对行为失去控制，可能有攻击行为、退缩行为或强迫行为。

恐惧状态的心理护理：
① 设法缓解或消除恐惧；
② 教会病人控制恐惧的方法。

3. 护理措施

（1）设法缓解或消除恐惧。病人入院后鼓励其主动地认识和适应新环境，消除环境中的威胁性刺激，尽量维持原有的生活规律。危重病人应当安置在危重病房，以免抢救的情形对其他病人造成不良影响；个人受到不良刺激时，让病人离开刺激源，倾听病人的诉说或使其保持安静，陪伴病人直到恐惧消失，并给予心理支持。在诊治、手术和护理前，向病人说明其基本步骤、合作方法及注意事项，使病人有充分的心理准备应对各种处置中遇到的问题。

（2）教会病人控制恐惧的方法。教会病人放松，如深呼吸放松、肌肉放松、听音乐放松、散步放松等，将注意力转移到愉快的事件上，降低恐惧。

（三）孤　独

1. 概念及原因

孤独状态的心理护理：
① 评估导致孤独的直接原因和促发因素；
② 促进交往。

孤独是指希望与他人接触，但却无力实现这种愿望时，产生的只身孤立的心理状态。这是一种消极的情绪。

病人患病住院后，脱离了熟悉的环境和亲人朋友，面对陌生的环境和医务人员，很容易产生孤独的情绪，从而不利于患者的治疗和康复。

2. 临床表现

（1）表现出明显的孤独感，如情绪低落、忧郁、焦虑，表情悲伤、呆滞，述说无用感、被遗弃感、无安全感等消极情绪。

（2）希望与他人有更多的接触，但与人交往时往往表现出退缩、胆怯。

（3）患者表现出行为的改变，如活动较少、注意力分散，无法做决定、易激惹、睡眠紊乱、饮食改变等。

3. 护理措施

（1）评估导致孤独的直接原因和促发因素。鼓励病人表达孤独的感受，宣泄内心的痛苦；与病人讨论导致孤独的原因，如社交接触障碍、社会支持资源的不足、近期生活的变化等。

（2）促进交往。鼓励病人亲友和同事到医院探访，加强与病人的接触和情感交流；对社交行为退缩的人，鼓励其交一些知心朋友，加强互助；对口臭或身体有异味的人，设法控制口臭和异味；鼓励患者发展适合自己的兴趣爱好，选择适合的娱乐休闲活动，如绘画、养鸟、养花、养鱼、下棋和旅游等。

（四）绝　望

绝望状态的心理护理：
① 鼓励病人表达出绝望情绪；
② 提高病人的自信，激发病人的动机；
③ 增强社会支持系统。

1. 概念及原因

绝望是一个人面对所期望的事情或需要解决的问题，认为没有任何的机会或办法，无法实现个人目标时产生的一种消极的情绪状态。

患者得知自己患病之后，尤其是患了某种严重的疾病之后，考虑到疾病对于事业、生活、家庭甚至生命的威胁，经常感到前途、希望渺茫。无助、绝望是经常可能出现的情绪反应。

2. 临床表现

表现为：处于被动状态，退缩、话少、冷漠，反应慢、活动减少，睡眠增加、厌食、消瘦；缺乏进取心和兴趣感，讲话中流露出“没办法”“没能力”和“不如死了”等言语。患者可能因此而采取过激行为。护理人员在发现病人的绝望情绪时要及时处理，密切注意患者的行动，以防意外发生。

3. 护理措施

（1）鼓励病人表达出绝望情绪。鼓励病人正视自己的情绪，为病人宣泄情绪提供适宜的条件；鼓励病人用语言或非语言的方式表达自己的情感，说出忧虑的、害怕的事情。情绪的宣泄会为以后的干预提供良好的基础。

（2）提高病人的自信，激发病人的动机。强化病人过去的成功与成就，并指导病人善于发现自己的长处或进步，重树信心。结合病人的实际情况，鼓励病人为自己确立一个符合实际的短期和长期目标。“从小到大，简单到复杂”，循序渐进地做出努力和实现目标，以获取成就感。协助病人辨别能解决和不能解决的问题，以积极的态度处理好有希望解决的问题，让病人从“无望”中解脱出来。在行动中逐渐提高自信心，并对患者的进步提供反馈和强化。

（3）增强社会支持系统。强大的社会支持系统是战胜绝望情绪的重要条件。指导家属和亲友对病人提供各种关爱和帮助，为病人建立一个强有力的心理支持系统。同时要鼓励患者增加与他人的交往，积极建立自己的社会支持系统。

（五）不合作

1. 临床表现

患者遵从医嘱是医疗工作达到预期目的的前提，但由于种种原因，患者可能不遵从医嘱。从以下现象中，医务人员可以判断患者可能未遵从医嘱：

（1）病人或家属表示对治疗不合作或不参与；

（2）观察到有不合作的行为，如没有遵从医嘱服药或只服用部分药品，没有按预约的时间复诊等；

不合作病人的心理护理：
① 向病人说明遵从医疗的重要性；
② 与病人讨论导致不合作的原因；
③ 指导病人遵从新的治疗方案；
④ 评估治疗效果；
⑤ 做好指导工作。

（3）治疗没有达到预期的目标，症状持续存在或加重；

（4）发生并发症。

2. **护理措施**

（1）向病人说明遵从医疗的重要性，指出按医嘱服药的必要性。

（2）与病人讨论导致不合作的原因，以便采取针对性的措施。分析患者的不合作行为是有意还是无意，是因为对治疗措施心存疑虑还是由于不清楚医嘱的具体内容，是否有其他的影响因素，如医患关系、经济问题等。

（3）与病人共同讨论和修订治疗方案，指导病人遵从新的治疗方案。向病人详细说明药物治疗的效果、副作用及用药的注意事项；说明医嘱中涉及的行为的细节并请病人复述，以确保病人的确清楚了他需要采取的行为；耐心回答病人的疑问，保证患者对医嘱的所有内容有清楚的理解。

（4）评估治疗效果。观察病人执行新治疗措施后的效果及其反应，若有异常情况及时通知医生。

（5）做好指导工作。指导家庭治疗的病人和家属记录服药反应的情况；请病人按时复诊，以便了解病人遵从治疗的情况及疗效。

（六）否　认

1. **概念及作用**

否认是指个体有意或无意否定某一事实的存在，企图降低该事件所引起的恐惧和焦虑等情绪。

否认是指个体有意或无意否定某一事实的存在，企图降低该事件所引起的恐惧和焦虑等情绪。否认是一种常见的心理防御机制。适当应用否认的心理防御机制对个体维持心理平衡有一定的作用，可以保护个体在面对剧烈的应激时不至于崩溃，为个体采取应对措施赢得时间。但过度应用这种防御机制会妨碍个体对应激事件的积极应对，使个体的内心世界和现实世界脱节，产生消极后果。

2. **临床表现**

（1）否认症状和危险的存在，拖延和拒绝就医，以致危害到目前的健康状况。

（2）当谈及困扰性事件时，采取不理会的态度和言论，不承认疾病对生活的影响；将症状来源转移到躯体不太重要的部位等。

（3）不承认疾病对生活的影响，不承认对死亡或失去功能的恐惧。

（4）表现不适当的情绪反应。患者最初得之某些不幸的消息时，出现否认心理可能对患者的心理具有一定的保护意义，因此不必立刻处理。但如果发现患者长期处于这种状态，以至于影响了疾病的治疗，就需要护理人员加以注意了。

3. 护理措施

（1）与病人建立良好的护患关系，取得患者的信任。

（2）认同病人的否认是应对机制的一种方式，适度的否认对病人具有保护作用。提供机会让病人表达内心的恐惧和焦虑，鼓励病人逐渐面对问题或者表达对某个问题的关心。

（3）不要直接质问病人的否认行为。在病人没有做好充分的心理准备前，不要强迫他面对现实问题或谈及所关心的事，以免引起患者的焦虑情绪。

（4）若病人提出他所否认的问题或者表达对该问题的关心时，应该提供有关的指导和必要的心理支持。

否认状态病人的心理护理：
① 取得患者的信任；
② 认同病人的否认；
③ 不要直接质问病人的否认行为；
④ 提供有关的指导和必要的心理支持。

二、不同年龄段病人的心理护理

（一）儿科患者的心理特征及心理护理

1. 儿科患者的心理特征

患病对儿童及家庭都是一种应激事件，儿科患者年龄跨度大（从出生至 14 岁），患病对儿童的身心发展是一种威胁，轻者产生一定的心理反应，重者阻碍儿童正常的身心发展，出现发展危机。充分认识儿童患病后的心理特点，采取相应的心理护理措施，可减轻或消除儿童患者的心理反应。

儿科患者心理反应特征主要表现在以下几个方面。

（1）分离性焦虑。儿童从出生 6 个月起，就开始建立起一种“母子联结”的关系，在这种关系的基础上，他们保持着对周围环境的安全感和信任感。一旦患儿离开妈妈，大都会产生分离性焦虑，表现为恐惧不安、经常哭闹、拒食、抗服药。而如果母亲与患儿在一起，这些反应会很快消失。

（2）恐惧不安。入院或进行某项诊疗措施前，未详细地向患儿解释其理由，或患儿曾经有过一些痛苦性的诊疗经历，这些都会使患儿产生惶惑不安、恐惧等心理反应。主要表现为沉默、违拗、不合作；或哭闹不休、逃跑等。医护人员严肃的表情，医院抢救的紧张气氛，患儿有过曾经被强迫进行某些诊疗措施等，如胃镜检查、打针、清创等，都会增强这种心理反应。

（3）反抗。当前我国儿童大多是独生子女，一旦生病，父母过于紧张、焦虑，因而对患儿过分照看，在患儿面前夸大病情，或对

儿科患者的心理特征：
① 分离性焦虑；
② 恐惧不安；
③ 反抗；
④ 抑郁、自卑。

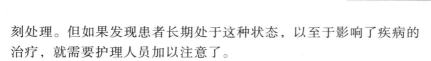

医护人员要求过高或加以指责，家长的这种心态对患儿的心理也会产生一定的影响，家长对护士的不满倾向则助长了患儿对护士的愤怒和抗拒。主要表现为抗拒住院治疗，趁人不备时逃跑；或即使不逃跑，对医护人员也不理睬，或者故意喊叫，摔东西，拒绝接受各种诊疗措施；或者对前来探望的父母十分怨恨，面无表情、沉默等，以示反抗。

（4）抑郁、自卑。疾病久治不愈，长期病痛的折磨，会使患儿丧失治愈的自信心。年龄较大的患儿已能意识到严重疾病的后果，难免有所担忧，当某些疾病会引起外貌、体型的改变时，患儿会产生自卑的心理；住院治疗，长期不能上学，学龄儿童会担心影响学习成绩，从而加重抑郁，过去学习成绩一直优秀的儿童更易表现出这种心理反应。他们主要表现为沉默寡言、唉声叹气；或不愿继续治疗，认为病已不能治好；更严重者出现拒食、自杀的念头；有的患儿怕自己外貌的改变被同学、朋友看见，故拒绝别人探视；有的患儿怕上学后成绩赶不上，低估自己的能力，出现严重的自卑感。

2. 儿科患者的心理护理

儿科患者的心理护理包括家长对患儿进行心理准备和护士实施的心理护理两大部分。

儿科患者的心理护理：
① 入院前对家长心理准备的指导；
② 根据患儿不同年龄特点采取不同的心理护理方法。

（1）入院前对家长心理准备的指导。

儿童入院前护士应向家长详细地说明什么时候为患儿进行心理准备，心理准备有哪些内容。一般而言，学龄前儿童的心理准备最好在入院前一天进行，学龄期儿童的心理准备则可提早一些。同时，要求家长对患儿进行心理准备时，尽可能采用患儿易懂的语言，做到耐心细致，保持心情平静，使患儿既能清楚地知道将面临的情况，又不至于心情太紧张。主要内容如下：

① 告知患儿住院的原因。例如："你近几天反复腹痛、大便带血，如不及时上医院检查，查清病情，进行治疗，可能会使病情加重，那时就再也不能上幼儿园与小朋友一起玩耍了。"让患儿有提问的机会，知道自己发生了什么情况。

② 简单介绍医疗知识。给患儿介绍一些有关先进的医院条件和医疗技术的知识。

③ 了解住院注意事项。带患儿入院时，要让患儿知道有关在病房就餐、大小便等日常生活事项的程序，如时间、地点、注意事项等。告诉患儿有可能在床上就餐和大小便，有可能穿医院服装等，让患儿有心理准备。

④ 让其了解探视时间。肯定地告诉患儿家长一定要来探视及探视的时间和次数。

（2）根据患儿不同年龄特点采取不同的心理护理方法。

① 6个月左右的婴儿，虽然住院心理反应小，但非常需要母亲的爱抚，护士应经常对他们轻拍、抚摸、搂抱及逗笑，以调节其大脑的兴奋性和抑制过程，使他们产生一种在母亲怀里的安全感。

② 6个月至4岁的患儿，住院心理反应明显，如有可能最好允许家长陪护，这样容易使患儿建立起对周围环境的安全感。护士还应该对患儿关心体贴，避免呵斥、责备患儿，通过与患儿共同参与一些游戏，如讲故事、玩玩具、看图画等，与患儿建立起良好的相互信任的护患关系，从而帮助患儿克服对医院的恐惧感。

③ 年幼患儿病情变化快，但又不善于用语言表达自己的感受，所以，要求护士眼光敏锐，留意其非语言行为，如患儿的表情、目光、体态等，随时观察其病情变化，对患儿心理需求做出评估，及时采取相应的护理措施。

④ 年龄大的患儿，已能较好地用言语沟通，能够与病房其他患儿建立伙伴关系。护士应尽可能地与患儿沟通，争取患儿的信任和配合。可在病房开展一些榜样学习竞赛活动，如评选“优秀患儿”（如团结友好、互助好、讲卫生、吃药打针不哭等），也可以让患儿做一些力所能及的工作，如收拾自己的小物品，帮助其他病重患儿等。

⑤ 残疾患儿往往具有严重的抑郁、自卑心理，护士要加倍爱护他们，并给予他们积极的支持。

（二）青年患者的心理特征与心理护理

青年时期是独立生活的时期，是一个人开始独立决定自己的生活道路的时期，是人生中体格最健壮、精力最旺盛、思想最活跃、感情最丰富的时期。但是，由于生理上的巨大变化，心理和社会因素的影响，青年期也最容易出现各种心理障碍，乃至发生精神疾病。因此，要特别注意青年期患者的身心健康。

青年患者心理特征：
① 焦虑；
② 寂寞、孤独感；
③ 悲观失望。

1. 青年患者的心理特征

（1）焦虑。青少年患者由于缺乏心理准备，往往表现急躁、焦虑。患病初期不能很快适应患者角色，有时甚至怀疑医生的诊断；青少年富于理想和抱负，患病影响其学习或工作，对其心理的打击很大，当患者不能正确认识和对待这一挫折时，焦虑情绪加重，甚至导致心理失衡，由急躁、焦虑转为沮丧、抑郁。

（2）寂寞、孤独感。青少年活泼好动，要求有宽阔的生活领域和社会活动范围，尤其需要刺激和新鲜感。生病住院后，离开熟悉的家庭环境，尤其病房场所狭小，又有许多对个体行为的限制，没有熟悉的同学和朋友，又不能经常与家人见面，他们常感到寂寞、无聊、孤独，这一切令他们很难适应。

（3）悲观失望。患慢性病、意外事故或留有后遗症的青少年，易产生悲观、失望的心理。他们为前途、工作、生活、婚姻等问题忧虑、痛苦，深感前途渺茫而悲观、失望，有的青年患者甚至产生自暴自弃的心理，情绪变得异常忧郁，拒绝治疗和照顾，陷入极度痛苦之中。

2. 青年患者的心理护理

青年患者的心理护理：
① 密切观察，早诊早治；
② 合理安排，适当娱乐；
③ 热情介绍，耐心解答；
④ 理解善诱，暗示疏导。

（1）密切观察，早诊早治。护士要加强对患者的接触或巡视，尤其对患绝症、慢性病或因意外事故可能致残以及其他较重疾病的青少年，他们往往流露出对前途的渺茫感，甚至产生轻生行为，拒绝他人的照顾和治疗，自暴自弃。医护人员要热情关心患者，激发患者与病魔作斗争的信心。在患者情绪稳定时，要加强对患者身心的保护，有针对性地做好情绪调控。用回避、疏泄、转移、放松等方法，使不良心理反应朝有利于心身健康的方向转化。

（2）合理安排，适当娱乐。青年患者对医院生活与治疗等不容易适应，尤其是限制外出，按时治疗服药，与陌生人同时居住等不易习惯。他们往往把医院的各种规章制度、医嘱要求等视为约束。因此应鼓励他们适当参加室内或病区内各种娱乐活动，以分散其对自身疾病的注意力，保持乐观情绪。

（3）热情介绍，耐心解答。青年人一旦承认有病，主观感觉异常敏锐，而且富有好奇心，事事询问：为什么打这种针、吃这种药？病程需多长时间？有无后遗症等。他们担心疾病耽误自己的学习和工作，对自己恋爱、婚姻、生活和前途有不利的影响，所以，护士应主动热情介绍病情、治疗和护理措施，并耐心回答患者所提出的问题。有的青年患者不愿意把自己的病情告诉同事或者同学，所以，还应注意保护其隐私。

（4）理解善诱，暗示疏导。针对青年患者的某些不良情绪和行为，要给予理解和适当的迁就。如针对青年患者对性的困惑和羞涩，对异性的注意与追求，或不喜欢异性医务人员等情况进行个别的健康指导和身体检查；对他们的情绪冲动和过激行为要进行循序善诱的帮助与善意的批评；给患者作任何操作前，首先作说明和解释，征询患者同意，不要强求。但注意不可过多地无原则地迁就患者，要以增强青年患者自我调节心理平衡能力为目的。

（三）中年患者的心理特征与心理护理

中年人既是家庭的中坚力量，又是工作岗位上的骨干，大多希望在年富力强之时多一些作为、业绩，以赢得后辈的敬重。家庭、事业和生活的多重责任和负担，易使中年患者感到“老已来临”，其体力减弱易使其感到“未老先衰”，所以中年患者的心理反应最复杂。

1. 中年患者的心理特征

（1）忘我、回避。中年正值出成果时期，患病后将停止一切工作，使许多中年患者深感痛苦和损失。在他们同时面对疾病和工作时，强烈的工作责任感和事业心可压倒其对自身健康的重视，迫切要求早检查、早治疗、早出院。有的患者担心因病失去原有职位而不愿承认有病，有人为不增加亲友的痛苦而隐瞒病情、回避现实。强打精神，全身心地投入工作，所做一切，意在掩饰其疾病事实，争抢工作和生活时间。

中年患者的心理特征：
① 忘我、回避；
② 忧郁；
③ 多疑。

（2）忧郁。中年人面对患病后给家庭造成许多困难，给工作带来一定损失的局面，担心病后家庭经济窘迫，而致家庭成员的心理失衡；忧虑住院过久或致残后不能再胜任工作等以致忧心忡忡。

（3）多疑。中年期是许多疾病的好发期，面临问题多、精神负担重、体力及心理状态常趋向紊乱。患者对多种检查治疗顾虑重重，动辄自疑患不治之症。

2. 中年患者的心理护理

（1）了解、尊重患者。护士应掌握患者的心理特点，细心倾听患者陈述，征求其意见，告诉患者治疗和护理的进程，以及应如何配合治疗和护理。尊重患者，尤其让患者感到是被尊重的人、有社会价值的人。

中年患者的心理护理：
① 了解、尊重患者；
② 解除患者的后顾之忧；
③ 实时告之病情；
④ 介绍常见病的防治知识。

（2）解除患者的后顾之忧。联络其单位尽量安排好患者的工作，病情许可时准其带工作任务到病房，并酌情为之创造工作条件。嘱其子女定期探望，汇报工作和学习情况，以有利患者安心养病。

（3）实时告之病情。鉴于中年人的心理较成熟，心理承受能力相对较强，护理过程中，应酌情、适时告之病情，讲明病情性质、严重程度，以便患者合理安排工作与生活，对疾病诊治有较充分的心理准备。

（4）介绍常见病的防治知识。中年人的机体各器官开始衰退，若不注意有效工作、规律生活、适当营养、持之以恒地体育锻炼及保持愉快情绪，易出现体力下降或发病。给中年住院患者安排适当活动，可使其生活平添乐趣，避免不必要刺激，转移其对疾病的过度关注。

（四）老年患者的心理特征与心理护理

老年患者的心理特征：
① 否认；
② 自尊；
③ 自卑、抑郁；
④ 恐惧；
⑤ 幼稚。

老年阶段是个体毕生发展过程中的特殊阶段，具有独特的心理和生理特点。老年人大多患有慢性和老化性疾病，其中25%的老年人患有多种较严重的疾病，因此随老龄人口、老年患者数量日益增加，老年患者心理健康维护面临新的挑战。

1. 老年患者的心理特征

（1）否认。有些老年人由于害怕别人讲自己年老体病，或者害怕遭遇家人的嫌弃而拒绝承认自己有病，不愿就医，故尽管患病，仍勉强操劳，以示自己无病。

（2）自尊。老年人一般自我中心意识较强，固执、自怜、自弃、坚持己见，喜欢别人恭顺服从，不愿听从别人安排，尤其不重视年轻医护人员的意见。有时甚至突然拒绝进行治疗和护理，有时又争强好胜，做一些力不能及的事情，如独自上厕所大小便，走路不要扶等，这样可能引起一些意外事故的发生，如骨折、中风等。

（3）自卑、抑郁。由于长期的孤独寂寞，社会角色的改变，家庭地位的下降，很多老人产生悲观情绪，一旦生病，就会感到自己在世日子不会太长，许多想做的事情又力所不及，往往更加悲观、自卑、无价值感，因而自杀的老年患者并不少见。

（4）恐惧。当病情较重时，常意识到死亡的来临，故而出现怕死、恐惧、激惹等情绪反应。有时则害怕发生严重并发症，担心无人照顾，出现焦虑不安。

（5）幼稚。有些老年人生病后表现天真，提出不现实的难以做到的要求，情绪波动大，稍不顺心就与护士、病友发生冲突，容易哭泣，自控能力极差。有的老人则小病大养，不愿出院，对家人和医护人员依赖，自己能做的小事情也要别人帮助。

老年人的心理护理：
① 尊重老年患者；
② 关心老年患者；
③ 恰当地心理护理干预；
④ 尽可能多的社会支持。

2. 老年患者的心理护理

（1）尊重老年患者。老年患者突出的心理要求是受重视和尊敬，因此对老年患者称呼要尊敬，言行要有礼貌，举止要庄重，谈话要有耐心，声音要大些。对老年患者绝不奚落，损伤他们的自尊心。对他们提出建议时，切忌讲“我认为……”，而应讲“如果我遇到您老这样的问题，我觉得这样……更好”。

（2）关心老年患者。对老年患者的关心应做到精神支持和生活上无微不至的照顾。精神支持是指密切地关注老年患者的心理变化，准确地估计他们的心理需求，护士再针对问题进行耐心的解释，打消他们的顾虑，启发他们解决问题的信心。老年患者住院治疗，打乱了原有的习惯的生活方式，感到生活很不方便，但又不愿经常求助别人，因此护士对老年患者的住院生活更要细心照顾。护理老年患者时要勤快、细心、周到，不怕麻烦，要充分考虑老年患者的特点和习惯，例如把物品放在易取到的地方，饮食上要照顾老年人的口味，不要勉强老年人吃不喜欢的食物，合理安排老年患者的休息和睡眠。同时，病室设备和布置要考虑老年人行走的需要，如病室放有轮椅，走廊和清洁室设有扶手，地面干燥不滑等。

（3）恰当地心理护理干预。根据老年人的心理特点，采取一些心理护理干预措施。首先，老年患者大多为慢性疾病，积累了丰富的自我保健经验和应对疾病的较独特的方式，护士要善于发现和总结这些经验，不要轻易否定患者已行之有效地应对方式，应肯定其积极的一面，对不良方式尽量采取协商、提醒的方式指出。其次，组织患者参加集体活动。护士要讲解一些疾病和保健基本知识，鼓励患者相互交流，同时可邀请一些有经验的恢复较好的患者现身说法。此外，安排老人进行一些集体活动，如室外散步、打太极拳、练气功等，同样可起到调节老人情绪、克服孤独感之功效。最后，对老年患者的一些独特的不良行为如易忘事、刻板、古怪等，有些可以在短期内有所改变的，则应积极给以帮助，如帮老人制定日常生活时刻表，按时提醒，以保持行为的计划性；有些不易在短期内改变，只要不影响其他病友和正常的治疗，应尽量避免过于关注，可通过赞扬、肯定等方式强化积极的行为，忽视消极行为，切记生硬强迫老年人改变久已形成的怪癖。

（4）尽可能多的社会支持。调动老人各种社会关系，在精神上和物质上给予关怀。要鼓励患者亲友、老同事及单位组织派人看望，也可安排一些老人与患者交谈。但是，护士要提醒探视者切莫谈论过于刺激性的话题，以免因过于激动发生意外。

急重症患者心理特点：
① 恐惧、焦虑；
② 悲观、抑郁；
③ 敏感、多疑。

三、不同病症患者的心理护理

（一）急重症患者

1. 心理特点

（1）恐惧、焦虑。由于起病急骤，病势凶猛，生命危在旦夕，病人非常紧张，恐惧不安，害怕死亡，害怕伤残。

（2）悲观、抑郁。病人由于病情加重或反复，认为自己的生命即将终结，或由于病痛折磨而觉得生不如死，往往出现悲观无助甚至绝望，表现出对医务人员冷漠无情，对检查治疗不配合。

（3）敏感、多疑。慢性病急性发作或病情恶化的患者，往往在医疗抢救的过程中，通过观察医务人员的言行表情等来揣测自己病情的严重程度，表现出敏感多疑，情绪容易激动。

2. 心理护理措施

急性病患者的心理护理措施：
① 分秒必争的抢救，重视心理护理；
② 增加病人的安全感；
③ 针对具体问题进行针对性的心理护理。

（1）分秒必争抢救的同时，要重视心理护理。由于病人危在旦夕，医务人员往往将注意力全部集中在挽救病人生命上，忽略了对病人心理的照顾。而病人知道自己病情重，心里极度紧张，他们既需要及时有效的救治，也需要缓解高度的紧张状态。在这种情况下，及时给予心理护理，可舒缓病人的情绪，通过身心的相互作用，稳定病人的生理状态，从而稳定病情。

（2）增加病人的安全感。医务人员要采取种种措施，尽可能减少对病人的种种不良刺激。以热情、耐心、专注而严谨的态度接待病人；细致而有条理地询问病情，能让病人觉得医务人员水平高超；轻柔而准确的操作，让病人感到医务人员技艺高超。这样就会和病人建立良好的医患关系，使病人觉得医务人员不论是从态度上还是医术上都是可以信赖的，自己的生命安全是有保障的，感到安全和欣慰。

（3）针对具体问题进行针对性的心理护理。病患者除了对疾病的恐惧之外，还可能因为其他问题而出现不良情绪，比如担心亲人的心理反应，担心家庭、工作，担心经济问题而紧张不安。护理人员应当具体问题具体分析，针对不同问题针对性的护理，尽可能帮助患者调节心理，为疾病的康复创造条件。

（二）慢性病患者

一般认为慢性病指患者的病程超过3个月，又无特效治疗的疾病。随着医学科学的发展，许多急危重症病人经抢救成功而转化为慢性状态，随着人类平均寿命延长，慢性病已成为危害健康的主要疾病，由此带来一系列慢性病病人的心理问题。

1. 心理特点

慢性病患者的心理特点：
① 抑郁；
② 揣测；
③ 焦虑；
④ 依赖。

（1）抑郁。人们一旦得知患上慢性疾病，便会因疾病需长期治疗且经久不愈而产生心境抑郁、沮丧、不安等情绪。有患者经受长期疾病折磨后对治疗缺乏信心，担心遭亲友、邻里鄙视，自觉成了废物而自卑、精神不振；有的患者因反复多次住院，难于坚持工作，日渐入不敷出，家庭关系也变得紧张。

（2）揣测。疾病久治不愈或反复发作，致患者疑虑较多，常年在猜测中度日，情绪起伏不定。病情稍有好转便情绪高涨，稍有反复或新出现症状即易联系到其他疾病，甚至无端怀疑患了不治之症。此类患者接触医生多，知晓病种多，对各种诊查结果和药物疗效等比较熟悉，不少患者经常翻阅与其疾病相关的书刊，对其疾病的发生、发展和预后有所了解，所谓“久病成医”。有的病人要求其他医生会诊，有的擅自到院外治疗，甚至自行更换自认为是有效的药物。

（3）焦虑。由于慢性病治疗时间较长，事业心较强的中青年和家庭经济条件不好的患者极易产生急躁情绪，随其患病时间的持续而出现失眠、烦躁、易怒，自觉度日如年，伴之而来的是患者成天忧心忡忡，为日后的工作、家庭、经济等问题担忧。

（4）依赖。一般患者都会产生角色退化，多为女性患者。她们体质差，病程长，长期习惯于患者角色，感情脆弱，依赖性强，希望被人照顾，久而久之，会影响疾病的治疗。

慢性病患者的心理护理措施：
①促进护患沟通；
②帮助病人接受长期治疗的现实；
③协调社会支持系统。

2. 心理护理措施

（1）促进护患沟通。慢性病人多为长期或反复住院者，大多有多处求医史，导致他们对自身疾病了解颇多。所以，只有建立相互参与型护患关系，才有利于护患沟通，才能调动病人的积极性。

（2）帮助病人接受长期治疗的现实。慢性病会带来各种严重的后果，病人在患病初期，往往不接受患病的事实而拒绝正规治疗。诊断明确后，又对长期的治疗产生厌烦心理。医务人员需要帮助患者接受慢性病程的事实，以平和的心态，做好长期治疗的准备，尽可能减少疾病对生活的影响。

（3）协调社会支持系统。研究表明：社会支持不仅可以缓解或消除一些消极情绪，还能增强病人机体的抗病能力和战胜疾病的信心。慢性病病人更需要医务人员、家属、亲友和其他人员的关心、体贴和安慰。医护人员应动员家属加强心理支持，加倍关心和照顾。

（三）手术病人的心理护理

1. 手术前病人的心理特点和心理护理

手术前病人的心理护理：
①术前详细说明手术情况，增加病人的安全感；
②进行术前指导，使病人学会自我调控；
③做好家属思想工作，消除顾虑。

（1）心理特点。焦虑与恐惧是患者术前常常出现的心理问题。手术患者焦虑恐惧心理来自多方面，由于患者对手术缺乏正确认识，怕麻醉、怕疼痛，怕术中、术后出现意外，担心手术人员技术是否过硬，对自己术后病情难以预料，缺乏思想准备，手术后又需要较长时间休养，担心刀口瘢痕影响美观等。病人往往对这些情况考虑过多，易产生焦虑情绪，甚至不能配合手术，这些都会直接影响手术效果，如失血量大、伤口愈合慢等，还易于引起并发症。

（2）心理护理措施。

① 术前详细说明手术情况，增强病人的安全感。应当由有权威的医生和护士进行，耐心听取病人的意见和要求，向家属具体交代病情，阐明手术的重要性和必要性，尤其要对手术的安全性作出恰当的解释。对于手术复杂、危险性大的病人，应介绍医护人员是怎样反复研究其病情并确定最佳手术方案的，强调病人在手术中的有利条件，使病人感到医护人员对其病情十分了解，对手术极为负责。

② 进行术前指导。用恰当的语言介绍术前需要的准备，病人可能遇到的痛苦，指导病人学会自我调控，尽量减轻术前焦虑。

③ 做好家属思想工作，消除顾虑。手术患者带着焦虑、不安与期望进入手术室后，其家属就把一切希望都寄托在手术上，此刻护士应耐心向家属做好解释工作，讲明手术的必要性及危险性，使家属理解并耐心等待。

2. 手术后病人的心理特点和心理护理

（1）心理特点。病人术后常见的心理问题是焦虑和抑郁，这可能与以下因素有关：术后伤口疼痛和行动不便；对手术效果的担心；器官切除后的缺失心理和阉割心理等。

（2）心理护理措施。

① 及时告知手术效果。当病人回到术后室或是从麻醉中刚刚醒过来，医生、护士应以亲切和蔼的语言传达有利的信息，告诉他手术进行得很顺利，以免病人术后过度焦虑。

② 帮助病人缓解疼痛。病人术后的疼痛不仅与手术部位、切口方式和镇静剂应用得恰当与否有关，而且与每个个体的疼痛阈值、耐受能力和对疼痛的经验有关。病人如果注意力过度集中、情绪过度紧张，就会加剧疼痛；意志力薄弱、烦躁和疲倦等也会加剧疼痛；从环境方面来说，噪声、强光和暖色也都会加剧疼痛。因此，医生、护士都应体察和理解病人的心情，从每个具体环节来减轻病人的疼痛。比如，适时给予药物止痛，采用暗示或转移注意力等方法减轻疼痛。

手术后病人的心理护理：
① 及时告知手术效果；
② 帮助病人缓解疼痛；
③ 帮助病人克服抑郁反应；
④ 加强术后康复指导；
⑤ 鼓励病人积极对待人生。

③ 帮助病人克服抑郁反应。要准确地分析病人的性格、气质和心理特点，注意他们不多的言语含义，主动关心和体贴他们。某些生活不便处要细致照顾，如喂饭、协助写信等。总之，使他们意识到既然已顺利度过手术关，就要争取早日恢复健康。

④ 加强术后康复指导。护士应及时向病人说明加强术后活动和功能锻炼在疾病康复中的重要作用，指导他们加强活动训练，克服术后的消极情绪，促进其早日康复。

⑤ 鼓励病人积极对待人生。部分病人术后由于部分机体生理功能的破坏（如胃切除）或残缺（如截肢），产生缺陷心理。尤其人生中的突然致残，会给病人心理上带来巨大的创伤。所以，护士要同情、支持和鼓励，让他们勇敢地承认现实，接纳现实，积极面对人生。

（四）恶性肿瘤患者

恶性肿瘤患者患者的心理问题较多，依其个性、疾病认知、病情轻重而多种多样。以下仅做选择性介绍。

1. 心理特点

（1）否认。患者否认恶性肿瘤的诊断，拒绝严酷的事实，照常工作、学习，维持暂时的心理平衡。有的患者怀疑诊断，到处奔波，企图通过复查推翻原有结论；还有的患者表现沉闷，内心极端痛苦，寝食难安，不积极求治，甚至拒绝治疗；更多患者压抑其强烈情绪反应，表现出迟钝、犹豫，进而感到孤独，产生被遗弃感。患者的最初否认，对疾病治疗具有一定的积极意义，但长期否认，将延误宝贵的治疗时间。

恶性肿瘤患者的心理特点：
① 否认；
② 恐惧、抑郁；
③ 孤独、怪癖；
④ 悲观、绝望。

（2）恐惧和抑郁。恶性肿瘤一旦被确诊后，患者即联想到一系列不良后果，产生恐慌与惧怕心理。患者除惧怕治疗过程中的痛苦，还怕失去爱、怕伤残，怕失去强壮身体、正常生活能力，尤其害怕死亡。

抑郁是严重影响恶性肿瘤患者生活质量的常见负性心理反应，多半为暂时性、轻度至中度。由于肿瘤种类多，症状不同，治疗方法复杂，引起抑郁原因也很多。有的抑郁源于病变，如代谢障碍、内分泌紊乱、脑器质性病变、营养不良和治疗的毒副反应等；有的患者则由于朋友、同事的远离或配偶的感情淡薄，产生孤独感与被遗弃感，进而发展成为抑郁。

（3）孤独与怪癖。根据美国国立恶性肿瘤研究所专家临床观察发现，恶性肿瘤患者由于压抑、焦虑等消极情绪的长期折磨，可扭曲原有心理。他们暂时或长期丧失生活自理能力，因无助甚至成为家庭与社会的累赘而产生自责与孤独感，这种心态长期持续将导致其行为怪癖。患者把医务人员和亲属当做替罪羊，无休止地发牢骚，累及他人心境。

（4）悲观与绝望。患者被确诊为恶性肿瘤之初，悲观是其常见心理反应，随其临床症状日益明显或经过一段治疗却效果不太明显，极易令患者情绪低落，对其治疗由希望重燃到再度失望甚至绝望。

恶性肿瘤患者心理护理措施：
① 树立患者抗癌的信心；
② 激发患者的积极期望；
③ 建议患者适当体育锻炼；
④ 松弛-想象疗法。

2. 心理护理措施

恶性肿瘤患者的心理护理，无论在其个性化护理中，还是配合手术、化疗等中，都具有显著作用。

（1）树立患者抗癌的信心。恶性肿瘤患者难免产生否认、怀疑、悲观、抑郁、恐惧、绝望等一系列复杂的心理反应，经痛苦地反复思索，有些人想通了，与其坐以待毙，不如奋起抗争，乐观、豁达、自信、拼搏，愉快积极的心理便主宰其心境，对缓解、临床治愈恶性肿瘤产生显著效果。其中，自信发挥了关键作用，并激发其拼搏精神和顽强意志，营造坦然心境，形成乐观态度等，挖掘自身的抗癌潜能，创造战胜恶性肿瘤的奇迹。

（2）激发患者的积极期望。这是为恶性肿瘤患者实施心理护理的基础和前提，积极期望可让患者重视生命，正视疾病，与死神争夺生命，显著提高恶性肿瘤患者的生活质量。恶性肿瘤患者欲长期携癌生存，积极期望为首要，患者必须正视生命，坚定地与癌魔做殊死抗争。

（3）建议患者适当进行体育锻炼。运动可提高神经系统对外界反应的灵活性，增强自我调节与控制能力，使神经和身体活动较好地适应经常变化的外界环境。倡导恶性肿瘤患者在适当时期，进行适宜的户外体育锻炼，这十分有益。可据其个人具体情况，选择感兴趣的项目进行体育锻炼，如散步、慢跑、太极拳、气功、跳舞等。有些地方还组织了抗癌俱乐部，许多恶性肿瘤患者一起锻炼、唱歌、交流经验、切磋技艺、互相鼓励，显著地延长了生存时间，改善了生活质量，提高了恶性肿瘤治愈率。

（4）松弛-想象疗法。这是美国治癌专家、心理学家西蒙顿提出的防治恶性肿瘤等疾病的有效方法，此法主张把松弛训练和积极想象相结合，称为松弛-想象疗法。

松弛-想象疗法的主要作用有：① 改善生理状态，增强免疫功能；② 减轻恐惧感；③ 减轻压力。

【知识链接】

想象疗法

美国卡尔·西蒙顿医生，运用“想象疗法”治好了自身的皮肤癌。自 1971 年以来，他就用编定的“精神想象操”来治疗晚期癌瘤。受治疗的患者每天进行 3 次想象操治疗。医生让他们闭目静坐，顺着指导语而开始精神想象。这些患者虽临床诊断已明确表明他们的生命不会超过一年，然而在西蒙顿的整体机能治疗下，其中绝大多数人的生命都延长了，至少也生存 20 个月以上。另有一位喉癌患者，医生断言她只能活一两个月。后来，患者接受一位精神心理学家建议，采用“想象疗法”治疗，每天静坐在床上，排除杂念，想象自己体内的白细胞成了骁勇的“战士”，一起集中到喉头将癌细胞恶魔一个个杀死，如此只一个月，病情便有明显地好转，一年之后，癌瘤竟奇迹般地消失了。

四、康复患者的心理护理

现代康复医学明确提出，康复的对象主要是残疾人，以及有各种功能障碍以至影响正常生活、工作、学习的慢性病患者、老年患者、儿童患者、精神障碍患者等。由于这些患者遇到的机体机能损害较严重，或持续时间较长，更容易出现一些阻碍康复的心理障碍。医护人员应该帮助患者解决这些心理问题，排除不利因素的干扰，有效落实康复措施，发挥康复技术的作用。

康复患者常见的心理问题有：
① 认知障碍：否认、退行、偏见和偏信；
② 情绪障碍：焦虑、抑郁、愤怒；
③ 意志行为障碍：固执，适当行为减少、不当行为增多。

（一）康复患者的心理问题

1. 认知障碍

（1）否认（详见第三节）。

（2）退行。个体在遇到挫折和应激时，心理活动回到较早年龄段的水平，以原始幼稚的方式应对当前情景，是一种反成熟的倒退现象。患者会过分强化自己的患者角色，情感脆弱甚至幼稚，主动性差，没有主见，过分依赖家属和医务人员。

（3）偏见和偏信。有些文化水平低、缺乏科学卫生知识的患者，受到某些传统观念或错误理论的影响，拒绝医务人员的科学指导，反而对所谓的一些“灵丹妙药”“祖传秘方”或民间习俗深信不疑，做出一些愚昧的甚至是妨碍康复的行为。

2. 情绪情感障碍

（1）焦虑。康复患者中普遍存在焦虑情绪，作为一种内在的负性体验，它不仅影响患者康复效果，还会影响患者正常的功能。如冠心病患者伴有焦虑情绪，容易诱发心绞痛。

（2）抑郁悲观。在不幸面前，康复患者往往悲观抑郁，部分患者无法接受现实，又无力改变现状，自怜自责，认为自己无用，失去康复的信心和愿望，陷入绝望的境地，常常联想到死亡的问题，甚至出现轻生的念头和行为。

（3）愤怒。当患者感到诊断已无法改变，功能及形体损害已成事实时，情绪会变得易于激动、烦躁，对周围环境（人、事、物）

充满敌意。当患者有各种疑虑而又不敢向外界发泄时，其愤怒会转向自己，变得压抑、郁闷。

3. 意志行为障碍

（1）固执。一些具有敏感多疑人格特点的患者，受偏见影响，自以为是，坚持己见，对医务人员和家属百般挑剔，对康复治疗采取不合作态度，无端干预康复方案，打乱康复计划而影响康复效果。

（2）适当行为过少。患者反应淡漠，缺乏动力，日常活动常常在他人的哄骗或督促下才能完成，易被误认为懒散。

（3）不当行为增多。由于认知偏差，情绪障碍，病人易出现冲动性行为，乱发脾气，以及攻击性言语和行为。

（二）康复患者的心理护理措施

1. 与患者建立良好的康复治疗护理关系

医护人员除了遵守职业道德外，尤其要注意换位思考，即站在患者的角度思考问题，对患者的负性情绪给予充分理解和支持；有效运用语言和非语言沟通技巧与患者进行和谐交流和沟通，对他们进行有效疏导，帮助他们自立自强。

2. 帮助患者改变不良认知

医护人员应告知患者科学、客观、正确的疾病知识和康复知识，并根据患者自身情况进行客观评价，并通过展示康复成功的案例来纠正患者的不良认知。

3. 指导帮助患者自我调控

可以通过行为疗法、放松训练等方法，纠正患者的不良行为，指导他们掌握情绪的正确宣泄途径和控制情绪的方法，使他们能以积极的态度面对康复治疗过程。

4. 争取家属的支持

医务人员要帮助患者家属认清自己的角色，增进家属对患者的关心和理解，生活上对患者精心照顾、体贴入微，增加患者对亲人和社会的眷念，激发其对美好生活的追求和向往；同时，对家属进行康复知识技能的教育和培训，让患者和家属一道共同参与康复活动。

康复患者的心理护理措施包括：
① 与患者建立良好的康复治疗护理关系；
② 帮助患者改变不良认知；
③ 指导帮助患者自我调控；
④ 争取家属的支持。

达标练习题

一、填空题

1. 儿童患者的主要心理特征包括__________、__________、__________、__________。

2. 青年患者的心理特征有__________、__________、__________。

3. 松弛-想象疗法的主要作用有__________、__________、__________。

二、单项选择题

1. 李女士，66岁，丧偶。平时与亲朋好友交往少，有社交孤独感，注意力不集中，情绪易激惹。对此，可采取的主要护理措施有(　　)。

A. 以短而多的接触开始，逐步建立信任感

B. 鼓励李女士表达孤独的感受

C. 安排其成功地参加适宜的社会活动

D. 动员亲友与李女士多交流

E. 以上都是

2. 对于绝望的护理对象，护士所采取下述行为中(　　)不正确。

A. 鼓励其确认与表达自己的情感

B. 评估其是否有自杀的倾向

C. 调动其自信，配合治疗

D. 谢绝家属及朋友的心理支持

E. 调整或维持其护理诊断

3. 多数老年病人自尊心强，突出的心理需求是受到医护人员的(　　)。

A. 重视和尊敬　　B. 体贴和照顾

C. 教育和指导　　D. 关怀和爱护

E. 服从和冷落

4. 慢性病病人由于病程较长、症状固定或反复发作，易出现(　　)。

A. 心境抑郁　　B. 揣测心理

C. 恐惧心理　　D. 乐观面对

E. 情绪紧张

三、多项选择题

1. 病人角色适应不良主要有以下（　　）类型。
   A. 角色行为缺如　　B. 角色行为冲突
   C. 角色行为强化　　D. 角色行为消退
   E. 病人角色恐惧
2. 心理护理的原则包括（　　）。
   A. 服务原则　　B. 整体性原则
   C. 启迪原则　　D. 绝对服从原则
   E. 沟通原则

四、名词解释

焦虑　　恐惧　　心理护理

五、简答题

1. 简述康复病人的心理特点和心理护理。
2. 如何对慢性病患者、急重症患者进行心理护理？

第十五章 心理咨询

【学习目标】

➢ 掌握心理咨询、医学心理咨询的概念；
➢ 掌握医学心理咨询的原则、意义；
➢ 熟悉心理咨询的对象和程序；
➢ 了解心理咨询的注意事项。

随着社会进步和科技发展，人们的物质生活和精神生活日益丰富，各种各样的心理问题和心理疾病也越来越多，而这类疾病单靠生物学的治疗手段疗效并不佳，必须采用社会、心理、生物学模式指导下的多层次治疗手段，才能达到治疗和预防的效果。与心理咨询有关的诸多学科的出现和发展，为心理咨询和医学心理咨询的建立和发展提供了理论基础，并指导其实践。对于即将从事临床医疗护理工作的医护学生而言，初步掌握心理咨询和医学心理咨询工作的一些方法和要领，无疑能提高医疗护理服务的质量，更好地为患者排忧解难，促进患者的身心康复。

心理咨询是咨询师协助来访者解决各类心理问题的过程。

第一节 心理咨询概述

一、心理咨询的概念

咨询（counseling）一词，含义是商量、讨论、征求意见。《国家心理咨询师资格培训教程》上的定义是："心理咨询是咨询师协助来访者解决各类心理问题的过程。"这个定义有三层含义。

心理咨询的定义有三层含义：
① 以心理学为理论基础；
② 通过特殊的人际关系来实现；
③ 是咨询者协助来访者成长的过程。

（一）心理咨询是以心理学为理论基础

心理咨询是一系列心理活动的过程。从咨询者的角度看，帮助来访者认识自我、接纳自我、开发自我，是一系列的心理活动；从来访者的角度看，需要接受新的信息，学习新的行为，学会解决问题的技能及作出某种决定，也是一系列的心理活动。要使心理咨询这项心理活动顺利、有效地开展，需要用心理学的有关理论做指导。

（二）心理咨询是通过特殊的人际关系来实现

帕特森（C.H.Patterson）认为："心理咨询是一种特殊的人际关系，在这种关系中，咨询者提供一定的心理氛围和条件，使来访者发生变化，解决自己的问题，形成一个有责任感的独立的个体，从而成为一个更好的社会成员。"罗杰斯（C.R.Rogers）指出："许多用心良苦的咨询之所以未能成功，是因为在这些咨询过程中未能建立一种令人满意的咨询关系。"这说明，在心理咨询中，起关键作用的不是咨询者的方法和技能，而是咨询者与来访者之间良好的人际关系。

（三）心理咨询是咨询者协助来访者成长的过程

在心理咨询过程中，咨询者不仅要帮助来访者解决当前面临的问题，而且要帮助来访者培养独立解决问题的能力，使之能够面对和处理人生中的各种问题，成为一个健康成熟而能自我实现的人。这反映出心理咨询的根本目标是"助人自助"，即通过咨询者的帮助，来访者学会自己解决自己的问题，而不是咨询者代替来访者解决问题。

心理咨询的对象：
① 精神正常，但遇到了与心理有关的现实问题并请求帮助的人群；
② 精神正常，但心理健康出现问题并请求帮助的人群；
③ 特殊对象，即临床治愈的精神疾病患者。

二、心理咨询的对象

（1）精神正常，但遇到了与心理有关的现实问题并请求帮助的人群。

（2）精神正常，但心理健康出现问题并请求帮助的人群。

（3）特殊对象，即临床治愈的精神疾病患者。

其中，心理咨询最一般、最主要的对象，是健康人群，或者是存在心理问题的亚健康人群，而不是人们常误会的"病态人群"。病态人群如躁狂、精神分裂症等患者是精神科医生的工作对象。

三、心理咨询的范围

来访者提出的问题和要求涉及许多方面，但大致可以归纳为以下四个大类：

（一）学校教育咨询

师生的心理问题，如新生到校后不适应的问题；学生在校遇到学习、生活或其他困扰的问题；报考学校或选择专业的问题；师生关系或同学关系、异性关系的问题；参加业余活动或爱好的问题等。

目前，我国大城市各大、中、小学一般都有专兼职的心理学工作者。不少从事学生教育和管理的工作者已经认识到，用传统的思想政治工作解决不了当前青少年学生在生活和学习、人际交往等方面出现的问题。行之有效的方法是：普及学习心理学知识，懂得心理咨询方法，并给每个学生建立心理档案（可以向学生本人公开）和为学生服务的心理咨询室。目前，这种把思想政治工作与心理管理结合起来的做法，在我国已经有了良好的开端，并已被证明是加强学生的心理卫生工作、促进对学生的科学管理和精神文明建设的有效途径。

心理咨询的范围：
① 学校教育咨询；
② 职场咨询；
③ 婚姻家庭和性问题咨询；
④ 医学心理咨询。

（二）职场咨询

职业选择是人们比较重视的一个问题。一方面，雇主对雇员有种种要求，如需具备某种心理品质、个性行为特点等，不同行业有不同的录用条件；另一方面，求职者需要知道怎样选择适合自己的理想职业以及实现理想职业自身所应具备的心理条件、专业知识和形体仪表等；职场中的人际关系、管理及客户沟通等问题都需要职场咨询。

（三）婚姻家庭和性问题咨询

近年来是我国独生子女步入婚育年龄的高峰期，离婚率上升较快，恋爱与婚姻、亲子关系的心理问题突出；有关性功能障碍，婚前、婚后夫妇性生活问题的咨询也比较多。

（四）医学心理咨询

医学心理咨询是心理咨询中的一个重要分支，它着重解决的是医学领域中的心理学问题，详见第二节。

四、心理咨询的程序

（一）问题探索阶段

这一阶段是初始阶段，主要应注意以下一些问题：

（1）建立良好的咨询关系。良好的信任关系是心理咨询成功的关键因素。医生不仅要满腔热情，同情、关心病人，还要有精湛的技术和高尚的医德作风。在这一阶段多用倾听技巧是十分必要的。

（2）搜集资料。进一步了解与核实资料，尤其是来访者的心理社会背景，弄清问题的来龙去脉，评定症状的严重程度。

心理咨询的程序：
① 问题探索阶段；
② 分析认识阶段；
③ 行动转变阶段；
④ 结束巩固阶段。

（3）巩固求助动机。树立对心理咨询的信心，是心理咨询成功的关键。咨询师应对心理咨询的目的、意义、方法与效果进行适当的解释，并运用成功的病例鼓舞病人的信心。

（二）分析认识阶段

任何心理咨询都需要制订计划和策略以达到治疗目的。要做到这一点，应详尽地掌握可靠的材料，经过分析比较，找出关键问题。为了帮助病人分析和认识问题，常用的方法有询问、提出问题要求病人自我解释，对来访者的述说进行准确、有重点的复述，提醒来访者注意可能有关但被忽略的部分问题等。咨询的目标要协商确定，借此调动患者的积极性。

（三）行动转变阶段

这一阶段是心理咨询中最有影响的环节。咨询师根据诊断和方案，以一种或数种心理理论为指导，通过分析、解释、指导、训练等方式来影响患者。患者积极参与这一活动，逐渐理解、领悟、模仿、学习新的认识方式和行为方式，在目标方向上取得积极的改变。

（四）结束巩固阶段

经过行动转变阶段之后取得的疗效需继续巩固，要确定继续训练的目标，布置适当的任务或家庭作业，鼓励患者将已学得的经验或应对技巧不断付诸实践。如果患者的症状减轻，认知、情绪和行为有了一定改善，双方都认为咨询可以先告一段落，那么就可以终止咨询。然后，对咨询的效果进行适当评估，并对患者今后的生活进行适当指导。

总之，我们把心理咨询作为一个解决问题的过程来看待。上述咨询阶段的划分符合一般的问题解决模式，它包含了发现问题、分析问题、提出假设、检验假设等过程要素。

五、心理咨询员应具备的条件及注意事项

心理咨询员应具备的条件：
① 高尚的职业道德和高度责任感；
② 广博的知识和娴熟的咨询技能；
③ 优良的心理品质和言语表达能力。

（一）心理咨询员应具备的条件

1. 高尚的职业道德和高度的责任感

咨询员应富有同情心和爱心，要真诚、平等、友好地对待来访者，尊重和维护来访者的权益，正确对待他们的隐私。

2. 广博的知识和娴熟的咨询技能

咨询员除应具备有关的专业知识，如医学、心理学、伦理学、社会科学和行为科学的知识和技能外，还应具备一定的临床实践经验。

3. 优良的心理品质和言语表达能力

作为咨询员应具有敏锐的观察力，较强的记忆、分析和综合能力以及流畅的言语表达能力。要善解人意、体贴别人，能与不同气质、不同性格的人交往，并建立和谐的人际关系。此外，深沉、真挚的情感，轻松、愉快、自信的表情，在咨询过程中都会对来访者产生积极的暗示作用。

（二）心理咨询的注意事项

（1）心理咨询师不得因来访者性别、年龄、职业、民族、国籍、宗教信仰、价值观等任何方面的因素而歧视来访者。

（2）在咨询关系建立起来之前，应让来访者了解心理咨询的工作性质、特点和工作的局限性，以及来访者的权利和义务。

（3）对来访者进行咨询工作时，应对咨询工作的重点进行讨论并与来访者达成一致意见，必要时（如采用某些疗法）应达成书面协议。

（4）心理咨询师与来访者之间不得产生和建立咨询以外的任何关系。尽量避免双重关系（尽量不与熟人、亲人、同事建立咨询关系），更不得利用来访者对咨询师的信任谋取私利，尤其不得对异性有非礼的言行。

（5）当心理咨询师认为自己不适于对来访者进行咨询工作时，应对来访者作出明确说明，并且应本着对来访者负责的态度将其介绍给另一位合适的心理咨询师或医师。

（6）心理咨询师应始终严格遵守保密原则。具体做法如下：

① 心理咨询师有责任向来访者说明心理咨询的保密原则以及应用这一原则的限度。

② 在心理咨询工作中，一旦发现来访者有危害自身和他人的情况，必须采取必要措施，防止意外事件发生，必要时应通过有关部门或家属，或与其他心理咨询师磋商。但应将有关保密信息的暴露程度限制在最低范围之内。

③ 心理咨询工作中的有关信息，包括个案记录、测验资料、信件、录音、录像和其他资料均属于专业信息，应在严格保密的情况下进行保存。

④ 心理咨询师只有在来访者同意的情况下才能对咨询过程进行录音、录像。在因专业需要进行案例讨论，或采用案例进行教学、科研、写作等工作时，应隐去其可能据以辨认出来访者的有关信息。

⑤ 心理咨询师遇卫生、司法或公安机关询问时，不得做虚假陈述或报告。

第二节 医学心理咨询概述

一、医学心理咨询的概念

医学心理咨询：是通过医学会谈、讨论、测验、检查等手段，查明病人心理问题和心理障碍的原因和性质，给予病人建议、支持、帮助，解除病人心理上和精神上痛苦的过程。

医学心理咨询是通过医学会谈、讨论、测验、检查等手段，查明病人心理问题和心理障碍的原因和性质，给予病人建议、支持、帮助，解除病人心理上和精神上痛苦的过程。医学心理咨询是心理咨询中的一个重要分支，它主要的对象是病人或者要求医学帮助和指导的人，着重解决的是医学领域中的心理学问题。

二、医学心理咨询的意义

（一）增强人们的适应能力

随着商品经济的进一步发展，经济、文化、卫生改革的进一步深化，社会竞争越来越激烈，人们的生活节奏越来越快，给人们心理上和精神上、肉体上增加的压力也越来越重，从而导致人们出现各种各样的心理问题和心理障碍，如焦虑、烦躁、紧张、抑郁等。所以，开展医学心理咨询有利于增强人们的适应能力。

（二）减少心身疾病的发生

医学心理咨询的意义：
① 增强人们的适应能力；
② 减少心身疾病的发生；
③ 普及健康知识。

现代人类疾病的发生和发展都与心理、社会、环境因素有关，都与人们的生活方式、行为方式有关，由原来的防止病从口入到现在的防止病从脑（心理）入，如心血管疾病、脑血管疾病、肿瘤已成为影响人类健康的主要疾病。通过医学心理咨询，改变人们的生活习惯和行为方式，进行必要的指导训练，有利于减少这类疾病的发生和发展。

（三）普及健康知识

由于医学模式正在由生物医学模式向生物—心理—社会医学模式转变，人们对健康质的需求越来越高，不仅要求身体健康，而且要求心理健康、良好的社会适应能力和良好的人际关系。因此，开展医学心理咨询，有利于普及健康知识。

三、医学心理咨询的范围

医学心理咨询源于心理咨询又高于心理咨询，它着重解决的是医学领域中的心理学问题。主要包括以下几个方面：

（1）对心身疾病的咨询，如冠心病、高血压、支气管哮喘等的病因、诊断、治疗及预防等问题的咨询。

（2）对各种情绪障碍的咨询，如焦虑、抑郁、恐惧、紧张等情绪问题的原因分析，寻求对策，消除心理危机。

（3）临床所出现的特殊心理问题的咨询，如对危重症、慢性病、截肢、整形、手术、仪器检查的恐惧、疑虑的咨询。

（4）对不良行为的矫正进行咨询，如毒瘾、酒瘾、网瘾等。

（5）对某些精神病的诊断和治疗的咨询，如对精神病的早期诊断和恢复期的心理指导。

（6）对心理卫生知识的咨询，如对优生、优育、各个年龄阶段心理卫生知识的咨询，对缺陷、弱智儿童的智力开发问题的咨询。

（7）对睡眠障碍的咨询。主要是失眠、多睡、睡眠窒息、梦游等问题的咨询。

（8）对躯体疾病伴随的心理问题的咨询。

医学心理咨询包括：
① 心身疾病；
② 各种情绪障碍；
③ 临床所出现的特殊心理问题；
④ 矫正不良行为；
⑤ 某些精神病的诊断和治疗；
⑥ 心理卫生知识；
⑦ 睡眠障碍；
⑧ 躯体疾病伴随的心理问题。

四、医学心理咨询的方式

（一）门诊咨询

随着人们心理问题越来越多，有条件的医院应开设门诊心理咨询。这是心理咨询中最主要而且最有效的方式。

（二）院内咨询

住院病人在住院期间可能会出现这样或那样的心理问题和心理障碍，医院应开展院内心理咨询。

（三）电话咨询与网络咨询

利用电话对来询者进行劝告和安慰，以协助来询者度过危机。电话咨询对于处理心理危机有很好的效果，人们把它称为“希望线”或“生命线”。使用虚拟环境和互联网来帮助咨询者，可实现“安坐家中看心理咨询师”。

医学心理咨询方式：
① 门诊咨询；
② 院内咨询；
③ 电话咨询与网络咨询；
④ 信件咨询与专栏咨询。

（四）信件咨询与专栏咨询

在报纸、专刊上开设专栏，对要求咨询的来信选择有典型意义、适合刊登的心理问题加以答复，这对于普及心理卫生知识有积极的作用。对有些来信也可以给予个别答复，无法对个别问题进行具体透彻的阐述是此类咨询的不足之处。

总之，以上各种方式是互相促进、互相补充的，每种方式都有优缺点，需要视来询者的具体情况而综合应用，以达到最好的效果。

五、医学心理咨询的原则

（一）尊重病人人格原则

医学心理咨询原则：
① 尊重病人人格；
② 保密；
③ 自愿；
④ 启发；
⑤ 合理运用咨询技术。

尊重来访者，是建立良好关系的基础，也是对咨询者最起码的要求，其意义在于可以给来访者创造一个安全、温暖的氛围，有利于来访者最大限度地表达自己，使来访者感受到被尊重、被接纳，从而获得一种自我价值感。特别是对于急需获得尊重、信任的来访者来说，尊重本身就是一种明显的助人体现。因此，咨询师在治疗过程中，要对求助者尊重、同情、关心和支持，才能取得他们的信任，从而建立相互信任、相互尊重的关系，以利于咨询工作顺利地开展。

（二）保密原则

心理咨询常常会涉及患者的家族史、遗传史、既往病史、生活史，因此，要保守来访者谈话内容的秘密，不得对外公开来访者的有关资料，非咨询人员不得参与会谈，尊重来访者的合理要求。

（三）自愿原则

从原则上讲，到心理咨询室求询的来访者必须出于完全自愿，这是确立咨访关系的先决条件。没有咨询愿望和要求的人，咨询者不会主动进行心理咨询，只有自己感到心理不适并为此而烦恼时，才会愿意找咨询人员诉说以寻求咨询者的心理援助并获得问题的解决。那么，既然是自愿前来，也可以自愿离去。也就是说，无论是在咨访关系确立的时候，还是在咨询过程之中，以及咨访关系的打破、中止或结束，都不应该存在任何意义上的强制，即“来者不拒，去者不追”。

（四）启发原则

有的病人存在着种种疑虑和不安，怕被人看不起，怕被当成精神病。所以咨询员一定要满腔热忱，启发、鼓励病人，让病人倾吐内心的不快和烦恼，且不能随意打断患者的倾诉，让他们准确表达自己的心理问题，减少患者不良情绪，给予病人适当帮助。

（五）合理运用咨询技术原则

1. 倾听技术

倾听是心理咨询的第一步，是建立良好咨询关系的基本要求。正确的倾听要求咨询者以高度的注意力和同情心细致地注意来访者的所言所行，注意对方如何表达自己的问题以及对所遇问题作出的反应。同时，还要注意对方在叙述时的犹豫停顿、语调变化以及伴随言语出现的各种表情、姿势、动作等，从而对来访者作出更完整的判断。

2. 提问技术

提问的方式有封闭式与开放式，两种方式各有优缺点。封闭式询问通常是对方可以用“是”“否”等回答问题。这种询问常用于搜集资料并加以条理化，澄清事实，明确重点，缩小讨论范围。当来访者的叙述偏离中心时，封闭式询问可适当地中止其叙述，避免会谈过分个人化，但过多使用易使来访者的回答受到局限，阻碍会谈深入。

开放式询问通常使用“什么”“如何”“为什么”等来发问，让来访者就有关问题、思想、情感给予详细说明，可使咨询者获得更多的信息，但有时会偏离谈话主题。在咨询中应该注意结合使用封闭式与开放式询问，以取得较好的效果。

3. 鼓励技术

鼓励即直接重复来访者的话或仅以某些词语如“嗯”“讲下去”“还有吗”等强化来访者叙述的内容并鼓励其进一步讲下去。鼓励除促进会谈继续外，还具有引导谈话的方向、谈话内容的深入等作用。

4. 指导技术

这是指咨询师直接地指示来访者做某件事、说某些话或以某种方式行动。使用指导技术时，咨询师应十分明确自己对来访者指导些什么以及效果怎样，叙述应清楚，要让来访者真正理解指导的内容。同时，不能以权威的身份出现，强迫来访者执行，若来访者不理解、不接受，效果就差甚至无效，还会引起反感。指导时的言语和非言语行为都会同时对来访者产生影响。

总之，应根据来访者的年龄特征、性格特征、问题特征、文化特征等方面的不同，有针对性地选取会谈技术。

【案例】

某男，21 岁，大学三年级学生，独生子。自幼体弱多病，父母对其非常溺爱。到中学时身体逐渐健壮，但已养成不良性格，过分关注身体健康。高二时，其父亲患肝癌去世，伤心至极。在考入大学体检时，医生自言自语说了声肝脏有点大，当时即紧张、害怕。出了校医院，急忙到另一家医院进行检查。医生说其肝脏大小属正常范围，但仍不放心，坚持要求作了肝脏 B 超、肝功能等检查，均正常。此后，却出现右上腹肝区隐隐作痛，且逐渐加重，食欲不振，两腿发软，头脑晕胀，失眠，怀疑自己患有肝病，又曾多次到医院检查均属正常，对症治疗也无效。想起父亲患肝癌去世，就怀疑自己也患了肝癌，更加恐惧、紧张、焦虑，精神萎靡，严重影响学习和正常生活，面临休学。自感走投无路而前来咨询。

【分析讨论】

1. 分析来访者的情况后，你认为他属于心理咨询的范围吗？
2. 来访者有什么心理问题？

达标练习题

一、填空题

1. 心理咨询是以____________为基础，是通过____________来实现，是咨询者____________的过程。

2. 医学心理咨询的原则有__________、__________、__________、____________、__________。

3. 医学心理咨询的方式主要有____________、____________、____________、____________、____________、____________。

二、单项选择题

1. 下列不属于心理咨询范围的是（　　）。

   A. 强迫症　　　　B. 焦虑症

   C. 抑郁症　　　　D. 精神分裂症

2. 心理咨询的对象一般不包括（　　）。

   A. 健康人和心理有问题的人　　B. 患心身疾病的人

C. 患精神疾病的人　　D. 有躯体疾病的人

3. 心理咨询中最主要、最有效、最常见的形式是（　　）。

A. 门诊　　B. 电话

C. 信函　　D. 网络

4. 良好的咨询关系不包括（　　）。

A. 来访者对咨询师充分信任

B. 来访者和咨询师之间没有情感的卷入

C. 能顺利进行咨询工作而又不让来访者对咨询师产生依赖

D. 师生般的咨询关系

三、多项选择题

1. 医学心理咨询的意义主要是（　　）。

A. 减少心身疾病的发生　　B. 增强人们的适应能力

C. 传播心理卫生知识　　D. 思想教育的重要手段

2. 心理咨询员应具备的条件是（　　）。

A. 高尚的职业道德

B. 广博的知识和娴熟的咨询技能

C. 事不关己，公事公办

D. 优良的心理品质和言语表达能力

3. 心理咨询程序主要包括（　　）。

A. 问题探索阶段　　B. 分析认识阶段

C. 行动转变阶段　　D. 结束巩固阶段

4. 合理运用咨询技术包括（　　）。

A. 倾听技术　　B. 提问技术

C. 鼓励技术　　D. 指导技术

四、名词解释

心理咨询　　医学心理咨询

五、简答题

1. 简述医学心理咨询的意义。

2. 简述医学心理咨询的原则。

第十六章　心理治疗

【学习目标】

- 掌握心理治疗的定义及原则；
- 掌握支持性心理治疗、行为疗法、认知疗法；
- 熟悉精神分析疗法、咨客中心疗法及其他疗法；
- 了解心理治疗的分类及意义。

无论是在东方还是西方，心理治疗的思想和技巧都是源远流长的。我国《黄帝内经》等医学典籍就记载了大量的心理治疗案例，有“精神不进，志意不治，故病不可愈。”非常强调“治神入手”“治神为本”。而国外在古埃及和古希腊时代就已经运用心理治疗的方法来治疗疾病。

《黄帝内经》：“精神不进，志意不治，故病不可愈。”

近百年来，随着心理学的发展，原有的心理治疗方法不断改进并趋于完善，许多新的治疗方法和手段也如雨后春笋般地出现。尤其是 20 世纪 50 年代以后，行为疗法、咨客中心疗法等相继出现，不仅丰富了心理治疗方法，而且大大扩展了心理治疗的服务范围。1980 年美国出版的《心理治疗手册》收集的心理疗法就有 250 种之多。据不完全统计，目前心理治疗方法已达 400 多种。

【知识链接】

阅读疗法

我国汉代文学家刘向认为：“书犹药也，善读之可以医愚。”其实，除了“医愚”之外，读书还的确具有治病的作用，尤其是针对心理社会因素引起的疾病，如抑郁、焦虑、恐慌、烦恼等。患者在阅读过程中可以有意或无意地获得情感上的支持、认同，并通过体验作者设定情境中的恐惧、悲伤，使内心的焦虑得以释放，使情感净化。

第一节 心理治疗概述

一、心理治疗的概念

心理治疗（psychotherapy）又称精神治疗，是指以医学心理学的各种理论体系为指导，应用各种心理学技术，以良好的医患关系为桥梁，通过医护人员的言语、表情、行动或借助某些仪器以及一定的训练程序，改善病人的情绪，调整认知，转变行为，健全人格，适应社会的治疗过程。

人们在日常生活中，当遇到某些心理压力和出现心理问题时，也会得到来自社会各方面的心理支持。那些来自家人和亲朋好友的同情、理解、规劝、说教、逻辑分析和批评指导等，从广义上讲，也能产生一些“心理治疗的效果”，在排忧解难和减轻心理痛苦方面起到一定的积极作用。但是这类谈话不能等同于专业性心理治疗的人际交流和沟通。心理治疗是一项很严谨的临床工作，通常由心理医生、精神科医生、护理人员、社会工作者、心理辅导人员等专业人员实施治疗。心理治疗与心理咨询既有联系又有区别。心理治疗与心理咨询的相同点在于二者的理论与方法是相同的；咨询与治疗的过程不能完全分开，即使有差异，也是非本质的。

心理治疗的概念：心理治疗（psychotherapy）又称精神治疗，是指以医学心理学的各种理论体系为指导，应用各种心理学技术，以良好的医患关系为桥梁，通过医护人员的言语、表情、行动或借助某些仪器以及一定的训练程序，改善病人的情绪，调整认知，转变行为，健全人格，适应社会的治疗过程。

心理治疗与心理咨询的不同点见图 16.1：

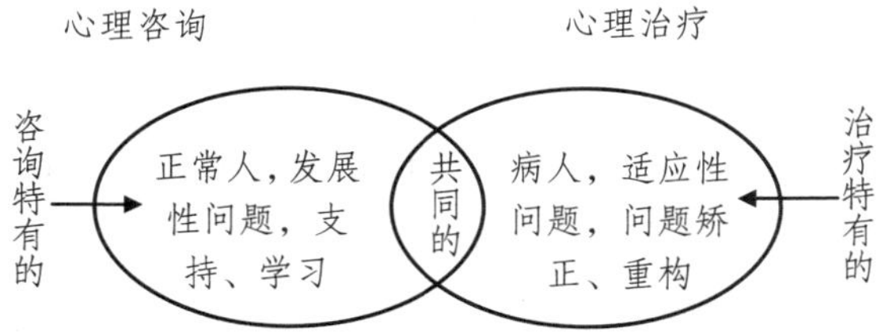

图 16.1 心理咨询与心理治疗的差异

心理治疗与心理咨询的区别。

心理治疗与心理咨询的区别见表 16.1：

表 16.1 心理治疗与心理咨询的区别

项目＼内容	心理治疗	心理咨询
工作对象	可称病人，主要为精神病、神经病、心身疾病、心理障碍等患者	可称来访者，在适应和发展方面发生困难的正常人
工作者	精神病医生、医学心理学家	临床咨询心理学家
工作任务	人格障碍、行为障碍、心身疾病、性变态	人际关系、学习、升学、家庭婚姻
工作方式	强调人格的改造和行为的矫正，费时较长，数周至数年	强调教育及教育与发展，费时较少，一次至数次

二、心理治疗的基本要素

心理治疗五要素：
① 治疗者；
② 治疗对象；
③ 治疗内容；
④ 治疗手段；
⑤ 治疗目的。

心理治疗的基本要素是指影响心理治疗的科学性、有效性的关键因素，主要包括治疗者、治疗对象、治疗内容、治疗手段、治疗目的五要素。五个基本要素相互依存，彼此联系，共同构成心理治疗的运转系统。

（一）治疗者

心理治疗的治疗者主要是指心理治疗师或者其他专业治疗者，这些人需要经过专门的训练才能实施心理治疗。

（二）治疗对象

心理治疗的对象只能是病人，或者说具有病人身份的患者。当患者以病人身份出现在治疗师面前，或者医生以治疗师身份与患者打交道时，两人之间就存在心理治疗关系。

（三）治疗内容

治疗内容指患者表现出来的不同程度的心理或心身疾病。

（四）治疗手段

主要是建立在心理学理论基础上的技术和方法。

（五）治疗目的

治疗目的主要是影响和改变患者的认知活动、情感和行为，增进治疗对象的心理健康。

三、心理治疗的基本过程

虽然选择心理治疗的方式和实施计划的步骤因人而异，但基本过程是一致的。

心理治疗的基本过程：
①“心理诊断”阶段；
② 中期“帮助与改变”阶段；
③ 后期巩固和结束阶段。

（一）初期“心理诊断”阶段

包括建立关系和明确问题两方面的内容。

（1）通过积极关注、理解、同情、坦诚相待等方式，让病人倾诉其苦衷，建立相互信任与合作的关系。

（2）通过观察、交谈和测验等方式，发现和明确患者的主要问题和治疗的主要目标，制订治疗计划。

（二）中期“帮助与改变”阶段

通过应用各种治疗技术，给予必要的支持、理解、解释和反馈，提高患者认知水平（领悟），调动患者积极向上、自我实现的潜力，主动采取行动，改变不良态度和不适应的行为方式。

（三）后期巩固和结束阶段

帮助患者回顾和检查治疗目标实现的情况，巩固所取得的成绩，继续发展，使患者真正掌握治疗过程中所学习的东西，在今后仍可应用，适应现实。至此可结束治疗。

四、心理治疗的适用范围

心理治疗的适用范围较广。当出现心理困难，伴有情绪、行为障碍和社会生活适应不良，能意识到自己的问题并主观上愿意的人，原则上都能接受心理治疗。广义地讲，心理治疗适用于临床检查、诊断、医疗的各个科室和环节，但临床上主要是适用于以下几类情况：

心理治疗的适用范围：
① 神经症性障碍；
② 精神病恢复期病人；
③ 心身疾病；
④ 社会适应不良和各类行为问题；
⑤ 综合医院临床各科的心理问题。

（一）神经症性障碍

神经症性障碍，如恐怖症、焦虑症、强迫症、神经衰弱、抑郁性神经症，常由心理因素引起，故心理治疗为其治疗的主要方法。

（二）精神病恢复期病人

对这类病人进行心理治疗，目的是帮助病人提高对疾病的认知，促进自知力的恢复。此外，精神病人恢复期进行心理治疗，还可以帮助他们树立对待疾病的正确态度和信心，更好地回归社会。

（三）心身疾病

这类疾病虽然是躯体疾病，但其病因和病程转归与心理社会应激有密切关系。因此，心理治疗对心身疾病有非常重要的意义。

（四）社会适应不良和各类行为问题

对于社会适应不良导致的自卑、焦虑、退缩、失眠等心理、行为问题或躯体症状，一般的医疗措施只能缓解症状，而使用某些心理疗法，例如支持疗法、应对技巧训练、放松训练、危机干预等，可以帮助他们改善人际关系，从而进一步改善情绪和躯体症状。

行为问题主要包括性障碍、人格障碍、过食与肥胖、酒精中毒与药物依赖、口吃、遗尿、儿童行为障碍等。有关心理治疗技术包括性治疗技术、认知行为治疗、正强化法等，可以对这类行为问题较好地进行矫正。

（五）综合医院临床各科的心理问题

躯体疾病急性期，由于存在严重的心理反应，有时需要在接受生物性紧急处置的同时，接受一定的心理治疗，从而帮助病人认识疾病的性质，降低心理应激反应，调动病人的主观能动性来战胜疾病。对于慢性病人，由于康复无望及长期病人角色的影响，往往有较多的心理问题，并因此使疾病症状复杂化，影响机体的康复。对这类病人的治疗，单用生物医学方法不行，必须辅以心理治疗。只有使心理社会因素得到解决，病人的患病感才能从根本上消除，疾病才能彻底治愈。

不宜接受心理治疗的情况：
① 不愿求治；
② 偏执人格；
③ 冲动失控；
④ 极度悲观；
⑤ 交流受阻。

值得注意的是，心理治疗除了要有明确的病人对象之外，还需要考虑他们是否适应接受心理治疗。通常以下病人不宜接受心理治疗：

（1）不愿求治者。由于心理治疗过程需要病人全身投入和密切配合，所以病人若没有求治的动机和愿望便难以得到他们的合作。

（2）偏执人格者。有偏执人格特征的病人不易改变对别人的看法，也难以与医生建立良好的治疗性医患关系。

（3）冲动失控者。心理承受能力低，容易冲动的病人会因难以接受心理治疗过程中的挑战和压力而出现过激行为。

（4）极度悲观者。病人心境恶劣，对人生极度消极悲观，对心理治疗不抱任何希望，对医生的帮助丧失信心，这类病人无法接受心理治疗。

（5）交流受阻者。因各种原因而影响正常语言交流的病人难以与医生沟通，所以也无法对他们实施心理治疗。

五、心理治疗的意义

南丁格尔指出："忧虑、疑惑、等待、期望、意外的恐惧对病人的伤害要大于任何力量。应该记住，他（病人）与他的敌人（疾病）始终面对面地在内心对峙着。你要想做些事，那么，第一条准则就是快点把他从对手那里救出来。"

要救治病人，仅掌握单一的药物和手术治疗方法是不够的。在疾病的发生、发展和转化过程中，心理因素起着重要的作用。不良心理因素可以导致疾病或加重症状，如过度的情绪紧张导致高血压；癌症患者得知自己病情诊断后，悲观失望，抑郁痛苦，认为自己毫无希望，放弃努力，不配合治疗。这类问题，并非药物或手术所能解决，"心病还需心药治"，许多与心理因素关系密切的疾病都需要应用心理治疗方法。

心理治疗可以理解为帮助人改变行为、情绪、人格的过程。从这个意义上讲，治疗者是助人者，帮助被治疗者自己改变自己。因此，心理治疗为我们提供了帮助和治疗病人的新思路和方法，有助于提高医疗水平，解除病人的心理痛苦，帮助病人战胜疾病。其主要意义有：

（1）提供必要的心理支持和帮助患者应对自己无法耐受和应付的危机和矛盾。

（2）帮助患者改变不良认知态度和信念，重建认知和人格，增强对现实环境和对挫折的耐受性和适应能力。

（3）疏导病人压抑的心理或情绪，调动患者的积极情绪，学习调节不良心境，从而解除或缓解症状与痛苦。

（4）帮助患者认识不良行为，培养良好行为习惯，改变不适应的行为方式。

心理治疗的意义：

① 提供必要的心理支持和帮助患者应对自己无法耐受和应付的危机和矛盾；

② 帮助患者改变不良认知态度和信念，重建认知和人格，增强对现实环境和对挫折的耐受性和适应能力；

③ 疏导病人压抑的心理或情绪，调动患者的积极情绪，学习调节不良心境，从而解除或缓解症状与痛苦；

④ 帮助患者认识不良行为，培养良好行为习惯，改变不适应的行为方式。

六、心理治疗的分类

心理治疗的种类有几百种之多，但当今较为盛行的有十几种。心理治疗根据其治疗对象、治疗理论、治疗类型有不同的分类。

（一）根据治疗对象划分

根据治疗对象分类：
① 个别心理治疗；
② 集体心理治疗；
③ 家庭治疗；
④ 夫妻或婚姻治疗。

根据治疗对象来划分，可以分为个别心理治疗、集体心理治疗、家庭治疗、夫妻治疗或婚姻治疗。

1. 个别心理治疗（individual therapy）

这是治疗师与来访者采用个别谈话形式进行的心理治疗。治疗师与来访者交谈的目的在于治疗师了解疾病发生的过程与特点，帮助来访者掌握自己疾病的情况，对疾病有正确的认识，消除紧张不安的情绪，接受治疗师提出的治疗措施，并与治疗师合作，与疾病作斗争。多数治疗采取治疗师与求助者一对一访谈的形式。个别心理治疗是一种普遍应用的心理治疗方式。

2. 集体心理治疗（group psychotherapy）

集体心理治疗是指治疗师把有同类问题的来访者组织起来进行心理治疗。一般把来访者分成几个小组，每个小组由数个或十几个来访者组成，并选出组长。集体心理治疗的主要方法是讲课、活动与讨论。治疗师根据病人中普遍存在的心理因素及观点，深入浅出地对来访者讲解有关的症状表现、病因、治疗和预后等。使来访者了解问题的发生发展规律，消除顾虑，建立信心。或组织组员进行活动，之后大家分组讨论。来访者联系自身实际情况进行活动，讨论时要力求生动活泼，鼓舞来访者进行分析和自我分析。治疗师可邀请治疗效果较好的来访者做治疗的经验介绍，通过现身说法，起到示范作用。

个别心理治疗与集体心理治疗还可以结合起来。集体心理治疗着重解决同类来访者的共同问题，个别心理治疗侧重解决病人的具体问题。

3. 家庭治疗

家庭治疗是指以整个家庭为对象，把治疗焦点放在家庭各个成员之间关系的一种治疗方法。核心家庭是最普遍、最基本的人际系统，该类治疗多以核心家庭为干预目标。

【知识链接】

鲍恩家庭系统治疗

鲍恩家庭系统治疗由 Bowen 首先提出，因此也被称为 Bowen 理论。他倾向于把家庭当做一个系统理论去理解，而不是将其当做一套干预的方法。在他的理论中提出了六个重要概念：自我分化、三角关系、核心家庭情感程序、代际传递、情感隔离、社会情感过程。其中，“自我分化”是 Bowen 的核心理论，其功能就是个人处理压力的能力，自主性和独立性差的人往往都与家庭过分纠结，这样很容易造成功能不良。“三角关系”是 Bowen 提出的另一个重要概念，他认为导致情感三角活动的主要因素是焦虑。焦虑的增加会使人们更加需要彼此情感而接近，当来年个人之间出现问题时，被害人的感觉会促使个人去寻求其他人的同情，或者将第三方拉入冲突之中。第三方的卷入，可以将焦虑分散在三角关系中，从而得到缓解。Bowen 的这个理论是对家庭治疗的重要贡献，也成为家庭治疗的启蒙性观念。在家庭治疗的先驱中，Bowen 的家庭治疗师对精神分析原理的拓展，为在家庭治疗中研究人类行为和问题提供了更为广阔的视野。

4. 夫妻治疗或婚姻治疗

夫妻治疗或婚姻治疗是以夫妻双方为单位的治疗，可以视为家庭治疗的一种形式。重点处理影响婚姻质量、引起心理痛苦的各种问题，如夫妻关系、性问题。

（二）根据治疗理论划分

根据治疗理论，可以划分为精神分析疗法、认知行为疗法、人文主义治疗、系统式治疗。

根据治疗理论分类：
① 精神分析疗法；
② 认知行为疗法；
③ 人文主义治疗；
④ 系统式治疗。

1. 精神分析疗法

精神分析疗法以弗洛伊德的动力理论为导向，认为治疗不仅着重患者表面意识，更强调挖掘过去经验和内在的潜意识，深入了解欲望和意志的根源，协助解决内在的冲突，促进人格的成长。

2. 认知行为疗法

认知行为疗法以巴甫洛夫的经典条件反射和斯金纳的操作条件反射学说为理论基础，认为人类的行为乃至思维模式是通过后天学习以及接受环境中的各种信息反复刺激的结果，因此通过给予奖赏或体罚的体验，可以分别“强化”或“弱化”某一行为。

3. 人文主义治疗

人文主义治疗又称咨客中心治疗，是以 20 世纪 60 年代出现的人本主义心理学为基础的一类治疗方法。重视人的自我实现理想、需要层次，重视人的情感体验与潜能，提倡治疗师应该具有高度的同情心，以平等、温暖、关切、真诚和开放的态度对待咨客或病人。代表性先驱人物是罗杰斯。

4. 系统式治疗

系统式治疗是近 50 年来伴随系统论、控制论的诞生而发展起来的。特点是强调个体与人际系统间的心理动力学关系，关注整体和系统中各种互动性联系。与其他疗法关系密切，有很好的兼容性，但又有自己独到的理论观点和技术。

心理治疗还有其他的分类方法，例如，根据治疗时间可分为长期、短期、限期心理治疗；根据治疗类型还可分为支持性心理治疗、重建性心理治疗和训练性心理治疗；根据语言使用情况可分为言语性技术和非言语性技术，后者包括音乐治疗、绘画及雕塑治疗、心理剧、家庭塑像。又比如，可以根据干预的强度、深度、紧急程度，划分出一般支持性治疗、深层治疗、危机干预等。

七、心理治疗的原则

心理治疗原则：
① 尊重性原则；
② 针对性原则；
③ 计划性原则；
④ 综合性原则；
⑤ 保密性原则；
⑥ 灵活性原则；
⑦ 中立性原则；
⑧ 回避性原则。

（一）尊重性原则

尊重性原则是心理治疗师应具备的基本素质，也是心理治疗能否成功的关键。作为治疗者在治疗全过程中要对求助者尊重、同情、关心和支持，才能取得他们的充分信任，建立良好的医患关系，从而全面把握患者的人格特征和目前状态，为明确诊断及制订治疗方案提供可靠依据。

（二）针对性原则

根据求助者存在的具体问题和治疗者的实际工作能力、设备条件等，有针对性地选择一种或几种治疗方法，是保证治疗顺利进行，取得最佳治疗效果的重要条件之一。

（三）计划性原则

实施心理治疗时应有科学的工作程序，包括目标、方法、时间、疗程等。预测治疗过程中可能出现的变化并及时根据变化调整相应对策，及时记录各种变化，形成完整的病案资料。

（四）综合性原则

疾病的产生往往是生物、心理、社会等因素相互作用的结果，因而在决定对某一种问题采用哪一种方法治疗时，也应同时考虑利用其他方法和手段，实施心身综合治疗。

（五）保密性原则

这是心理咨询师应具备的基本职业道德。心理治疗往往涉及患者许多隐私问题，因此治疗者必须坚持保密的原则，才能保证资料的客观真实，才能维护心理治疗本身的声誉及权威性。

（六）灵活性原则

人的心理活动受多种内外因素影响，不同的人其心理活动差异很大；同一患者不同疾病阶段，其心理活动的改变也难以预测。所以，在治疗过程中，治疗者要密切观察患者的心理变化，根据需要灵活果断地调整治疗方案。

（七）中立性原则

心理治疗的目的是帮助患者独立与自我成长，不是帮病人做出选择和决定。因此治疗过程中，治疗者必须保持某种程度的中立态度，才能做到客观，同时才能促进患者的成长。

（八）回避性原则

心理治疗者需要回避为亲友、朋友和熟人做心理治疗。因为心理治疗往往涉及个人隐私，交谈比较深入，而若为亲友、朋友和熟人治疗时要保持中立的立场通常很难做到。

第二节 心理治疗常用方法

一、支持性心理疗法（supportive psychotherapy）

支持性心理疗法又称一般性心理疗法，最早由 Thorne 于 1950 年提出。支持性心理治疗是指治疗师采用劝导、启发、鼓励、支持、说服等方法，帮助来访者发挥其潜在能力，提高克服困难的能力，从而促进心身康复的一种治疗方法。它是最普遍、最基础的心理治疗，是许多特殊心理治疗的基础性手段。

心理治疗常见方法：
① 支持性心理疗法；
② 精神分析法；
③ 行为疗法；
④ 咨客中心疗法；
⑤ 认知疗法；
⑥ 其他疗法。

（一）理论基础

人有病，不仅对生理功能造成影响，与此同时，还对心理活动产生影响，导致心理障碍。无论生病本身或是由于疾病产生了心理问题，患者都需要外界的帮助，他们需要得到理解、同情、关心、支持，需要鼓励，需要了解有关信息和对各种疑问和顾虑的解答。这些需要若能得到满足，则可以缓解患者的痛苦，激发患者的斗志与动力，与疾病抗争。因此，支持治疗其核心就是向患者提供支持和力所能及的帮助，包括理解、关心患者，解答患者的疑问，提供所需信息，满足患者的心理需求，改善患者情绪。

（二）基本技术或方法

1. 倾　听

对倾听的简单理解就是听病人诉说，包括他们的问题、感受和需要等。有些人认为倾听似乎过于简单而不承认它是一种技术，甚至怀疑倾听的治疗效果。事实上倾听技术包含了许多技术和作用，倾听过程是倾听者与患者相互交往、了解、建立相互信任与合作的过程。倾听至少有以下几种价值和作用：

（1）倾听使患者能够自由自在地倾诉内心的烦恼或痛苦，使病人产生一种满足、被信任、被接受、被尊重和被理解的感觉。

（2）使患者被压抑的情感得以表达和疏导。

（3）使治疗者能深入了解患者的心理活动、问题与需要。

（4）促进医患关系的发展。

支持性心理疗法基本技术：
① 倾听；
② 关心与同情；
③ 安慰与鼓励；
④ 解释、建议和指导；
⑤ 积极语言的应用。

2. 关心与同情

关心与同情是一种心理的交流，从态度、言语和行动表现出来。如友善地微笑，关怀地问候，表示同情地说："我能理解……"等，这些都会使患者感到亲切、温暖，感到被接受，感到有依靠。

3. 安慰与鼓励

患者总是容易对自己的病有很多顾虑和担忧、害怕和不安，或将疾病看得过分严重，看不到希望，只看到消极不利的一面。治疗者可向患者说明病情，启发患者接受和面对现实，认识对己有利的方面，劝导患者以积极的态度和行为面对疾病，还可介绍其他人战胜疾病的事例，鼓励患者树立信心，与疾病抗争。

4. 解释、建议和指导

心理治疗的本身就含有指导的意义，某些心理问题常常是由于求助者的无知或偏见引起的。因此，及时解答患者的各种疑问，消除不必要的顾虑和误解，针对患者存在的问题，从医学和心理学角度解释、建议和指导，可改变患者的认知活动或方式，有助于患者认识主观或客观存在的问题，为患者提供新的思维和方法。

例如，有一冠心病患者，得知诊断后悲观失望，恐惧焦虑，认为心脏病是不治之症，怕这怕那，怕突然死亡，不敢活动。治疗者在对患者的病情表示理解和关心的基础上，进一步向他解释了冠心病发生的机制和治疗的方法，指出其危险性的一面，但也指出危险性的发生是可以预防的，休息是相对的，活动是必要的，冠心病患者仍然可以在一定程度和范围内正常生活、工作。与患者一起制订康复训练计划和生活、工作计划，使患者认识到生活的意义和目标，重新追求生活和享受生活，促进患者的康复。

5. 积极语言的应用

俗话说："良言一句三冬暖"。美好的语言，可以使人听了心情愉快，感到温暖，有益于患者心身健康，起到促进治疗的作用。积极性的语言包括安慰性语言、鼓励性和积极暗示性的语言、劝说性话语等。

"良言一句三冬暖"

例如：患者自诉胃口还可以，睡得也还行，就是没有办法做事情。治疗师：一个沮丧的人总觉得努力只会徒劳，因此不会想去尝试着做事情。而要摆脱这样的感觉就是强迫自己做事，即使不喜欢。走出第一步很不容易，一旦迈出第一步就距离成功不远了。

鼓励性语言的另外一层含义就是"给予希望"。

二、精神分析疗法（psychoanalytic therapy）

精神分析疗法又称心理分析疗法，是由奥地利精神病学家弗洛伊德在19世纪末20世纪初创立的治疗方法。

（一）理论基础

精神分析疗法理论基础：
① 潜意识理论；
② 人格结构理论；
③ 性欲学说；
④ 自我防御机制。

精神分析疗法的基本理论是心理动力学理论，其中包括潜意识理论、人格构造理论、性本能理论以及自我防御机制。该理论认为，很多疾病都与人的潜意识中的矛盾冲突有关，如果把压抑在潜意识中的矛盾冲突、早年的心理创伤和焦虑体验用内省的方法挖掘出来，使之成为意识的东西并加以认识和疏导，就能达到治疗目的。

（二）具体方法

精神分析疗法即通过自由联想法、释梦、移情分析、阻抗分析等技术找出病人所习惯使用的防御行为，通过治疗者对以上现象的解释，帮助病人理解他的潜意识冲突，病人由此获得机会宣泄自己的情绪以及面对他从前不敢面对的不安。消除由于性冲动的积累所造成的焦虑，放弃效率不高又妨碍适应过程的防御行为，发展、建立成熟的人格。

精神分析疗法具体方法：
① 自由联想；
② 阻抗；
③ 移情；
④ 释梦；
⑤ 阐释和疏泄。

1. 自由联想（free association）

自由联想是精神分析治疗的基本技术。弗洛伊德认为，浮现在脑海中的任何东西都不是无缘无故的，都是具有一定因果关系的，借此可以挖掘出潜意识中的症结。自由联想就是让病人自由诉说心中想到的任何东西，鼓励病人尽量回忆童年时期所遭受的精神创伤。治疗者从其谈话中分析其中的心理含义，揭示其潜意识中的冲突。

2. 阻抗（resistance）

阻抗是指患者在自由联想时会无意识地压抑或抵抗某些思想或情感，不让它们进入意识，因为害怕承认它们会给自己带来威胁和屈辱。

3. 移情（transference）

区别正移情、负移情与反移情。

在精神分析治疗中，患者会对治疗师产生强烈的情绪反应。这种情绪不是针对治疗师的真实情感，而是患者过去对其他人感情的重现。患者把治疗师当做自己生活中的主要人物，把对别人的感情发泄到治疗者身上。移情分正移情和负移情，正移情是患者将积极的情感转移到医生身上，负移情是患者将消极的情感转移到医生身上。

反移情（anti-transference）：精神分析中，治疗者对病人也会产生情感反应，将自己生活中对他人的感情投射到病人身上，对病人产生相同的情感反应。正确处理反移情是治疗成功的关键，治疗师必须十分清醒地把握住对来访者的职业性关心和个人情感卷入的界限。

4. 释梦（dream analysis）

释梦是精神分析的一种重要方法，心理分析治疗中医生常常把梦的分析和自由联想技术结合在一起使用。

心理动力学理论认为，梦境的内容能反映人们的无意识，所以，心理医生可以通过对梦的分析，间接地了解病人内心深层次的心理真谛。在心理分析治疗中，医生常常把梦的分析和自由联想技术结合在一起使用，这样，通过对梦的回忆和自由联想使心理分析不断深入，把病人以梦的形式反映出来的无意识内容得到展现。释梦是精神分析的一种重要方法，“梦的工作”包括以下六种规律：

（1）象征化。用一种中性事物来象征、替代一种所忌讳的事物，以减少或引起梦中自我的痛苦或创伤。

（2）移置。在梦中将对某个对象的情感转移和投身于另一个对象方面去。

（3）凝缩。在梦中将内心所爱或恨的几个对象凝缩成一个形象表现出来。

（4）投射。在梦中将自己某些不好的愿望或意念投射于他人，以减轻对自我的谴责。

（5）变形。在梦中将潜意识的欲望或意念用其他甚至相反的形式表现出来。

（6）二次加工。

5. 阐释（interpretetion）和疏泄（catharsis）

阐释是分析解释病人意识不到的冲动、它们的表现形式以及它们与其他行为的关系。疏泄就是让病人自由地表达被压抑的情绪，特别是过去强烈的情感体验。通过疏泄，可以让病人不再使用病态的防御行为。修通（working through）就是反复解释和持续帮助患者解决冲突的过程，依次循环往复，逐一攻克冲突，从而使患者的症状逐渐消失，人格更趋成熟，疾病便“瓜熟蒂落”了。

修通(working through)：指精神分析中，反复解释和持续帮助患者由领悟导致行为、态度和结构的改变从而解决冲突的过程。

【知识链接】

西格蒙德·弗洛伊德（Sigmund Freud）

奥地利犹太心理学家、精神病医师、精神分析学派创始人，曾在维也纳大学医学院学习。1881 年获医学博士学位，次年起作为临床精神病学家私人开业。1893 年他与布罗伊尔合作发表《癔病的研究》，提出一个假设，认为病人把曾经有的情绪经验排除到意识之外，阻碍了许多心理能力；通过催眠回忆后，情绪发泄了，病就痊愈了。由此逐渐发展了精神分析技术。他一生对心理学最重大的贡献就是对人类无意识过程的揭示，提出了人格结构理论、人类的性本能理论以及心理防御机制理论。

三、行为疗法

行为疗法(behavior therapy)也称为学习疗法或行为矫正疗法，它是以减轻或改善患者的症状或不良行为为目标的一类心理治疗技术的总称。

行为疗法理论基础——行为学习理论包括：
① 巴普洛夫的经典条件反射理论；
② 斯金纳操作性条件反射理论；
③ 班杜拉的社会学习理论。

（一）理论基础

行为疗法的基本理论是行为学习理论，主要包括巴甫洛夫的经典条件反射理论、斯金纳操作性条件反射理论和班杜拉的社会学习理论等。学习理论认为，异常行为和正常行为一样都是通过学习获得的，因而也可以通过学习来消除，目的是修改不良的行为模式，重建和恢复好的行为模式。行为疗法还注意发展有效的、适应性的新行为。

【知识链接】

经典条件反射理论

诺贝尔奖获得者、俄国生理学家伊凡·巴甫洛夫（Ivan Pavlov，1849—1936）是最早提出经典性条件反射的人。他在研究消化现象时，观察了狗的唾液分泌，即对食物的一种反应特征。他的实验方法是，把食物显示给狗看，并测量其唾液分泌。在这个过程中他发现，如果随同食物反复给一个中性刺激，即一个并不自动引起唾液分泌的刺激，如铃响，这狗就会逐渐"学会"在只有铃响但没有食物的情况下分泌唾液。一个原是中性的刺激与一个原来就能引起某种反应的刺激相结合，而使动物学会对那个中性刺激做出反应，这就是经典性条件反射的基本内容。

（二）主要方法

行为疗法主要有：
① 系统脱敏法；
② 冲击疗法；
③ 厌恶疗法；
④ 阳性强化疗法；
⑤ 放松训练法；
⑥ 模仿法。

1. 系统脱敏法

系统脱敏法又称交互抑制法，是由美国学者沃尔帕创立和发展的。这种方法主要是诱导求治者缓慢地暴露出导致神经症焦虑、恐惧的情境，并通过心理的放松状态来对抗这种焦虑情绪，从而达到消除焦虑或恐惧的目的。如果一个刺激所引起的焦虑或恐怖状态在求治者所能忍受的范围之内，经过多次反复呈现，他便不再会对该刺激感到焦虑和恐怖，治疗目标也就达到了。这就是系统脱敏疗法的治疗原理。系统脱敏法的形式主要有快速脱敏法、接触脱敏法和自动化脱敏法。

【知识链接】

真实生活脱敏法

真实生活脱敏法又称快速脱敏法，主要特点是用造成恐惧反应的实际刺激物代替对它的想象。治疗者陪伴着病人通过一系列令病人感到恐惧的情景，直到抵达原先最害怕的情景而不再紧张为止。这种方法比较适用于广场恐怖症和社交恐怖症病人。例如，对于一个害怕拥挤和同生人接触的恐怖症病人，可以让他在治疗者的陪同下在清晨户外人少时乘车到闹市区去。到达后先让病人在车内坐几分钟，如果不感焦虑，可鼓励他下车到商店门口走走……直到病人敢于进入拥挤的商店购物而无焦虑反应为止。

2. 冲击疗法

患有恐怖症、焦虑症或强迫症的被治疗者较长时间暴露在假想（冲击疗法）或真实（暴露疗法）的可导致焦虑、恐怖的场景之中，使他出现最大程度的焦虑或恐怖体验，此时只要不伴有疼痛或其他躯体的厌恶性感觉，经过反复地、长期地暴露于刺激中之后，这类不良情绪就会逐渐消失。

3. 厌恶疗法

亦称厌恶制约法或惩罚法，是基于条件学习理论而建立的一种治疗方法。当出现不良行为时，给予负性强化或不愉快刺激（苦味剂、疼痛刺激），两者多次结合后，不良行为就会减少。厌恶疗法的形式主要有：电击厌恶疗法、药物厌恶疗法、想象厌恶疗法等。

4. 阳性强化疗法

亦称奖励法，是以训练和建立良好适应行为作为目标，通过奖励方法予以正性强化，从而建立某种良好行为，消除不良行为的一种治疗方法。奖励方法可为表扬、赞许等精神鼓励，也可为实物、奖品等投其所好的物品或代币奖券等。适用于慢性精神分裂症的社会行为矫正，以及神经性厌食症、贪食症、儿童孤独症等行为性障碍。

5. 放松训练法

按一定的练习程序，学习有意识地控制或调节自身的心理生理活动，以达到降低机体唤醒水平，调整那些因紧张刺激而紊乱了的功能。包括松弛疗法、气功、坐禅、瑜伽、站桩等。

6. 模仿法

又称示范法。根据观察学习的原理，被治疗者通过观察别人的行为来学习、增强并获得良好行为，减少、消除不良行为。在很多情况下，被治疗者周围人的言行举止对他的影响就是被治疗者学习得来的，周围人的行为规范对他们的影响非常大。

四、咨客中心疗法

咨客中心疗法也叫来询者中心疗法或来访者中心疗法，是由美国心理学家罗杰斯（Carl Rogers，1902—1978）在20世纪50年代所创立。

（一）理论基础

咨客中心疗法的理论基础是人本主义理论。

咨客中心疗法的理论基础是人本主义理论。该理论认为：自我概念是一个人对自己的知觉和认识。而自我概念并不总是与个体真实的自我相同，当真实自我与自我概念实现一致时，人就达到了一种理想状态，达到自我实现。当自我经验与自我概念发生冲突、不一致并被意识到和知觉到的时候，就会产生焦虑和心理障碍。

（二）主要方法

咨客中心疗法中治疗者不是以专家、权威自居，而是一位有专业知识的朋友，与病人建立融洽的医患关系，给病人带来温暖与信任感。

与精神分析疗法和行为疗法不同的是，人本主义相信来访者只要得到治疗者的温暖和鼓励，发挥出他们的内在潜力，完全可以自己治疗自己，最终达到心理健康的水平。正如罗杰斯所说：“个体自身具有巨大能力以自我理解的方式改变自我概念、基本态度和自身行为。如果提供一个有利的特定的心理氛围，就可以促进这些能力的发展。”“以人为中心治疗即个体内部蕴藏着大量的能量，它完全可以改变人的生活，并且如果能够提供适当的条件，这些能量可以发挥出来”，而我们医护人员就是可以“提供适当条件”的人。因此，在咨客中心疗法中，治疗者不是以专家、权威自居，而是一位有专业知识的朋友，与病人建立融洽的医患关系，给病人带来温暖与信任感。治疗时不下指令，也不进行调查分析，主要集中于病人的思维与情感，给咨客提供一个有利的、特定的心理氛围，耐心倾听诉说，无条件地关心和接纳病人，并通情达理、设身处地地理解病人，让病人在充分表达与暴露自己时，体验到自身情感与自我概念的不协调，从而改变自己，取得进步。

咨客中心疗法有几个治疗特点：

（1）以人为中心治疗反映了治疗关系由治疗者—病人关系向人—人关系的发展转变。不把治疗对象当成病人而称为“来访者”或“咨客”“询者”。

（2）以人为中心治疗远非一种简单的治疗方法，而是一种思想观点。

（3）整个治疗是非指导性的，采用非指令性治疗的方式。

（4）不注重治疗的技巧，而只注重治疗的环境和气氛，既不进行“心理分析”，也不实施“行为矫正”，而是通过各种方式向患者表示对他的无条件的关心、接受和尊重。

（5）注意人格发展过程的改变，而不是人格结构的改变。

咨客中心疗法治疗特点：
① 以人为中心；
② 属于一种思想观点；
③ 非指令性治疗；
④ 注重治疗环境气氛；
⑤ 注意人格发展过程改变。

【知识链接】

罗杰斯的经验

罗杰斯在数十年的实际工作中，尤其是在同那些有各种烦恼的人的直接接触中，得到了许多知识并积累了许多经验。简言之，有以下几点：

（1）他发现在与别人相处的过程中，不能长时间装假。

（2）在他承认自己不完善，接受别人的真实感情时，他才能有所改变，和别人相处也会更有效些。

（3）对别人理解越深，自己和被理解人的关系越会有所改变。

（4）用他的态度创造一种安全的关系和自由的氛围，能减少和别人之间的隔阂，才能互相公开自己的内心世界。

（5）能接受别人的感情、态度，包括愤怒的感情和仇视的态度，才能助人成长，因为这才是他真实的、要害的部分。

（6）不去塑造别人。

（7）应当相信自己的经验，经验是最高权威。

（8）事实才是真正的朋友。

（9）生命是一个流动、变化的过程，其中没有固定不变的东西（包括信仰），应当允许别人发展自己内在的自由，对他的生活经验做出对自己有意义的解释。

罗杰斯把这些生活经历和实践经验，都渗透到了他的咨客中心疗法的理论和实践中。

五、认知疗法

认知疗法两大主流：
① 认知分析治疗；
② 认知行为治疗。

认知疗法是近年来发展较快的心理治疗，是指根据认知过程影响情感和行为的理论，通过认知和行为干预技术，从改变人们的不合理的想法和看法着手来调整不良情绪和不适应行为，从而达到克服心理障碍，使心身健康的一类心理治疗方法。目前已逐步形成两大主流，即在认知治疗的基础上借鉴和应用了精神分析性治疗的认

认知治疗关键在于修正扭曲的认知而不是适应不良的行为。

知分析治疗和在认知治疗过程中强调应用行为治疗中的一系列行为矫正技术的认知行为治疗。

（一）理论基础

认知疗法的理论认为，认知过程是行为和情绪的中介，认知会影响人们的行为和情绪。如果人们能认识认知中的曲解成分，并合理地重新认识，进行有效的调查，不良情绪和不适应行为就能得到改善。因此认知治疗的关键在于修正扭曲的认知而不是适应不良的行为。

在一定的情景下，人们会不由自主地在头脑中冒出一些想法。这些想法会直接影响到人们的情绪和行为，这就是所谓的自动想法。一旦自动想法不合理，就会引起情绪和行为的功能失调。这正是产生心理问题的重要因素。常见功能失调自动想法的形式有：

常见功能失调自动想法的形式：
① 任意推断；
② 情绪化推理；
③ 过度引申；
④ 以偏概全；
⑤ 猜心思；
⑥ 非此即彼；
⑦ 个人化；
⑧ 选择性消极注视。

（1）任意推断。缺乏事实根据，草率地下结论。

（2）情绪化推理。用自己以往情绪体验的经验来推断当前境遇中必然会出现的情绪反应。

（3）过度引申。从已发生的一件事情引申出整体事物的一般规律。

（4）以偏概全。仅根据个别细节而不考虑其他情况对整个事件作出结论。

（5）猜心思。从自己的理解角度去猜测他人的心理活动。

（6）非此即彼。看问题绝对化，非黑即白，没有中间余地。

（7）个人化。主动为别人的过失或不幸承担责任。

（8）选择性消极注视。只注意事物中个别负面的细节而忽视事物的整体。

功能失调性想法的表现形式有许多，一个患者时常会同时有几种不同的功能失调性想法。这些想法有的是逻辑错误，有的是评价曲解，总之都会带来情绪和行为的负面效应，导致心态紊乱。

（二）常用的方法

常用的认知疗法：
① Beck 的认知转变法；
② Ellis 的理性情绪疗法。

认知疗法种类很多，常见的有 Beck 的认知疗法、Ellis 的理性情绪疗法、Meichenbaum 的自我指导训练等。这些疗法都强调，改正不适当的认知形态及想法，是矫正情绪困扰或心理疾病的关键，但在治疗的程度、概念及重点上有所差别。

1. **Beck 的认知转变法**

Beck 是认知转变法的创始人。他在研究抑郁症治疗的临床实践中创建了认知疗法。Beck 发现，在抑郁症、焦虑症患者中普遍存在认知歪曲，从而导致情绪障碍。因此，他认为可以通过认知转变技术来改变患者的认知方式，从而取得疗效。认知歪曲是指信息加工过程中系统的推理错误。

2. **Ellis 的理性情绪疗法（rational-emotive therapy）**

理性情绪疗法是由美国心理学家 Ellis 于 1955 年创立。其基本观点是：非理性或错误的思想、信念是情感障碍或异常行为产生的症结。对此，Ellis 进一步提出了"ABC"理论。A（activating event）代表刺激性事件（诱发事件）；B（belief）代表个体对这一事件的解释和评价；C（consequence）代表继事件后出现的情绪反应和行为结果。通常认为，激发事件 A 直接引起反应 C，事实上并非如此，在 A 与 C 之间有 B 的中介因素。A 对于个体的意义是否引起个体的反应，受到 B 的影响，即受人们的认知态度、信念决定。例如，对一幅抽象派的绘画，有人看了非常欣赏，产生愉快的反应；有人看了感到这只是一些无意义的线条和颜色，既不会产生愉快感，也不厌恶。画是激发事件 A，但引起的反应 C 各异，这是由于人们对画的认知评估 B 不同所致。由此可见，合理的信念会引起人们对事物的适当的、适度的情绪反应；而不合理的信念则相反，会导致不适当的情绪和行为反应。当人们坚持某种不合理的信念，长期处于不良的情绪状态中时，最终会导致情绪障碍的产生。后来又在此基础上增加了 D、E 两部分，就形成了理性情绪疗法的 A-B-C-D-E 模式，其中 D（dispute）代表与非理性信念的辩论；E（effect）代表治疗效果。

A-B-C-D-E 模式：
A（activating event）代表刺激性事件（诱发事件）；
B（belief）代表个体对这一事件的解释和评价；
C（consequence）代表继事件后出现的情绪反应和行为结果；
D（dispute）代表与非理性信念的辩论；
E（effect）代表治疗效果。

（三）认知治疗的过程

1. **治疗前的评估**

对病人的心理问题进行全面的评估是治疗初期的重要工作。对于病人的早期评估不能局限于只给病人作出一个临床诊断，更重要的是要对病人的心理问题和引起心理问题的有关背景资料有全面的了解，包括对病人的情绪、行为、人际关系、社会适应、躯体症状、社会背景、家庭情况、成长发展过程、个性特征等的了解。

认知治疗的过程：
① 治疗前的评估；
② 建立治疗性医患关系，明确治疗目标；
③ 收集负性自动想法；
④ 检验自动想法；
⑤ 挖掘深层次心理机制；
⑥ 培养应对技能。

2. 建立治疗性医患关系，明确治疗目标

建立良好的治疗性医患关系是认知治疗过程中的重要步骤。医患双方需要在相互信任、坦诚融洽的氛围中实施治疗。心理医生应不断观察医患关系状态，发现阻抗原因，及时采取措施调整医患关系。在建立医患关系的同时，心理医生应帮助病人从分散的目标中选定最主要的目标，或从一个较小的易操作的目标做起，然后循序渐进，逐步向较大的目标递进。

3. 收集负性自动想法

负性自动想法是影响情绪和行为的中介因素，在一定的情境下，往往伴随情绪和行为出现，病人一般不易自主地意识和识别它。所以，要了解病人心理问题的根源，可以从收集病人的负性自动想法做起。在收集自动想法时，要求病人能做到及时、真实、客观。可以及时记录下来，以避免通过回忆、联想等方法导致其内容的失实。

4. 检验自动想法

心理医生可以通过与病人共同检验自动想法实际功能的方法，来帮助病人调整不合理认知。针对病人的各种自动想法，通过医患合作，从不同的角度来引导病人思考、检验想法的合理性。由于认知疗法以情绪和行为结果作为想法是否合理的判断标准，所以病人能够发现自动想法所产生的负面功能。

5. 挖掘深层次心理机制

深层次的功能失调性认知是病人心理障碍的潜在原因，包括曲解的信念、假设和图式。由于它有一个很长的形成过程，往往根深蒂固，单靠病人的自身努力很难揭示到这个层面，所以需要心理医生与病人合作，帮助他们去挖掘这些认知的根底。

6. 培养应对技能

调整、转变病人的不合理认知，从而调节病人的情绪和改变行为模式是认知疗法的实质性环节。心理医生可以通过一些认知干预和行为干预的措施，来帮助病人实现转变。

六、其他疗法

（一）催眠暗示疗法

暗示疗法（suggestive therapy）是指用暗示对心理施加影响以达到治疗目的的过程。暗示疗法是一种古老的心理治疗方法，一些原始的占卜、求神治病活动中就明显存在着暗示作用。凡是医生特别是那些影响大的名医，都有意或无意地对病人产生过暗示性治疗作用。暗示疗法可分为：

催眠疗法：使用催眠术使病人进入催眠状态，通过暗示和疏泄等手段治疗疾病的过程。

1. 直接暗示

直接暗示是医生以技巧的言语或表情，给病人以诱导和暗示。

2. 间接暗示

间接暗示指通过某种媒介进行暗示，如通过对病人的躯体检查操作，或使用某些仪器或注射某些药物，以及使病人处在某些特定的环境之中，再结合医生的言语态度进行暗示。例如，用静脉注射10%的葡萄糖酸钙的方法，结合言语暗示治疗癔症性失语等。

暗示疗法分为：①直接暗示；②间接暗示；③自我暗示。

3. 自我暗示

让病人自己把某一观念暗示给自己。例如因过分激动、紧张而失眠者，选择一些能使人放松、安静的语词进行自我暗示。

但不良的暗示却可造成或加重疾病的症状。

用言语或其他心理手段使人进入催眠状态的过程称为催眠术，使用催眠术使病人进入催眠状态，通过暗示和疏泄等手段治疗疾病的过程称为催眠疗法。催眠疗法实际上是在催眠状态下的暗示疗法，故也称为催眠暗示疗法。

催眠方法源于18世纪末叶麦斯麦（Mesmer F A，1733—1815）的磁铁催眠术，以后逐渐发展成为现代催眠疗法。

催眠疗法应用范围很广。如在催眠状态下可使病人重新经历和体验过去曾经发生的东西，从而使病人恢复已遗忘了的记忆。催眠疗法主要用于各种神经症、心身疾病和其他某些心理行为障碍，包括癔病、焦虑和恐惧、神经性呕吐、厌食、顽固呃逆、性功能障碍、某些疼痛病例等。

森田疗法的中心理论：精神交互理论。

（二）森田疗法

“森田疗法”又叫禅疗法、根治的自然疗法，由日本东京慈惠会医科大学森田正马教授（1874—1938）创立，取名为神经症的“特殊疗法”。1938年，森田正马教授病逝后，他的弟子将其命名为“森田疗法”。

森田疗法的分期：
① 绝对卧床期（1周左右）；
② 轻工作期（1周左右）；
③ 重工作期（1周左右）；
④ 生活训练期（1～2周左右）。

森田疗法主要适用于强迫症、社交恐怖、广场恐怖、惊恐发作的治疗。另外，对广泛性焦虑、疑病等神经症，还有抑郁症等也有疗效。森田疗法随着时代的不断继承和发展，治疗适应症已从神经症扩大到精神病、人格障碍、酒精药物依赖等，还扩大到正常人的生活适应和生活质量改善中。其实，森田疗法是一门人生学问。

这种方法的中心理论是精神交互理论。森田认为：神经症发生的基础是疑病素质，具有这种素质的人，往往求生、求全的欲望强，内省力也强，常为自己的健康担心，把一般人在某种场合下可能产生的正常感觉（如用脑时间过长引起的头昏，兴奋时难以入睡等）误认为是病，因而恐惧、紧张，注意集中在这些“症状”上。感觉越是过敏就越感到焦虑，“症状”也就越严重，反过来又加重恐惧感而形成恶性循环。这种现象就称为精神交互作用，即当人过分集中于某一感觉时，则该感觉就处于一种过敏状态。这种感觉的敏锐性又会使注意力越发集中在这种感觉上。感觉和注意的交互作用，就越增大其感觉。鉴于以上过程，森田疗法的治疗原则有两条：

1.“顺其自然”的治疗原则

森田疗法治疗原则：
①“顺其自然”；
②“为所当为”。

这是森田疗法中最基本的治疗原则。“顺其自然”就是要老老实实地接受症状，真正认识到对它的抵抗、反抗或回避、压制都是徒劳的，不要把症状看作自己心身的异物，对其不加排斥和抵抗，带着症状学习和工作。

2.“为所当为”的治疗原则

森田疗法把与人相关的事物划分为可控制和不可控制的事物这样两大类别。所谓可控制的事物是个人通过自己的主观意志可以调节和改变的事物；而不可控制的事物是个人主观意志不能决定的事物。森田疗法要求神经质症患者通过治疗，学习顺应自然的态度，而不去控制不可控制之事，如人的情感；但还要注意为所当为，即控制那些可以控制之事，如人的行动。

森田疗法的治疗分为住院治疗和门诊治疗两种。而住院治疗被认为是治疗神经症的最佳方式。森田住院疗法可分为绝对卧床期（1周左右）、轻工作期（1周左右）、重工作期（1周左右）、生活训练期（1～2周左右）四期。

以上各期的情况，是对一般治疗情况的描述，对每个具体患者而言，还要根据其情况来决定治疗的进程。治疗周期会因此而长短不一。时间短的约3周即可，长的则可能需要60～70天时间，平均周期为40～50天。

现在心理治疗理论和治疗技术都已取得了很大进展。在理论方面的共识是，任何一种单一的心理治疗理论都不足以解释心理障碍的原因和心理治疗机制。

【案例】

林某，男，34岁，博士。从小学习一帆风顺，保送读大学，推荐读硕士。约在半年前，写毕业论文时，有一件事令他十分苦恼。起因是他写了一篇自认为很有价值的论文，并深信在全国和世界都会产生极大的影响。当他完成过半时，却很难继续下去，因为他的导师对他的文章不以为然，并且说他的研究行不通，劝他停止。而他认为，这是导师嫉妒他，怕他超过自己。为此，他白天紧张，晚上失眠。据调查，他的导师和同学都认为他的论文一般，平时他总是以一种优越感与人相处，稍有不如别人时，便妒性大发，把别人贬得一钱不值。

讨论：你认为应该如何帮助林某？应采取何种心理治疗方法？

达标练习题

一、填　空

1. 弗洛伊德理论认为人们心理障碍的原因在于____。

2. 根据治疗对象可将心理治疗分为__________________、__________________、__________________、__________________、__________________。

二、单项选择题

1. 个体心理治疗的理论和方法起源于（　　）。

A. 人本主义　　B. 行为主义

C. 精神分析　　D. 认知理论

2. 以巴甫洛夫的经典条件反射、斯金纳的操作条件反射学说和班杜拉的社会学习理论为主要理论基础，这属于（　　）。

A. 精神分析心理治疗　　B. 人本主义心理治疗

C. 行为治疗　　D. 认知治疗

3. 当出现不良行为时，给予负性强化或不愉快刺激（苦味剂、疼痛刺激），两者多次结合后，不良行为就会减少。这种疗法叫做（　　）。

A. 系统脱敏法　　B. 冲击疗法

C. 厌恶疗法　　D. 模仿法

4. 对咨客中心治疗法的理解不正确的是（　　）。
   A. 是以人为中心的治疗
   B. 只是一种简单治疗方法
   C. 不注重治疗的技巧
   D. 采用非指令性治疗的方式

三、多项选择题

1. 心理治疗的原则有（　　）。
   A. 回避性原则　　B. 综合性原则
   C. 尊重性原则　　D. 针对性原则
   E. 计划性原则
2. 下列不适合进行心理治疗的有（　　）。
   A. 不愿求治者　　B. 偏执人格者
   C. 心身疾病患者　　D. 药物依赖者
   E. 极度悲观者
3. 下列属于精神分析疗法的有（　　）。
   A. 释梦　　B. 移情
   C. 阐释　　D. 自由联想
   E. 阻抗
4. 森田疗法的治疗原则有（　　）。
   A. “为所欲为”原则　　B. “顺其自然”原则
   C. “适时干预”原则　　D. “为所当为”原则
   E. “不可控制”原则

四、名词解释

心理治疗　　集体心理治疗　　行为疗法

五、简答题

1. 概括支持性心理疗法的基本方法。
2. 简述认知治疗的过程。

附 录 一

医护心理学教学大纲

一、课程简介

医护心理学是高等和中等职业学院（校）医护专业的一门主干专业课。它是研究人的心理活动及其行为的一门科学，其主要任务是培养学生形成良好的心理品质和健全的人格，并能将心理学的基本知识在医护实践中加以应用。

二、课程目标

1. 掌握医护心理学的认知过程、情绪情感过程、意志过程、个性心理特征等基本概念，以及心理健康的概念与标准、心理防御机制与心理应激。
2. 熟悉心身疾病、马斯洛需要层次理论的主要内容，病人生理与心理护理。
3. 了解人的心理活动及其变化规律、心理评估的相关知识。

三、单元目标及内容

单元	目标	内容	学时		
			总学时	理论	实践
绪论	掌握心理学、心理现象的概念	医护心理学概述、医学模式的转变	2	2	
心理实质	掌握心理的实质	心理是脑的功能，脑是心理的器官	2	2	
感觉与知觉	掌握感觉、知觉的概念	感觉与知觉的概述	2	2	
记忆	掌握记忆的过程	记忆的概念、分类和过程	2	2	
思维与想象	掌握思维想象的概念	思维与想象的概念与分类	2	2	
注意与意志	掌握注意与意志的概念	注意的概念、意志与品质	2	2	
情绪与情感	掌握情绪与情感的关系	情绪与情感的关系	2	2	
需要、动机与挫折	掌握需要、动机与挫折的概念	需要的种类、动机的分类	2	2	

续表

单元	目标	内容	学时		
			总学时	理论	实践
人格	掌握人格心理特征	人格的特征、影响因素	2	2	
心理健康与心理应激	掌握心理健康与心理应激的概念	心理应激的防御策略	4	2	2
临床心理评估	掌握临床心理评估的概念	临床心理评估的作用和方法	4	2	2
心理障碍	掌握心理障碍的概念	正常与异常心理的判断标准	2	2	
心身疾病	掌握心身疾病的中介机制	心身疾病概念与分类	2	2	
病人心理与心理护照	掌握病人心理与心理护照	病人的角色	2	2	
心理治疗	掌握常见心理治疗的方法	心理治疗的概念与分类	2	2	
心理咨询	掌握心理咨询的概念	心理咨询概念、程序与技巧	2	2	

四、学时分配

单元	学时		
	理论	实践	合计
绪论	2		2
心理实质	2		2
感觉知觉	2		2
记忆	2		2
思维与想象	2		2
注意与意志	2		2
情绪与情感	2		2
需要与动机	2		2
心理特征	2		2
心理健康与心理应激	2	2	4
心理评估	2	2	4
心理障碍	2		2
心身疾病	2		2
病人心理	2		2
心理治疗	2		2
心理咨询	2		2
合计	32	4	36

附 录 二

临床常用心理测验量表

一、意志力测验量表

指导语：试题共有 26 道，每道试题可以按下列情况作出判断：1 很符合自己的情况；2 比较符合自己的情况；3 介于符合与不符合之间；4 不大符合自己的情况；5 很不符合自己的情况。

1. 我很喜爱长跑、远足、爬山等体育运动，不是因为适合这些运动，而是这些运动能够锻炼我的体质和毅力。	1	2	3	4	5
2. 我给自己订的计划，常常因为主观原因不能如期完成。	1	2	3	4	5
3. 如果没有特殊原因，我每天都按时起床，从不睡懒觉。	1	2	3	4	5
4. 我的作息没什么规律，经常随自己的情绪和兴趣而变化。	1	2	3	4	5
5. 我信奉“凡事不干则已，干则必成”的格言，并身体力行。	1	2	3	4	5
6. 我认为做事情不必太认真，做得成就做，做不成便罢。	1	2	3	4	5
7. 我做一件事情的积极性，主要取决于这件事情的重要性，即该不该做；而不在于对这件事情的兴趣，即不在于想不想做。	1	2	3	4	5
8. 有时我躺在床上，下定决心第二天要做一件事情，但到第二天这种劲头就消失了。	1	2	3	4	5
9. 在学习和娱乐发生冲突时，即使这种娱乐很有吸引力，我也会马上决定学习。	1	2	3	4	5
10. 我常因为读一本引人入胜的小说和看一出精彩的电视节目，而不能按时入睡。	1	2	3	4	5
11. 我下定决心要做的事情，不论遇到什么困难，都能坚持下去。	1	2	3	4	5
12. 我在学习和生活中遇到了困难，首先想到的就是问问别人怎么办。	1	2	3	4	5
13. 我能长时间做一件重要而枯燥无味的工作。	1	2	3	4	5
14. 我的兴趣多变，做事情常常是“这山望着那山高”。	1	2	3	4	5
15. 我决定做一件事情时，常常说干就干，绝不拖延或让它落空。	1	2	3	4	5
16. 我办事喜欢捡容易的先做，难度大的能拖就拖，实在不能拖的，就赶时间做完。	1	2	3	4	5
17. 对于别人的意见我从不盲从，总喜欢分析、鉴别一下。	1	2	3	4	5

18. 凡是比我能干的人，我不大怀疑他们的看法。	1	2	3	4	5
19. 遇事我喜欢自己拿主意，当然也不排斥听取别人的意见。	1	2	3	4	5
20. 生活中遇到复杂情况时，我常举棋不定，拿不定主意。	1	2	3	4	5
21. 我不怕我从来没做过的事情，也不怕一个人独立负责重要的工作，我认为是对自己的锻炼。	1	2	3	4	5
22. 我生来胆怯，没有十二分把握的事情，我从来不敢去做。	1	2	3	4	5
23. 我和朋友、同事、家人相处，很有克制能力，从不无缘无故发脾气。	1	2	3	4	5
24. 在和别人争吵时，我有时明知自己不对，却忍不住要说一些过头的话。	1	2	3	4	5
25. 我希望做一个坚强的、有毅力的人，因为我深信“有志者事竟成”。	1	2	3	4	5
26. 我相信机遇，很多事实证明，机遇的作用有时大大超过个人的努力。	1	2	3	4	5

1. 测验记分

在上述26道试题中，凡题号为单数的题目评分标准为：1记5分，2记4分，3记3分，4记2分，5记1分；题号为双数的题目评分标准为：1记1分，2记2分，3记3分，4记4分，5记5分。

2. 结果解释

110分以上：说明你的意志很坚强；

91～109分：说明你的意志较坚强；

71～90分：说明你的意志一般；

51～70分：说明你的意志比较薄弱；

50分以下：说明你的意志很薄弱。

二、气质测验量表

指导语：下面60道题可以帮助你大致确定自己的气质类型，请认真阅读下列各题，对于每一题，你认为非常符合自己情况的记2分，比较符合的记1分，把握不准的记0分，比较不符合的记－1分，完全不符合的记－2分。

1. 做事力求稳妥，一般不做无把握的事。	2	1	0	－1	－2
2. 遇到可气的事就怒不可遏，想把心里话全说出来才痛快。	2	1	0	－1	－2
3. 宁可一个人干事，也不愿意很多人在一起。	2	1	0	－1	－2
4. 到一个新环境很快就能适应。	2	1	0	－1	－2
5. 厌恶那些强烈的刺激，如尖叫、噪音、危险镜头等。	2	1	0	－1	－2
6. 和人争吵时，总是先发制人，喜欢挑衅。	2	1	0	－1	－2
7. 喜欢安静的环境。	2	1	0	－1	－2

8. 善于和人交往。	2	1	0	−1	−2
9. 羡慕那种善于克制自己感情的人。	2	1	0	−1	−2
10. 生活有规律，很少违反作息制度。	2	1	0	−1	−2
11. 在多数情况下情绪是乐观的。	2	1	0	−1	−2
12. 碰到陌生人觉得拘束。	2	1	0	−1	−2
13. 遇到令人气愤的事，能很好地自我克制。	2	1	0	−1	−2
14. 做事总是有旺盛的精力。	2	1	0	−1	−2
15. 遇到问题总是举棋不定、优柔寡断。	2	1	0	−1	−2
16. 在人群中从不觉得过分拘束。	2	1	0	−1	−2
17. 情绪高昂时，觉得干什么都有趣；反之，又觉得什么都没有意思。	2	1	0	−1	−2
18. 当注意力集中于一事物时，别的事很难使自己分心。	2	1	0	−1	−2
19. 理解问题总比别人快。	2	1	0	−1	−2
20. 碰到危险情景，常有一种极度恐怖感。	2	1	0	−1	−2
21. 对学习、工作、事业怀有很高的热情。	2	1	0	−1	−2
22. 能够长时间做枯燥、单调的工作。	2	1	0	−1	−2
23. 符合兴趣的事情，干起来劲头十足，否则就不想干。	2	1	0	−1	−2
24. 一点小事就能引起情绪波动。	2	1	0	−1	−2
25. 讨厌做那种需要耐心细致的工作。	2	1	0	−1	−2
26. 与人交往不卑不亢。	2	1	0	−1	−2
27. 喜欢参加热烈的活动。	2	1	0	−1	−2
28. 喜爱感情细腻、描写人物内心活动的文学作品。	2	1	0	−1	−2
29. 工作、学习时间长了，常感到厌倦。	2	1	0	−1	−2
30. 不喜欢长时间谈论一个问题，愿意实际动手干。	2	1	0	−1	−2
31. 宁愿侃侃而谈，不愿窃窃私语。	2	1	0	−1	−2
32. 别人总是说我闷闷不乐。	2	1	0	−1	−2
33. 理解问题常比别人慢些。	2	1	0	−1	−2
34. 疲倦时只是短暂的休息就能精神抖擞重新投入工作。	2	1	0	−1	−2
35. 心里话宁愿自己想，不愿说出来。	2	1	0	−1	−2
36. 认准一个目标，就希望尽快实现，不达目的誓不罢休。	2	1	0	−1	−2
37. 学习、工作同样一段时间后，常比别人更疲倦。	2	1	0	−1	−2
38. 做事有些莽撞，常常不考虑后果。	2	1	0	−1	−2

39. 老师讲授新知识时，总希望他讲得慢些，多重复几遍。	2	1	0	−1	−2
40. 能够很快忘记那些不愉快的事情。	2	1	0	−1	−2
41. 做作业或完成一件工作总比别人花时间多。	2	1	0	−1	−2
42. 喜欢运动量大的剧烈体育运动或参加各种文艺活动。	2	1	0	−1	−2
43. 不能很快地把注意力从一件事情转移到另一件事情上去。	2	1	0	−1	−2
44. 接受一个任务后，就希望把它迅速解决。	2	1	0	−1	−2
45. 认为墨守成规比冒风险强些。	2	1	0	−1	−2
46. 能够同时注意几件事物。	2	1	0	−1	−2
47. 当自己烦闷时，别人很难使自己高兴起来。	2	1	0	−1	−2
48. 爱看情节起伏跌宕、激动人心的小说。	2	1	0	−1	−2
49. 对工作抱认真严谨、始终一贯的态度。	2	1	0	−1	−2
50. 和周围人的关系总是相处不好。	2	1	0	−1	−2
51. 喜欢复习学过的知识，重复做熟练的工作。	2	1	0	−1	−2
52. 希望做变化大的、花样多的事。	2	1	0	−1	−2
53. 小时候会背的诗歌，自己似乎比别人记得清楚。	2	1	0	−1	−2
54. 别人说我“出语伤人”，可我并不觉得这样。	2	1	0	−1	−2
55. 在体育活动中，常因反应慢而落后。	2	1	0	−1	−2
56. 反应敏捷、头脑机智。	2	1	0	−1	−2
57. 喜欢有条理而不甚麻烦的工作。	2	1	0	−1	−2
58. 兴奋的事常使自己失眠。	2	1	0	−1	−2
59. 老师讲新概念，常常听不懂，但是弄懂后很难忘记。	2	1	0	−1	−2
60. 假如工作枯燥无味，马上就会情绪低落。	2	1	0	−1	−2

测验记分表

胆汁质	题号	2、6、9、14、17、21、27、31、36、38、42、48、50、54、58	
	得分		
多血质	题号	4、8、11、16、19、23、25、29、34、40、44、46、52、56、60	
	得分		
黏液质	题号	1、7、10、13、18、22、26、	

		30、33、39、43、45、49、55、57	
	得分		
抑郁质	题号	3、5、12、15、20、24、28、32、35、37、41、47、51、53、59	
	得分		

1. 测验记分

① 将每题得分填入下表相应得分栏内；

② 计算每种气质类型的总分。

2. 结果解释

① 如果某类气质类型得分明显高出其他三种且均高出 4 分以上，可定为该类型气质（超 20 分，则为典型型；得分在 10～20 分，则为一般型）。

② 两种气质类型得分接近，其差异低于 3 分，而且明显高于其他两种 4 分以上，则可定为这两种气质的混合型。

③ 三种气质得分均高于第四种，而且接近，则为三种气质的混合型。

三、艾森克人格测验（EPQ）

指导语：在这份问卷上共有 88 个问题。请你依次回答这些问题，回答时只需要在每个问题后面的“是“或”否“中选择一个。这些问题要求你按自己的实际情况回答，不要去猜测怎样才是正确的回答。因为这里不存在正确或错误的回答，也没有捉弄人的问题，将问题的意思看懂了就快点回答，不要花很多时间去想。问卷无时间限制，但不要拖延太长，也不要未看懂问题便回答。

题号	题　目	选　项
1	你是否有许多不同的业余爱好？（　）	A：是　B：否
2	你是否在做任何事情以前都要停下来仔细思考？（　）	A：是　B：否
3	你的心境是否常有起伏？（　）	A：是　B：否
4	你曾有过明知是别人的功劳而你去接受奖励的事吗？（　）	A：是　B：否
5	你是否健谈？（　）	A：是　B：否
6	欠债会使你不安吗？（　）	A：是　B：否
7	你曾无缘无故觉得“真是难受”吗？（　）	A：是　B：否
8	你曾经贪图过分外之物吗？（　）	A：是　B：否
9	你是否在晚上小心翼翼地关好门窗？（　）	A：是　B：否
10	你是否比较活跃？（　）	A：是　B：否

11	你在见到一小孩或一动物受折磨时是否会感到非常难过？（　　）	A：是　B：否
12	你是否常常为自己不该做而做了的事、不该说而说了的话感到紧张？（　　）	A：是　B：否
13	你喜欢跳降落伞吗？（　　）	A：是　B：否
14	通常你能在热闹联欢会中尽情地玩吗？（　　）	A：是　B：否
15	你容易激动吗？（　　）	A：是　B：否
16	你曾经将自己的过错推给别人吗？（　　）	A：是　B：否
17	你喜欢会见陌生人吗？（　　）	A：是　B：否
18	你是否相信保险制度是一种好办法？（　　）	A：是　B：否
19	你是一个容易伤感情的人吗？（　　）	A：是　B：否
20	你所有的习惯都是好的吗？（　　）	A：是　B：否
21	在社交场合你是否总不愿露头角？（　　）	A：是　B：否
22	你会服用有奇异或危险作用的药物吗？（　　）	A：是　B：否
23	你常有“厌倦”之感吗？（　　）	A：是　B：否
24	你曾拿过别人的东西（哪怕一针一线）吗？（　　）	A：是　B：否
25	对人有所失礼时，你是否经常要表示歉意？（　　）	A：是　B：否
26	你有许多朋友吗？（　　）	A：是　B：否
27	你是否喜欢讲些有时确能伤害人的笑话？（　　）	A：是　B：否
28	你是一个多忧多虑的人吗？（　　）	A：是　B：否
29	你在童年时是否按照吩咐要做什么便做什么，毫无怨言？（　　）	A：是　B：否
30	你认为你是一个乐天派吗？（　　）	A：是　B：否
31	你很讲究礼貌和整洁吗？（　　）	A：是　B：否
32	你是否总在担心会发生可怕的事情？（　　）	A：是　B：否
33	你曾损坏或遗失过别人的东西吗？（　　）	A：是　B：否
34	交新朋友时一般是你采取主动吗？（　　）	A：是　B：否
35	当别人向你诉苦时，你是否容易理解他们的苦衷？（　　）	A：是　B：否
36	你认为自己很紧张，如同“绷紧的弦”一样吗？（　　）	A：是　B：否
37	在没有废纸篓时，你是否将废纸扔在地板上？（　　）	A：是　B：否
38	当你与别人在一起时，你是否言语很少？（　　）	A：是　B：否
39	你是否认为结婚制度是过时了，应该废止？（　　）	A：是　B：否
40	你是否有时感到自己可怜？（　　）	A：是　B：否
41	你是否有时有点自夸？（　　）	A：是　B：否
42	你是否很容易将一个沉寂的集会搞得活跃起来？（　　）	A：是　B：否
43	你是否讨厌那种小心翼翼地开车的人？（　　）	A：是　B：否
44	你为你的健康担忧吗？（　　）	A：是　B：否

45	你曾讲过什么人的坏话吗？（　　）	A：是　B：否
46	你是否喜欢对朋友讲笑话和有趣的故事？（　　）	A：是　B：否
47	你小时候曾对父母粗暴无礼吗？（　　）	A：是　B：否
48	你是否喜欢与人混在一起？（　　）	A：是　B：否
49	你若知道自己工作有错误，这会使你感到难过吗？（　　）	A：是　B：否
50	你患失眠吗？（　　）	A：是　B：否
51	你吃饭前必定洗手吗？（　　）	A：是　B：否
52	你常无缘无故感到无精打采和倦怠吗？（　　）	A：是　B：否
53	和别人玩游戏时，你有过欺骗行为吗？（　　）	A：是　B：否
54	你是否喜欢从事一些动作迅速的工作？（　　）	A：是　B：否
55	你的母亲是一位善良的妇人吗？（　　）	A：是　B：否
56	你是否常常觉得人生非常无味？（　　）	A：是　B：否
57	你曾利用过某人为自己取得好处吗？（　　）	A：是　B：否
58	你是否常常参加许多活动，超过你的时间所允许？（　　）	A：是　B：否
59	是否有几个人总在躲避你？（　　）	A：是　B：否
60	你是否为你的容貌而非常烦恼？（　　）	A：是　B：否
61	你是否觉得人们为了未来有保障而办理储蓄和保险所花的时间太多？（　　）	A：是　B：否
62	你曾有过不如死了为好的愿望吗？（　　）	A：是　B：否
63	如果有把握永远不会被人发现，你会逃税吗？（　　）	A：是　B：否
64	你能使一个集会顺利进行吗？（　　）	A：是　B：否
65	你能克制自己不对人无礼吗？（　　）	A：是　B：否
66	遇到一次难堪的经历后，你是否在一段长时间内还感到难受？（　　）	A：是　B：否
67	你患有“神经过敏”吗？（　　）	A：是　B：否
68	你曾经故意说些什么来伤害别人的感情吗？（　　）	A：是　B：否
69	你是否与别人的友谊容易破裂，虽然不是你的过错？（　　）	A：是　B：否
70	你常感到孤单吗？（　　）	A：是　B：否
71	当人家寻你的差错，找你工作中的缺点时，你是否容易在精神上受挫伤？（　　）	A：是　B：否
72	你赴约会或上班曾迟到过吗？（　　）	A：是　B：否
73	你喜欢忙忙碌碌和热热闹闹地过日子吗？（　　）	A：是　B：否
74	你愿意别人怕你吗？（　　）	A：是　B：否
75	你是否觉得有时浑身是劲，而有时又是懒洋洋的？（　　）	A：是　B：否
76	你有时把今天应做的事拖到明天去做吗？（　　）	A：是　B：否
77	别人认为你是生气勃勃的吗？	A：是　B：否

78	别人是否对你说了许多谎话？（　　）	A：是　B：否
79	你是否对某些事情容易冒火？（　　）	A：是　B：否
80	当你犯了错误时，你是否常常愿意承认它？（　　）	A：是　B：否
81	你会为一动物落入圈套被捉拿而感到很难过吗？（　　）	A：是　B：否
82	对人有所失礼时，你是否经常要表示歉意？（　　）	A：是　B：否
83	你有许多朋友吗？（　　）	A：是　B：否
84	你是否喜欢讲些有时确能伤害人的笑话？（　　）	A：是　B：否
85	你是一个多忧多虑的人吗？（　　）	A：是　B：否
86	你在童年时是否按照吩咐要做什么便做什么，毫无怨言？（　　）	A：是　B：否
87	你认为你是一个乐天派吗？（　　）	A：是　B：否
88	你很讲究礼貌和整洁吗？（　　）	A：是　B：否

1. 记分方法

E 量表：外向—内向。第 1、5、9、13、16、22、29、32、35、40、43、46、49、53、56、61、72、76、85 题答“是”和第 26、37 题答“否”的每题各得 1 分。

N 量表：神经质（又称情绪性）。第 3、6、11、14、18、20、24、28、30、34、36、42、47、51、54、59、63、66、67、70、74、78、82、84 题答“是”每题各得 1 分。

P 量表：精神质（又称倔强）。第 19、23、27、38、41、44、57、58、65、69、73、77 题答“是”和第二 8、10、17、33、50、62、80 题答“否”的每题各得 1 分。

L 量表：测定被试者的掩饰、假托或自身隐蔽，或者测定其朴实、幼稚水平。第 12、31、48、68、79、81 题答“是“和第 4、7、15、21、25、39、45、52、55、60、64、71、75、83 题答“否”的每题各得 1 分。

2. 结果简要解释（标准上应按标准差计算再确定）

E 量表分：分数高于 15，表示人格外向，可能是好交际、渴望刺激和冒险、情感易于冲动的类型。分数低于 8，表示人格内向，如好静、富于内省，不喜欢刺激，喜欢有秩序的生活方式，情绪比较稳定。

N 量表分：分数高于 14，表示焦虑、忧心忡忡，常郁郁不乐，有强烈情绪反应，甚至出现不够理智的行为。低于 9 表示情绪稳定。

P 量表分：分数高于 8 表示可能是孤独、不关心他人，难以适应外部环境，不近人情，与别人不友好，喜欢寻衅搅扰，喜欢干奇特的事情，并且不顾危险。

L 量表分：L 量表分如高于 18，显示被试者有掩饰倾向，测验结果可能失真。

四、症状自评量表（SCL-90）

指导语：以下表格中列出了有些人可能有的病痛或问题，请仔细阅读每一条，然后根据最近一星期以内（或过去）下列问题影响你或使你感到苦恼的程度，在方框内选择最合适的一项，画一个勾，请不要漏掉问题。

	从无 0	轻度 1	中度 2	偏重 3	严重 4
1. 头痛。	□	□	□	□	□
2. 神经过敏，感到不踏实。	□	□	□	□	□
3. 头脑中有不必要的想法或字句盘旋。	□	□	□	□	□
4. 头昏或昏倒。	□	□	□	□	□
5. 对异性的兴趣减退。	□	□	□	□	□
6. 对旁人求全责备。	□	□	□	□	□
7. 感到别人能控制你的思想。	□	□	□	□	□
8. 责怪别人制造麻烦。	□	□	□	□	□
9. 忘性大。	□	□	□	□	□
10. 担心自己的衣饰整齐及仪态的端庄。	□	□	□	□	□
11. 容易烦恼和激动。	□	□	□	□	□
12. 胸痛。	□	□	□	□	□
13. 害怕空旷的场所或街道。	□	□	□	□	□
14. 感到自己的精力下降，活动减慢。	□	□	□	□	□
15. 想结束自己的生命。	□	□	□	□	□
16. 听到旁人听不到的声音。	□	□	□	□	□
17. 发抖。	□	□	□	□	□
18. 感到大多数人都不可信任。	□	□	□	□	□
19. 胃口不好。	□	□	□	□	□
20. 容易哭泣。	□	□	□	□	□
21. 同异性相处时感到害羞，不自在。	□	□	□	□	□
22. 感到受骗、中了圈套或有人想抓住你。	□	□	□	□	□
23. 无缘无故地突然感到害怕。	□	□	□	□	□
24. 自己不能控制地大发脾气。	□	□	□	□	□
25. 怕单独出门。	□	□	□	□	□
26. 经常责备自己。	□	□	□	□	□
27. 腰痛。	□	□	□	□	□
28. 感到难以完成任务。	□	□	□	□	□
29. 感到孤独。	□	□	□	□	□
30. 感到苦闷。	□	□	□	□	□
31. 过分担忧。	□	□	□	□	□
32. 对事物不感兴趣。	□	□	□	□	□
33. 感到害怕。	□	□	□	□	□

34. 感情容易受到伤害。	□	□	□	□	□
35. 旁人能知道你的私下想法。	□	□	□	□	□
36. 感到别人不理解、不同情你。	□	□	□	□	□
37. 感到人们对你不友好，不喜欢你。	□	□	□	□	□
38. 做事必须做得很慢以保证做得正确。	□	□	□	□	□
39. 心跳得很厉害。	□	□	□	□	□
40. 恶心或胃部不舒服。	□	□	□	□	□
41. 感到比不上他人。	□	□	□	□	□
42. 肌肉酸痛。	□	□	□	□	□
43. 感到有人在监视你、谈论你。	□	□	□	□	□
44. 难以入睡。	□	□	□	□	□
45. 做事必须反复检查。	□	□	□	□	□
46. 难以做出决定。	□	□	□	□	□
47. 怕乘坐电车、公共汽车、地铁或火车之类的交通工具。	□	□	□	□	□
48. 呼吸有困难。	□	□	□	□	□
49. 一阵阵发冷或发热。	□	□	□	□	□
50. 因为感到害怕而避开某些东西、场合或活动。	□	□	□	□	□
51. 脑子变空了。	□	□	□	□	□
52. 身体发麻或刺痛。	□	□	□	□	□
53. 喉咙有哽塞感。	□	□	□	□	□
54. 感到前途没有希望。	□	□	□	□	□
55. 不能集中注意力。	□	□	□	□	□
56. 感到身体的某一部分软弱无力。	□	□	□	□	□
57. 感到紧张或容易紧张。	□	□	□	□	□
58. 感到手或脚发重。	□	□	□	□	□
59. 想到死亡的事。	□	□	□	□	□
60. 吃得太多。	□	□	□	□	□
61. 当别人看着你或谈论你时感到不自在。	□	□	□	□	□
62. 有一些不属于你自己的想法。	□	□	□	□	□
63. 有想打人或伤害他人的冲动。	□	□	□	□	□
64. 醒得太早。	□	□	□	□	□
65. 必须反复洗手、点数目或触摸某些东西。	□	□	□	□	□
66. 睡得不稳、不深。	□	□	□	□	□
67. 有想摔坏或破坏东西的冲动。	□	□	□	□	□
68. 有一些别人没有的想法或念头。	□	□	□	□	□

69. 感到对别人神经过敏。	□	□	□	□	□
70. 在商店或电影院等人多的地方感到不自在。	□	□	□	□	□
71. 感到任何事情都很困难。	□	□	□	□	□
72. 一阵阵恐惧或惊恐。	□	□	□	□	□
73. 感到在公共场合吃东西很不舒服。	□	□	□	□	□
74. 经常与人争论。	□	□	□	□	□
75. 单独一人时神经很紧张。	□	□	□	□	□
76. 别人对你的成绩没有作出恰当的评价。	□	□	□	□	□
77. 即使和别人在一起也感到孤单。	□	□	□	□	□
78. 感到坐立不安、心神不安。	□	□	□	□	□
79. 感到自己没有什么价值。	□	□	□	□	□
80. 感到熟悉的东西变得陌生或不像是真的了。	□	□	□	□	□
81. 大叫或摔东西。	□	□	□	□	□
82. 害怕会在公共场合昏倒。	□	□	□	□	□
83. 感到别人想占你的便宜。	□	□	□	□	□
84. 为一些有关“性”的想法而很苦恼。	□	□	□	□	□
85. 认为应该因自己的过错而受到惩罚。	□	□	□	□	□
86. 感到要赶快把事情做完。	□	□	□	□	□
87. 感到自己的身体有严重的问题。	□	□	□	□	□
88. 从未感到和其他人很亲近。	□	□	□	□	□
89. 感到自己有罪。	□	□	□	□	□
90. 感到自己的脑子有毛病。	□	□	□	□	□

SCL-90 测验结果处理

因子	因子含义	项　　目	T分=项目总分/项目数	T分
F1	躯体化	1、4、12、27、40、42、48、49、52、53、56、58	/12	
F2	强迫	3、9、10、28、38、45、46、51、55、65	/10	
F3	人际关系	6、21、34、36、37、41、61、69、73	/9	
F4	抑郁	5、14、15、20、22、26、29、30、31、32、54、71、79	/13	
F5	焦虑	2、17、23、33、39、57、72、78、80、86	/10	
F6	敌对性	11、24、63、67、74、81	/6	
F7	恐怖	13、25、47、50、70、75、82	/7	
F8	偏执	8、18、43、68、76、83	/6	
F9	精神病性	7、16、35、62、77、84、85、87、88、90	/10	
F10	睡眠及饮食	19、44、59、60、64、66、89	/7	

五、焦虑自评量表（SAS）

指导语：下面有 20 条文字（括号中为症状名称），请仔细阅读每一条，把意思弄明白，每一条文字后有四级评分，1 表示没有或偶尔；2 表示有时；3 表示经常；4 表示总是如此。然后根据您最近一星期的实际情况，在分数栏 1 ~ 4 分适当的分数下划“√”。

	没有偶尔	有时	经常	总是如此
1. 我觉得比平时容易紧张和着急（焦虑）	1	2	3	4
2. 我无缘无故地感到害怕（害怕）	1	2	3	4
3. 我容易心里烦乱或觉得惊恐（惊恐）	1	2	3	4
4. 我觉得我可能将要发疯（发疯感）	1	2	3	4
*5. 我觉得一切都很好，也不会发生什么不幸	4	3	2	1
6. 我手脚发抖打战（手足颤抖）	1	2	3	4
7. 我因为头痛、颈痛和背痛而苦恼（躯体疼痛）	1	2	3	4
8. 我感觉容易衰弱和疲乏（乏力）	1	2	3	4
*9. 我觉得心平气和，并且容易安静坐着	4	3	2	1
10. 我觉得心跳得快（心悸）	1	2	3	4
11. 我因为一阵阵头晕而苦恼（头昏）	1	2	3	4
12. 我有晕倒发作，或觉得要晕倒似的（晕厥感）	1	2	3	4
*13. 我呼气吸气都感到很容易（呼吸困难）	4	3	2	1
14. 我手脚麻木和刺痛（手足刺痛）	1	2	3	4
15. 我因胃痛和消化不良而苦恼（胃痛消化不良）	1	2	3	4
16. 我常常要小便（尿意频数）	1	2	3	4
*17. 我的手常常是干燥温暖的（多汗）	4	3	2	1
18. 我脸红发热（面部潮红）	1	2	3	4
*19. 我容易入睡并且一夜睡得很好（睡眠障碍）	4	3	2	1
20. 我做噩梦（噩梦）	1	2	3	4

六、抑郁自评量表（SDS）

指导语：下面有 20 条文字（括号中为症状名称），请仔细阅读每一条，把意思弄明白，每一条文字后有四级评分，1 表示没有或偶尔；2 表示有时；3 表示经常；4 表示总是如此。然后根据您最近一星期的实际情况，在分数栏 1 ~ 4 分适当的分数下划“√”。

	没有偶尔	有时	经常	总是如此
1. 我觉得闷闷不乐，情绪低落	1	2	3	4
*2. 我觉得一天之中早晨最好	4	3	2	1
3. 我一阵阵哭出来或觉得想哭	1	2	3	4
4. 我晚上睡眠不好	1	2	3	4
*5. 我吃得跟平常一样多	4	3	2	1
*6. 我与异性密切接触时和以往一样感到愉快	4	3	2	1
7. 我发觉我的体重在下降	1	2	3	4
8. 我有便秘的苦恼	1	2	3	4
9. 我心跳比平时快	1	2	3	4
10. 我无缘无故地感到疲乏	1	2	3	4
*11. 我的头脑跟平常一样清楚	4	3	2	1
*12. 我觉得经常做的事情并没有困难	4	3	2	1
13. 我觉得不安而平静不下来	1	2	3	4
*14. 我对将来抱有希望	4	3	2	1
15. 我比平常容易生气激动	1	2	3	4
*16. 我觉得做出决定是容易的	4	3	2	1
*17. 我觉得自己是个有用的人，有人需要我	4	3	2	1
*18. 我的生活过得很有意思	4	3	2	1
19. 我认为如果我死了别人会生活得好些	1	2	3	4
*20. 常感兴趣的事我仍然感兴趣	4	3	2	1

七、状态—特质焦虑问卷

指导语：下面列出的是一些人们常常用来描述他们自己的陈述，请阅读每一个陈述，然后在右边适当的圈上打“√”来表示你现在最恰当的感觉，也就是你此时此刻最恰当的感觉。没有对或错的回答，不要对任何一个陈述花太多的时间去考虑，但所给的回答应该是你现在最恰当的感觉。

	完全没有	有些	中等程度	非常明显
*1. 我感到心情平静	④	③	②	①
*2. 我感到安全	④	③	②	①
3. 我是紧张的	①	②	③	④
4. 我感到紧张束缚	①	②	③	④
*5. 我感到安逸	④	③	②	①
6. 我感到烦乱	①	②	③	④
7. 我现在正烦恼，感到这种烦恼超过了可能的不幸	①	②	③	④

*8. 我感到满意	④	③	②	①
9. 我感到害怕	①	②	③	④
*10. 我感到舒适	④	③	②	①
*11. 我有自信心	④	③	②	①
12. 我觉得神经过敏	①	②	③	④
13. 我极度紧张不安	①	②	③	④
14. 我优柔寡断	①	②	③	④
*15. 我是轻松的	④	③	②	①
*16. 我感到心满意足	④	③	②	①
17. 我是烦恼的	①	②	③	④
18. 我感到慌乱	①	②	③	④
*19. 我感到镇定	④	③	②	①
*20. 我感到愉快	④	③	②	①
21. 我感到愉快	①	②	③	④
22. 我感到神经过敏和不安	①	②	③	④
*23. 我感到自我满足	④	③	②	①
*24. 我希望能像别人那样高兴	④	③	②	①
25. 我感到我像衰竭一样	①	②	③	④
*26. 我感到很宁静	④	③	②	①
*27. 我是平静的、冷静的和泰然自若的	④	③	②	①
28. 我感到困难一一堆集起来，因此无法克服	①	②	③	④
29. 我过分忧虑一些事，实际这些事无关紧要	①	②	③	④
*30. 我是高兴的	④	③	②	①
31. 我的思想处于混乱状态	①	②	③	④
32. 我缺乏自信心	①	②	③	④
*33. 我感到安全	④	③	②	①
*34. 我容易做出决断	④	③	②	①
35. 我感到不合适	①	②	③	④
36. 我是满足的	①	②	③	④
37. 一些不重要的思想总缠绕着我，并打扰我	①	②	③	④
38. 我产生的沮丧是如此强烈，以致我不能从思想中排除它们	①	②	③	④
*39. 我是一个镇定的人	④	③	②	①
40. 当我考虑我目前的事情和利益时，我就陷入紧张状态	①	②	③	④

八、A型行为问卷

指导语：请回答下列问题，凡是符合您的情况的就在“是”字上打“√”；凡是不符合你的要求的在“否”字打“√”。每个问题必须回答，答案无所谓对与不对、好与不好。请尽快回答，不要在每个问题上太多思索。回答时不要考虑应该怎样，只回答平时是怎样就行了。

项 目	是	否
1. 我常常力图说服别人同意我的观点。	□	□
2. 即使没有什么要紧事，我走路也很快。	□	□
3. 我经常感到应该做的事很多，有压力。	□	□
4. 即使是已经决定了的事，别人也很容易使我改变主意。	□	□
5. 我常常因为一些事大发脾气，或和人争吵。	□	□
6. 遇到买东西排长队时，我宁愿不买。	□	□
7. 有些工作我根本安排不过来，只是临时挤时间去做。	□	□
8. 我上班或赴约时，从来不迟到。	□	□
9. 当我正在做事，谁要打扰我，不管有意无意，我都非常恼火。	□	□
10. 我总看不惯那些慢条斯理、不紧不慢的人。	□	□
11. 有时我简直忙得透不过气来，因为该做的事情太多了。	□	□
12. 即使跟别人合作，我也总想单独完成一些更重要的部分。	□	□
13. 有时我真想骂人。	□	□
14. 我做事喜欢慢慢来，而且总是思前想后。	□	□
15. 排队买东西，要是有人插队，我就忍不住要指责他或出来干涉。	□	□
16. 我觉得自己是一个无忧无虑、逍遥自在的人。	□	□
17. 有时连我自己都晓得，我所操心的事，远超出我应该操心的范围。	□	□
18. 无论做什么事，即使比别人差，我也无所谓。	□	□
19. 我总不能像有些人那样，做事不紧不慢。	□	□
20. 我从来没想过要按照自己的想法办事。	□	□
21. 每天的事情都使我的神经高度紧张。	□	□
22. 在公园里赏花、观鱼时，我总是先看完，等着同来的人。	□	□
23. 对别人的缺点和毛病，我常常不能宽容。	□	□
24. 在我所认识的人里，个个我都喜欢。	□	□
25. 听到别人发表不正确的见解，我总想立即去纠正他。	□	□
26. 无论做什么事，我都比别人快一些。	□	□
27. 当别人对我无礼时，我会立即以牙还牙。	□	□
28. 我觉得我有能力把一切事情办好。	□	□
29. 聊天时，我也总是急于说出自己的想法，甚至打断别人的话。	□	□
30. 人们认为我是一个相当安静、沉着的人。	□	□
31. 我觉得世界上值得我信任的人实在不多。	□	□
32. 对未来我有许多想法，并总想一下子都能实现。	□	□
33. 有时我也会说人家的闲话。	□	□
34. 尽管时间很宽裕，我吃饭也快。	□	□
35. 听人讲话或报告时，我常替讲话人着急，我想还不如我来讲哩。	□	□
36. 即使有人冤枉了我，我也能够忍受。	□	□

37. 我有时会把今天该做的事拖到明天去做。 □ □
38. 人们认为我是一个干脆、利落、高效率的人。 □ □
39. 有人对我或我的工作吹毛求疵，很容易挫伤我的积极性。
40. 我常常感到时间晚了，可一看表还早呢。 □ □
41. 我觉得我是一个非常敏感的人。 □ □
42. 我做事总是匆匆忙忙的，力图用最少的时间办尽量多的事情。 □ □
43. 如果犯了错误，我每次全都愿意承认。 □ □
44. 坐公共汽车时，我总觉得司机开车太慢。 □ □
45. 无论做什么事，即使看着别人做不好我也不想拿来替他做。 □ □
46. 我常常为工作没做完，一天又过去了而感到忧虑。 □ □
47. 我觉得很多事情如果由我来负责，情况要比现在好得多。 □ □
48. 有时我会想到一些坏得说不出口的事。 □ □
49. 即使受工作能力和水平很差的人所利用，我也无所谓。 □ □
50. 必须等待什么的时候，我总心急如焚，像“热锅上的蚂蚁”。 □ □
51. 当事情不顺利时我就想放弃，因为我觉得自己能力不够。 □ □
52. 假如我可以不买票白看电影，而且不会被发觉，我可能会这样做。 □ □
53. 别人托我办的事，只要答应了，我从不拖延。 □ □
54. 人们认为我做事很有耐性，干什么都不会着急。 □ □
55. 约会或乘车、船，我从不迟到，如果对方耽误了，我就恼火。 □ □
56. 我每天看电影，不然心里就不舒服。 □ □
57. 许多事情本来可以大家分担，可我喜欢一个人去干。 □ □
58. 我觉得别人对我的话理解太慢，甚至理解不了我的意思似的。 □ □
59. 人家说我是个厉害的暴性子的人。 □ □
60. 我常常比较容易看到别人的缺点而不太容易看到别人的优点。 □ □

1. 测验记分

TH的25问中，答2、3、6、7、10、11、19、21、22、26、29、34、38、40、42、44、46、50、53、55、58的“是”和4、16、30、54的“否”记分。

CH的25问中，答1、4、5、9、12、15、17、23、25、27、28、31、32、35、39、41、47、57、59、60的“是”和18、36、45、49、51的“否”记分。

L的10问中，答8、20、24、43、56的“是”和13、33、37、48、52的“否”记分。

每题回答与以上标准答案相符合的记1分。首先计算L量表，如果积分≥7表示真实性不大，须剔除该问卷。L量表≤7分则进一步计算其他两个量表的得分。

2. 结果解释

根据量表的总得分（TH + CH）来划分A型人和B型人，其常模均值为28分。L的得分只供使用者参考，L≥7则可认为是无效问卷。行为总分为28～35分时视为中间偏A型行为倾向，行为总分大于36分者则视为A型行为特征，行为总分为19～26分时视为中间偏B型行为倾向，行为总分小于18分者则视为B型行为特征，27分视为极端中间型行为特征。

A型行为的评估不能只靠问卷答案，必须结合临床观察和会谈获得资料做出综合的判断。

达标练习题部分参考答案

第一章　绪　论

一、填空题

1. 心理活动，心理　2. 生理方面，精神方面

二、单项选择题

1. D　2. D　3. C

三、多项选择题

1. ABCD　2. ABC　3. BCD

第二章　心理的实质

一、填空题

1. 心理的器官　2. 原材料，加工厂，产品

二、单项选择题

1. A　2. A　3. C　4. B

三、多项选择题

1. ABCD　2. ABC

第三章　感觉与知觉

一、填空题

1. 感受性　2. 嗅觉

二、单项选择题

1. A　2. B　3. B　4. B　5. B

三、多项选择题

1. ABCD　2. ABC

第四章　记　忆

一、填空题

1. 形象记忆、逻辑记忆、情绪记忆和动作记忆

2. 识记、保持、再认或回忆

二、单项选择题

1. B　2. A　3. D

三、多项选择题

1. ABC　2. ABCD

第五章　思维与想象

一、填空题

1. 概括性、间接性

2. 发现问题、分析问题、提出假设、检验假设

二、单项选择题

1. C　2. A　3. A

三、多项选择题

1. AB　2. ABC

第六章　注意与意志

一、填空题

1. 指向、集中

2. 自觉的目的性、克服困难、随意运动

二、单项选择题

1. C　2. B　3. B　4. C

三、多项选择题

1. ABC　2. ABCD

第七章　情绪与情感

一、填空题

1. 需要　2. 愤怒

二、单项选择题

1. D　2. B　3. C

三、多项选择题

1. ABCD　2. ABC

第八章　需要、动机与挫折

一、填空题

1. 激活、指向或选择、强化维持

2. 有目的的行为　阻碍　紧张状态　情绪反应

二、单项选择题

1. C　2. A

三、多项选择题

1. ABC　2. AB

第九章　人　格

一、填空题：

1. 个人内在的动力组织　相应的行为模式

2. 心理活动动力

二、单项选择题

1. B　　2. D　　3. B　　4. C

三、多项选择题

1. ABC　　2. ABCD

第十章　心理健康与心理应激

一、填空题

1. 食得快、便得快、睡得快、说得快、走得快

2. 良好的个性、良好的处世能力、良好的人际关系

二、单项选择题

1. A　　2. D　　3. D　　4. A　　5. C

三、多项选择题

1. ABCD　　2. ABC　　3. CD

第十一章　临床心理评估

一、填空题

1. 行为观察法、临床访谈法、心理测验法、调查法、作品分析法

2. 标准化原则、保密原则、客观性原则

二、单项选择题

1. C　　2. B　　3. A　　4. B

三、多项选择题

ABD

第十二章　心理障碍

一、填空题

1. 心理动力学观点、行为主义观点、认知心理学观点、生物学观点

2. 社交恐怖、单纯恐怖、场所恐怖

二、单项选择题

1. C　　2. D　　3. A　　4. D　　5. D

三、多项选择题

1. ABD　　2. ABC

第十三章　心身疾病

一、填空题

1. 心身同治、心理干预

2. 高度敏感性、受压抑的愤怒和敌意、恐怖、焦虑、抑郁

二、单项选择题

1. B　　2. C

三、多项选择题

1. AE　2. ABCDE

第十四章　病人心理与心理护理

一、填空题

1. 分离性焦虑、恐惧不安、反抗、抑郁自卑

2. 焦虑、寂寞、孤独感、悲观失望

3. 改善生理状态、增强免疫功能、减轻恐惧感、减轻压力

二、单项选择题

1. E　2. D　3. A　4. A

三、多项选择题

1. ABCDE　2. ABCE

第十五章　心理咨询

一、填空题

1. 心理学、特殊的人际关系、协助来访者成长

2. 尊重病人人格、保密、自愿、启发、合理运用咨询技术

3. 门诊咨询、院内咨询、电话咨询、网络咨询、信件咨询、专栏咨询

二、单项选择题

1. D　2. C　3. A　4. D

三、多项选择题

1. ABC　2. ABD　3. ABCD　4. ABCD

第十六章　心理治疗

一、填空题

1. 潜意识中的矛盾冲突

2. 个别心理治疗、集体心理治疗、家庭治疗、夫妻治疗或婚姻治疗

二、单项选择题

1. C　2. C　3. C　4. B

三、多项选择题

1. ABCDE　2. ABE　3. ABCDE　4. BD

参考文献

[1] 娄凤兰. 护理心理学. 北京：北京大学医学出版社，2006.
[2] 戴晓阳，佟术艳. 护理心理学. 北京：人民卫生出版社，1999.
[3] 戴晓阳. 常用心理评估量表手册[M]. 北京：人民军医出版社，2011.
[4] 黄希庭，郑涌. 心理学十五讲. 北京：北京大学出版社，2005.
[5] 井西学. 医学心理学. 北京：科学出版社，2006.
[6] 樊洁. 心理学概论. 北京：北京师范大学出版社，2011.
[7] 高玉祥. 认知心理学. 沈阳：辽宁大学出版社，1999.
[8] 高玉祥，程正方，郑日昌. 心理学. 北京：北京师范大学出版社，2002.
[9] 彭聃龄. 普通心理学. 北京：北京师范大学出版社，2009.
[10] 李越，霍涌泉. 心理学教程. 北京：高等教育出版社，2006.
[11] 姜乾金. 医学心理学. 北京：人民卫生出版社，2005.
[12] 张俐. 护理心理学. 北京：中国协和医科大学出版社，2004.
[13] 黄辛隐，范庭卫. 心理学教程. 苏州：苏州大学出版社，2007.
[14] 汪道之. 心理咨询. 北京：中国商业出版社，2003.
[15] 张朝，李天思，孙宏伟. 心理学导论. 清华大学出版社，2008.
[16] 张述组，沈德立. 基础心理学. 天津：天津教育出版社，2008.
[17] 全国十二所重点师范大学联合编写. 心理学基础. 北京：教育科学出版社，2002.
[18] 李凌江. 精神科护理学. 北京：人民卫生出版社，2002.
[19] 胡佩诚. 医学心理学. 北京：北京大学医学出版社，2009.
[20] 周郁秋. 康复心理学. 北京：人民卫生出版社，2009.
[21] 郝伟. 精神病学. 西安：第四军医大学出版社，2006.
[22] 姚树桥，杨彦春. 医学心理学. 北京：人民卫生出版社，2013.
[23] 胡佩诚. 心理治疗. 北京：人民卫生出版社，2007.
[24] [美]巴史克著，易之新译. 心理治疗入门：教育辅导系列. 成都：四川大学出版社，2005.
[25] 姜乾金. 医学心理学. 北京：人民卫生出版社，2005.
[26] 周郁秋. 护理心理学. 北京：人民卫生出版社，2008
[27] 冯志颖. 支持性心理治疗. 开卷有益·求医问药，2012（01）.
[28] 杨德娣. 护理心理学. 长沙：湖南科学技术出版社，2000.
[29] 马斯洛. 动机与人格. 北京：华夏出版社，1987.
[30] 马建青，唐凯等. 心理卫生学. 杭州：浙江大学出版社，1990.
[31] 朱红. 实用心理护理技术. 西安：陕西科技出版社，2006.
[32] 陈素坤，周英. 临床护理心理学教材. 北京：人民军医出版社，2007.

[33] 曹日昌. 普通心理学. 北京：人民教育出版社，1987.
[34] 叶亦乾，孔克勤. 个性心理学. 上海：华东师范大学出版社，1993.
[35] 刘儒得. 教育中的心理效应. 上海：华东师范大学出版社，2006.
[36] 张厚粲. 使用心理评估. 北京：中国轻工业出版社，2005
[37] 冉超凤，黄天贵. 高职大学生心理健康成长. 北京：科学出版社，2005.
[38] 王耀庭. 心理学史上的 76 个经典故事. 上海：汉语大词典出版社，2005.
[39] 曹海威，李铁. 心理学基础. 北京：科学出版社，2006.
[40] 肖丹. 心理学基础[M]. 北京：人民卫生出版社，2002.
[41] 詹泽群，曹美华. 护理心理学. 南昌：江西科学技术出版社，2007.
[42] 姚树桥. 心理评估. 北京：人民卫生出版社，2007.
[43] 李心天. 医学心理学. 北京：人民卫生出版社，2005.
[44] B·R·赫根汉. 心理学史导论. 上海：华东师范大学出版社，2004.
[45] 郭念锋. 国家心理咨询师培训教程. 北京：民族出版社，2005.
[46] 吴玉斌. 护理心理学. 北京：高等教育出版社，2007.
[47] 甘志骅. 心理与精神照护. 上海：复旦大学出版社，2007.
[48] 卢桂珍. 医学心理学. 北京：中国协和医科大学出版社，2001.
[49] 白洪海. 心理学基础. 北京：科学出版社，2004.
[50] 朱志玲. 医学心理学. 长沙：湖南科学技术出版社，2007.
[51] 杜昭云. 心理学基础. 北京：人民卫生出版社，2006.
[52] 马存根. 医学心理学. 北京：人民卫生出版社，2003.
[53] 何俊康，陈聪杰. 医护心理学. 成都：西南交通大学出版社，2009.